みてわかる薬学

図解製剤学

編集
城西大学教授 杉林堅次

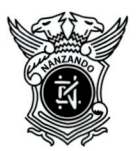

南山堂

■ 執筆者一覧 ■

■ 編 集

杉林 堅次　城西大学薬学部 薬粧品動態制御学研究室　教授

■ 執筆者（執筆順）

杉林 堅次　城西大学薬学部 薬粧品動態制御学研究室　教授
金澤 秀子　慶應義塾大学薬学部 創薬物理化学講座　教授
板井　茂　静岡県立大学薬学部 創剤科学分野 創剤工学研究室　教授
佐久間 信至　摂南大学薬学部 薬剤学研究室　教授
山内 仁史　ニプロパッチ株式会社　取締役・ビジネス開発部長
中田 雄一郎　参天製薬株式会社 生産技術センター バリデーション室　室長
石井 文由　明治薬科大学薬学部 セルフメディケーション学教室　教授
関川　彬　北海道医療大学　名誉教授
内田 昌希　城西大学薬学部 製剤学研究室　助教
夏目 秀視　城西大学薬学部 製剤学研究室　教授
森本 雍憲　城西大学薬学部　学長

序

　薬剤学は「物理薬剤学，生物薬剤学（薬物動態学を含む），製剤学，臨床薬剤学（調剤学）」の大きく4つの領域に分けられる．すでに「みてわかる薬学」教科書シリーズとして物理薬剤学と生物薬剤学をカバーする「図解薬剤学」と，調剤学を中心とした「図解臨床調剤学」が発刊されており，大変好評を得ている．そこで，薬剤学領域全体を網羅する教科書シリーズとすべく，今回，「みてわかる薬学　図解製剤学」を上梓することとなった．

　本書は，大きく分けて製剤学概論，物理薬剤学，製剤の種類と特性，製剤試験法，品質管理，そしてドラッグデリバリーシステムからなっている．2011年4月に公示された第十六改正日本薬局方では製剤総則が大幅に見直されたが，本書では，製剤学概論，製剤の種類と特性，製剤試験法などの項目を局方改正後の考え方や記述に対応させた．また，製剤学を学ぶ際には，物理薬剤学をオーバービューしておく必要があるとの観点から，本シリーズの「図解薬剤学」と一部重複するものの，製剤学を学ぶ前の必修物理薬剤学を2章に入れることにした．さらに，医薬品製剤を安全に使用するために知っておかなければならない製剤の試験法や品質管理についても組み入れた．また，最後には究極の製剤ともいうべきドラッグデリバリーシステムの概念と実際についての記述を入れることとした．

　本書は，シリーズで踏襲している紙面構成の特長を活かし，可能なかぎり本文を左ページにし，その内容に対応する具体的な図表を右ページに配置するようにして，理解の助けとなるようにした．そして，薬学教育モデル・コアカリキュラムとの対応表と各章末のまとめを用意することで，学生の自学自習を推し進めるべく配慮した．前述したように，既刊の「図解薬剤学」と重複する内容もあるが，製剤学を学ぶ際に必要な解説であるため，そのまま記載したことを改めて付け加えておく．ただ，今後，本書を育てていくにあたって，重複内容などについてはさらに工夫していき，シリーズとしてまとめられるように考えていきたい．紙面の都合もあり，詳細な説明の不足している部分もあるが，より高度な内容について知りたいと希望する学生諸君は，巻末に示した文献にあたることを勧める次第である．このような趣旨で本書を上梓したが，不備な点や思わぬ誤りについては，読者のご批判がいただければ幸いである．

　本書の刊行を推進してくださり，いろいろご高配をいただいた南山堂　鈴木　肇 代表取締役，大城梨絵子氏，門脇佳子氏を始め，編集部の皆様に厚くお礼申し上げる．

2013年2月

杉林堅次

目次

◆ 薬学教育モデル・コアカリキュラム対応表 viii

1章 製剤学概論　　　　　　　　　　　　　　　杉林堅次　1

- A 製剤通則 2
- B 日本薬局方製剤総則の剤形と定義 4
- C 投与経路による剤形分類 8
- D 形態による剤形分類 16

2章 製剤学のための物理薬剤学　　　　　　　　金澤秀子　19

- A 物質の溶解 20
  1. 溶解度　20
  2. 溶解速度　26
  3. Hixon Crowell の立方根則　28
  4. マトリックスからの薬物放出　28
  5. 分配平衡　28
- B 粉体 30
  1. 粒子径の定義と測定法　30
  2. 粒度分布と平均粒子径　34
  3. 集合体としての粉体の性質　36
  4. ぬれ　40
  5. 吸湿性　41
- C 分散系 42
  1. 界面活性剤　42
  2. 臨界ミセル濃度　44
  3. 乳剤の型と性質　46
  4. 分散粒子の沈降現象と安定化　48
- D レオロジー（変形と流動） 52
  1. 弾性と粘性　52
  2. ニュートン，非ニュートン流体と流動曲線（レオグラム）　54
  3. チキソトロピー　56
  4. レオロジーの測定　56
- E 薬物と製剤材料の安定性 58
  1. 反応速度と安定化　58
  2. 安定性に影響する因子　58

3章 製剤の種類と特性　　　　　　　　　　　　　　　63

- A 経口投与する製剤　　　　　　　　板井　茂　64
  1. 錠剤　64
  2. カプセル剤　68
  3. 顆粒剤・散剤　72
  4. 経口液剤　74
  5. シロップ剤　76
  6. 経口ゼリー剤　78
- B 口腔内に適用する製剤 80
  1. 口腔用錠剤　80
  2. 口腔用スプレー剤　82
  3. 口腔用半固形剤　82
  4. 含嗽剤　83
- C 注射により投与する製剤（注射剤）
  　　　　　　　　　　　　佐久間信至　84
- D 透析に用いる製剤（透析用剤） 98
- E 気管支・肺に適用する製剤（吸入剤）
  　　　　　　　　　　　　山内仁史　100
- F 目に投与する製剤　　　中田雄一郎　104
  1. 点眼剤　104
  2. 眼軟膏剤　110

目次

- G 耳に投与する製剤（点耳剤） ……… 114
- H 鼻に適用する製剤（点鼻剤） ……… 116
- I 直腸に適用する製剤 ……… 山内仁史 118
  1. 坐　剤　118
  2. 直腸用半固形剤　120
  3. 注腸剤　120
- J 腟に適用する製剤 ……… 122
  1. 腟　錠　122
  2. 腟用坐剤　122
- K 皮膚などに適用する製剤 ……… 124
  1. 外用固形剤　124
- 2. 外用液剤　124
- 3. スプレー剤　126
- 4. 軟膏剤　126
- 5. クリーム剤　128
- 6. ゲル剤　128
- 7. 貼付剤　130
- L 生薬関連製剤 ……… 134
- M 製剤に用いる添加剤 ……… 佐久間信至 138
  1. 添加剤　138
  2. 浸透圧と等張化　142

4章　製剤に関連する試験法　　石井文由　149

- A 製剤均一性試験法 ……… 150
  1. 含量均一性試験　152
  2. 質量偏差試験　152
  3. 判定基準　154
- B 製剤の粒度の試験法 ……… 156
- C 崩壊試験法 ……… 158
- D 溶出試験法 ……… 160
  1. 装　置　160
  2. 試験方法と判定　162
- E 注射剤に関する試験法 ……… 166
  1. 注射剤の採取容量試験法　166
  2. 注射剤の不溶性異物検査法　167
- 3. 注射剤の不溶性微粒子試験法　168
- 4. 無菌試験法　170
- 5. 発熱性物質試験法　171
- 6. エンドトキシン試験法　173
- F 眼科用剤に関する試験法 ……… 174
  1. 眼軟膏剤の金属性異物試験法　174
  2. 点眼剤の不溶性微粒子試験法　174
  3. 点眼剤の不溶性異物検査法　175
- G 制酸力試験法と消化力試験法 ……… 176
  1. 制酸力試験法　176
  2. 消化力試験法　177

5章　製剤の品質管理　　関川　彬　179

- A 品質管理の必要性と医薬品が分解する要因 ……… 180
  1. 温　度　180
  2. 光　182
  3. 酸　素　184
  4. 湿　度　184
  5. 加水分解　184
  6. 微生物　188
- 7. 物理的刺激　188
- 8. その他　188
- B 安定性と有効性の評価 ……… 190
  1. 苛酷試験　190
  2. 加速試験　190
  3. 長期保存試験　191
- C 容器・包装の種類と特徴 ……… 192
  1. 密閉容器　192

2. 気密容器　192
　3. 密封容器　198
　4. 遮光　202
　5. 容器・包装の表示　204
　6. 記載禁止事項　204
　7. 封　204
　8. 直接の容器・被包の記載例　204
　9. 容器・包装材料試験法　204
D **貯法・保存条件** ……………………… 210
　1. 有効期限，有効期間　210
　2. 製造から使用までの品質管理　212

6章 DDS（ドラッグデリバリーシステム）　内田昌希，夏目秀視，森本雍憲　215

A **DDSの目的と分類** ……………………… 216
B **放出制御型製剤** ………………………… 218
　1. 放出制御型経口製剤　218
　2. 速崩性錠剤　224
　3. 経皮吸収型製剤　226
　4. 埋め込み注射剤・持続性注射剤　234
　5. その他　236
　6. 徐放性製剤に用いられる製剤材料の種類と性質　240
C **ターゲティング** ………………………… 242
　1. 局所投与　242
　2. 作用発現点に特異性のある薬物の開発　246
　3. 特異的な生体反応の利用　246
　4. プロドラッグ　246
　5. 薬物キャリアーの利用　250
　6. 生物学的認識機構の利用　256
　7. 体外部からの制御　257
D **プロドラッグ** …………………………… 258
　1. 安定性の改善を目的としたプロドラッグ　258
　2. 溶解性の改善を目的としたプロドラッグ　260
　3. 吸収の改善および血中滞留性の改善（持続化）を目的としたプロドラッグ　262
　4. 標的組織での活性化を目的としたプロドラッグ　266

文　献　269　　**索　引**　271

薬学教育モデル・コアカリキュラム対応表

(2013年2月現在)

項　目	モデル・コアカリキュラム
1章　製剤学概論	
A. 製剤通則	該当なし
B. 日本薬局方製剤総則の剤形と定義	B-(1)-薬について-4)/C16-(2)-代表的な製剤-1)
C. 投与経路による剤形分類	C16-(2)-代表的な製剤-1)
D. 形態による剤形分類	C16-(2)-代表的な製剤-1)
2章　製剤学のための物理薬剤学	
A. 物質の溶解	C16-(1)-物質の溶解-1)〜4)
B. 粉体	C16-(1)-製剤材料の物性-4), 5), 7)
C. 分散系	C16-(1)-分散系-1)〜5)
D. レオロジー（変形と流動）	C16-(1)-製剤材料の物性-1)〜3)
E. 薬物と製剤材料の安定性	C1-(4)-反応速度-1)〜6)/C16-(1)-製剤材料の物性-6)
3章　製剤の種類と特性	
A. 経口投与する製剤	C16-(2)-代表的な製剤-2), 4)/C16-(2)-製剤化-1)
B. 口腔内に適用する製剤	C16-(2)-代表的な製剤-2), 3), 6)/C16-(2)-製剤化-1)
C. 注射により投与する製剤（注射剤）	C16-(2)-代表的な製剤-1), 4), 5)/C16-(2)-製剤化-1), 3)/C16-(3)-DDSの必要性-2)/C16-(3)-放出制御型製剤-1)〜4)
D. 透析に用いる製剤（透析用剤）	C16-(2)-代表的な製剤-4), 5)/C16-(2)-製剤化-1)
E. 気管支・肺に適用する製剤（吸入剤）	C16-(2)-代表的な製剤-6)/C16-(2)-製剤化-1)
F. 目に投与する製剤	C16-(2)-代表的な製剤-3)〜5)/C16-(2)-製剤化-1)
G. 耳に投与する製剤（点耳剤）	C16-(2)-代表的な製剤-4)/C16-(2)-製剤化-1)
H. 鼻に適用する製剤（点鼻剤）	C16-(2)-代表的な製剤-4), 6)/C16-(2)-製剤化-1)
I. 直腸に適用する製剤	C16-(2)-代表的な製剤-3)/C16-(2)-製剤化-1)
J. 腟に適用する製剤	C16-(2)-代表的な製剤-2), 3)/C16-(2)-製剤化-1)
K. 皮膚などに適用する製剤	C16-(2)-代表的な製剤-2)〜4), 6)/C16-(2)-製剤化-1)
L. 生薬関連製剤	C16-(2)-代表的な製剤-2), 4)/C16-(2)-製剤化-1)
M. 製剤に用いる添加剤	C16-(2)-代表的な製剤-7)
4章　製剤に関連する試験法	
A. 製剤均一性試験法	C16-(2)-製剤試験法-1)
B. 製剤の粒度の試験法	C16-(2)-製剤試験法-1)
C. 崩壊試験法	C16-(2)-製剤試験法-1)
D. 溶出試験法	C16-(2)-製剤試験法-1)
E. 注射剤に関する試験法	C16-(2)-製剤試験法-1)
F. 眼科用剤に関する試験法	C16-(2)-製剤試験法-1)
G. 制酸力試験法と消化力試験法	C16-(2)-製剤試験法-1)
5章　製剤の品質管理	
A. 品質管理の必要性と医薬品が分解する要因	C17-(1)-医薬品の製造と品質管理-2)
B. 安定性と有効性の評価	C16-(2)-代表的な製剤-8)
C. 容器・包装の種類と特徴	C16-(2)-製剤化-3)
D. 貯法・保存条件	C16-(2)-製剤化-3)
6章　DDS（ドラッグデリバリーシステム）	
A. DDSの目的と分類	C16-(3)-DDSの必要性-1), 2)
B. 放出制御型製剤	C16-(3)-放出制御型製剤-1)〜6)
C. ターゲティング	C16-(3)-ターゲティング-1), 2)/C16-(3)-その他のDDS-1)
D. プロドラッグ	C16-(3)-プロドラッグ-1)/C16-(3)-その他のDDS-1)

1章 製剤学概論

　薬効を発揮する化学物質を**薬物**というが，薬物単体で**医薬品**となるものはほとんどなく，多くは賦形剤や保存剤などの医薬品添加剤が含有される．また，薬物原体が固体や液体であったとしても，それらを粉薬（散剤）や飲み薬（液剤）にするとは限らない．投与される患者や適応する疾病と関係して，それぞれの医薬品に適した投与部位があり，さらに適した投与剤形がある．したがって，医薬品の製剤を設計するとき，それぞれの患者や疾病に応じた投与部位や投与剤形を考える必要がある．ここでは，第十六改正**日本薬局方**（「日局十六」，「日局16」，「JP ⅩⅥ」または「JP 16」）をもとに，投与剤形と製剤について述べる．

A 製剤通則

「日局16」の**製剤総則**の最初に，製剤全般に共通する事項を記載した**製剤通則**が配置されている．ここには，そのあとに続く製剤各条と生薬関連製剤各条で示される種々剤形が主に投与経路および投与（適用）部位別に分類され，さらに形状，機能，そして特性から細分類されていると書かれている．

製剤にはさまざまな**製剤特性**が付与されていることがある．製剤特性の代表例が有効成分の放出速度の制御である．製剤特性は，適切な試験により確認される．また，製剤には種々の**医薬品添加剤**が含有されている．表1-1に代表的な添加剤を示す．添加剤は，有効成分および製剤の有用性を高める，製剤化を容易にする，品質の安定化を図る，または使用性を向上させるなどの目的がある．もちろん，添加剤はその製剤の投与量において薬理作用を示さず，無害で，有効成分の治療効果を妨げない．

製剤には種々の試験法が規定されている．例えば，非無菌製剤であっても，微生物による汚染や増殖を避け，必要に応じて微生物限度試験法を適用することになっている．また，製剤均一性試験法が規定されている多くの製剤があるが，生薬または生薬関連製剤を原料とする製剤中の生薬成分については含量均一性試験および溶出試験法は適用されない．表1-2に種々の製剤試験法をまとめて示す．

製剤の容器・包装および貯法も重要である．空気中の酸素から製剤の品質を保護するために，脱酸素剤を装てんしたものや，低気体透過性の容器もある．また，吸湿しやすい製剤では，乾燥剤や防湿包装が使用できる．さらに，水分の蒸散により品質が変化するおそれのある製剤では，低水蒸気透過性容器が用いられる．なお，1回使用量ずつ包装したものを**分包品**という．

製剤は，別に規定するもののほか，室温で保存する．また，製剤の品質に光が影響を与える場合，遮光して保存する．表1-3に種々製剤の保存容器と貯法をまとめて示す．

表1-1 代表的な医薬品添加剤

種 類	説 明
水	「精製水」，「精製水（容器入り）」，「注射用水」，「注射用水（容器入り）」
植物油	通例，食用に供するものをいう
デンプン	各種デンプンがある
エタノール水溶液	エリキシル剤
糖類	錠剤のコーティング剤，シロップ剤やリモナーデ剤の甘味付与
ゼラチン	カプセル基剤，ゼリー剤
塩化ナトリウム	注射剤や点眼剤の等張化剤
ワセリン	軟膏剤基剤

A 製剤通則

1章 製剤学概論

表 1-2　種々の製剤試験法

種 類	規定されている製剤
微生物限度試験法	──
製剤均一性試験法	錠剤，カプセル剤，顆粒剤，散剤，経口液剤，シロップ剤，経口ゼリー剤，口腔用錠剤，含嗽剤，用時溶解または用時懸濁して用いる注射剤，埋め込み注射剤，坐剤，腟錠，腟用坐剤，外用固形剤，外用液剤，経皮吸収型製剤
溶出試験法	錠剤，カプセル剤，顆粒剤，散剤，懸濁剤，シロップ剤，経口ゼリー剤
崩壊試験法	錠剤，カプセル剤，顆粒剤，丸剤
粒度試験法	顆粒剤
エンドトキシン試験法	注射剤（水性溶剤），透析用剤
発熱性物質試験法	注射剤（水性溶剤）
鉱油試験法	注射剤（非水性溶剤）
無菌試験法	注射剤，腹膜透析用剤，点眼剤，眼軟膏剤
注射剤用ガラス容器試験法	注射剤用ガラス容器，腹膜透析用剤
プラスチック製医薬品容器試験法	プラスチック製水性注射剤容器
輸液用ゴム栓試験法	100 mL 以上の注射剤用ガラス容器に用いるゴム栓，腹膜透析用剤
不溶性異物検査法	注射剤，腹膜透析用剤，点眼剤
不溶性微粒子試験法	注射剤，腹膜透析用剤
採取容量試験法	注射剤
金属製異物試験法	眼軟膏剤
重金属試験法	エキス剤，流エキス剤

表 1-3　種々製剤（生薬関連製剤を含む）の保存容器と貯法

	保存容器と貯法	対応する製剤
製剤	密閉容器 （防湿性の容器の使用や防湿性の包装を施すことも可能）	錠剤，カプセル剤，顆粒剤，散剤，ドライシロップ剤，口腔用錠剤，吸入粉末剤，点鼻粉末剤，坐剤，直腸用半固形剤，腟錠，腟用坐剤，外用固形剤，テープ剤
	気密容器 （低水蒸気透過性の容器や低水蒸気透過性の包装を施すことも可能）	経口液剤，シロップ剤，経口ゼリー剤，口腔用半固形剤，含嗽剤，吸入液剤，眼軟膏剤，点耳剤，点鼻液剤，注腸剤，外用液剤，ポンプスプレー剤，軟膏剤，クリーム剤，ゲル剤，パップ剤
	透明性のある気密容器 （低水蒸気透過性の容器や低水蒸気透過性の包装を施すことも可能）	点眼剤
	微生物の混入を防ぐことのできる気密容器 （低水蒸気透過性の容器や低水蒸気透過性の包装を施すことも可能）	血液透析用剤
	気密容器または耐圧性の容器	口腔用スプレー剤
	密封容器または微生物の混入を防ぐことのできる気密容器 （低水蒸気透過性の容器や低水蒸気透過性の包装を施すことも可能）	注射剤，腹膜透析用剤
	耐圧性の密封容器	吸入エアゾール剤
	耐圧性の容器	外用エアゾール剤
生薬関連製剤	気密容器	エキス剤，酒精剤，浸剤・煎剤，流エキス剤，芳香水剤
	密閉容器または気密容器	丸剤，茶剤
	気密容器（火気を避けて保存）	チンキ剤

B 日本薬局方製剤総則の剤形と定義

　製剤各条と生薬関連製剤各条に収載されている製剤の定義を**表1-4**と**表1-5**にまとめて示す．
　製剤は，投与経路と形態により分類される．「日局15」以前は，製剤を形態別に分類していたが，「日局16」から投与経路および投与（適用）部位別に分類するようになった．そこで後述では，まず投与経路別に分類し，それらを再度形態別に分類して説明する．

表1-4 「日局16」製剤各条に収載されている製剤の定義

大分類	小分類	定義
経口投与する製剤	錠剤	経口投与する一定の形状の固形製剤
	口腔内崩壊錠	口腔内で速やかに溶解または崩壊させて服用できる錠剤
	チュアブル錠	咀嚼（そしゃく）して服用する錠剤
	発泡錠	水中で急速に発泡しながら溶解または分散する錠剤
	分散錠	水に分散して服用する錠剤
	溶解錠	水に溶解して服用する錠剤
	カプセル剤	経口投与する，カプセルに充てんまたはカプセル基剤で被包成形した製剤
	顆粒剤	経口投与する粒状に造粒した製剤
	発泡顆粒剤	水中で急速に発泡しながら溶解または分散する顆粒剤
	散剤	経口投与する粉末状の製剤
	経口液剤	経口投与する，液状または流動性のある粘稠なゲル状の製剤
	エリキシル剤	甘味および芳香のあるエタノールを含む澄明な液状の経口液剤
	懸濁剤	有効成分を微細均質に懸濁した経口液剤
	乳剤	有効成分を微細均質に乳化した経口液剤
	リモナーデ剤	甘味および酸味のある澄明な液状の経口液剤
	シロップ剤	経口投与する，糖類または甘味剤を含む粘稠性のある液状または固形の製剤
	シロップ用剤	水を加えるとき，シロップ剤となる顆粒状または粉末状の製剤
	経口ゼリー剤	経口投与する，流動性のない成形したゲル状の製剤
口腔内に適用する製剤	口腔用錠剤	口腔内に適用する一定の形状の固形の製剤
	トローチ剤	口腔内で徐々に溶解または崩壊させ，口腔，咽頭などの局所に適用する口腔用錠剤
	舌下錠	有効成分を舌下で速やかに溶解させ，口腔粘膜から吸収させる口腔用錠剤
	バッカル錠	有効成分を臼歯と頬の間で徐々に溶解させ，口腔粘膜から吸収させる口腔用錠剤
	付着錠	口腔粘膜に付着させて用いる口腔用錠剤
	ガム剤	咀嚼により，有効成分を放出する口腔用錠剤
	口腔用スプレー剤	口腔内に適用する，有効成分を霧状，粉末状，泡沫状またはペースト状などとして噴霧する製剤
	口腔用半固形剤	口腔粘膜に適用する製剤（クリーム剤，ゲル剤または軟膏剤がある）
	含嗽剤	口腔，咽頭などの局所に適用する液状の製剤（用時溶解する固形の製剤を含む）
注射により投与する製剤	注射剤	皮下，筋肉内または血管などの体内組織・器官に直接投与する，通例，溶液，懸濁液もしくは乳濁液，または用時溶解もしくは用時懸濁して用いる固形の無菌製剤
	輸液剤	静脈内投与する，通例，100 mL以上の注射剤
	埋め込み注射剤	長期にわたる有効成分の放出を目的として，皮下，筋肉内などに埋め込み用の器具を用いて，または手術により適用する固形またはゲル状の注射剤
	持続性注射剤	長期にわたる有効成分の放出を目的として，筋肉内などに適用する注射剤

（次頁へ続く）

大分類	小分類	定義
透析に用いる製剤	透析用剤	腹膜透析または血液透析に用いる液状もしくは用時溶解する固形の製剤
	腹膜透析用剤	腹膜透析に用いる無菌の透析用剤
	血液透析用剤	血液透析に用いる透析用剤
気管支・肺に適用する製剤	吸入剤	有効成分をエアゾールとして吸入し、気管支または肺に適用する製剤
	吸入粉末剤	吸入量が一定となるように調製された、固体粒子のエアゾールとして吸入する製剤
	吸入液剤	ネブライザなどにより適用する液状の吸入剤
	吸入エアゾール剤	容器に充てんした噴射剤とともに、一定量の有効成分を噴霧する定量噴霧式吸入剤
目に投与する製剤	点眼剤	結膜嚢などの眼組織に適用する、液状、または用時溶解もしくは用時懸濁して用いる固形の無菌製剤
	眼軟膏剤	結膜嚢などの眼組織に適用する半固形の無菌製剤
耳に投与する製剤	点耳剤	外耳または中耳に投与する、液状、半固形または用時溶解もしくは用時懸濁して用いる固形の製剤
鼻に適用する製剤	点鼻剤	鼻腔または鼻粘膜に投与する製剤（点鼻粉末剤および点鼻液剤がある）
	点鼻粉末剤	鼻腔に投与する微粉状の点鼻剤
	点鼻液剤	鼻腔に投与する液状、または用時溶解もしくは用時懸濁して用いる固形の点鼻剤
直腸に適用する製剤	坐剤	直腸内に適用する、体温によって溶融するか、または水に徐々に溶解もしくは分散することにより有効成分を放出する一定の形状の半固形の製剤
	直腸用半固形剤	肛門周囲または肛門内に適用する製剤（クリーム剤、ゲル剤または軟膏剤がある）
	注腸剤	肛門を通して適用する液状または粘稠なゲル状の製剤
腟に適用する製剤	腟錠	腟に適用する、水に徐々に溶解または分散することにより有効成分を放出する一定の形状の固形の製剤
	腟用坐剤	腟に適用する、体温によって溶融するか、または水に徐々に溶解もしくは分散することにより有効成分を放出する一定の形状の半固形の製剤
皮膚などに適用する製剤	外用固形剤	皮膚（頭皮を含む）または爪に、塗布または散布する固形の製剤
	外用散剤	粉末状の外用固形剤
	外用液剤	皮膚（頭皮を含む）または爪に塗布する液状の製剤
	リニメント剤	皮膚にすり込んで用いる液状または泥状の外用液剤
	ローション剤	有効成分を水性の液に溶解または乳化もしくは微細に分散させた外用液剤
	スプレー剤	有効成分を霧状、粉末状、泡沫状、またはペースト状などとして皮膚に噴霧する製剤
	外用エアゾール剤	容器に充てんした液化ガスまたは圧縮ガスとともに有効成分を噴霧するスプレー剤
	ポンプスプレー剤	ポンプにより容器内の有効成分を噴霧するスプレー剤

（次頁へ続く）

大分類	小分類	定義
	軟膏剤	皮膚に塗布する，有効成分を基剤に溶解または分散させた半固形の製剤
	クリーム剤	皮膚に塗布する，水中油型または油中水型に乳化した半固形の製剤
	ゲル剤	皮膚に塗布するゲル状の製剤（水性ゲル剤および油性ゲル剤がある）
	貼付剤	皮膚に貼付する製剤
	テープ剤	ほとんど水を含まない基剤を用いる貼付剤（プラスター剤および硬膏剤を含む）
	パップ剤	水を含む基剤を用いる貼付剤

表1-5 「日局16」生薬関連製剤各条に収載されている製剤の定義

製剤	定義
エキス剤	生薬の浸出液を濃縮して製したもの（軟エキス剤と乾燥エキス剤がある）
丸剤	経口投与する球状の製剤
酒精剤	揮発性の有効成分をエタノールまたはエタノールと水の混液に溶解して製した液状の製剤
浸剤・煎剤	生薬を，常水で浸出して製した液状の製剤
茶剤	生薬を粗末から粗切の大きさとし，1日量または1回量を紙または布の袋に充てんした製剤
チンキ剤	生薬をエタノールまたはエタノールと精製水の混液で浸出して製した液状の製剤
芳香水剤	精油または揮発性物質を飽和させた，澄明な液状の製剤
流エキス剤	生薬の浸出液で，その1 mL中に生薬1 g中の可溶性成分を含むように製した液状の製剤

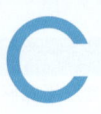 # 投与経路による剤形分類

製剤各条には11の投与経路および投与（適用）部位が収載されている．これらを**図1-1**に示す〔詳細は3章（p.63）を参照〕．

1 製剤各条

a. 経口投与する製剤 Preparations for Oral Administration

医薬品製剤で最も多いのが経口投与する製剤である．経口製剤は有効成分の放出性の観点から，放出性を特に調節していない**速放性製剤**と目的に合わせて放出性を調節した**腸溶性製剤**，**徐放性製剤**などがある．腸溶性製剤は，有効成分の胃内での分解を防ぐ，または有効成分の胃に対する刺激作用を低減させるなどの目的で，有効成分を胃内で放出せず，主として小腸内で放出するよう設計された製剤である．酸不溶性の腸溶性基剤を用いて皮膜を施したものが多い．一方，徐放性製剤は，投与回数や副作用の低減を図るなどの目的で，製剤からの有効成分の放出速度，放出時間，放出部位を調節した製剤である．

経口投与する製剤のうち，錠剤，カプセル剤，顆粒剤などでは，服用を容易にする，または有効成分の分解を防ぐなどの目的で，糖類または糖アルコール類，高分子化合物など適切なコーティング剤で剤皮を施したものがある．

錠剤 Tablets には，**口腔内崩壊錠** Orally Disintegrating Tablets/Orodispersible Tablets，**チュアブル錠** Chewable Tablets，発泡錠 Effervescent Tablets，分散錠 Dispersible Tablets，および溶解錠 Soluble Tablets が含まれる．錠剤の製法は以下の3つがある．

① 有効成分に賦形剤，結合剤，崩壊剤などの添加剤を加えて混和し，水または結合剤を含む溶液を用いて適切な方法で粒状としたあと，滑沢剤などを加えて混和し，圧縮成形する（湿式顆粒圧縮法）．

② 有効成分に賦形剤，結合剤，崩壊剤などの添加剤を加えて混和したものを，直接圧縮成形して製するか（直接打錠法），またはあらかじめ添加剤で製した顆粒に有効成分および滑沢剤などを加えて混和して均質としたあと，圧縮成形する（乾式顆粒圧縮法）．

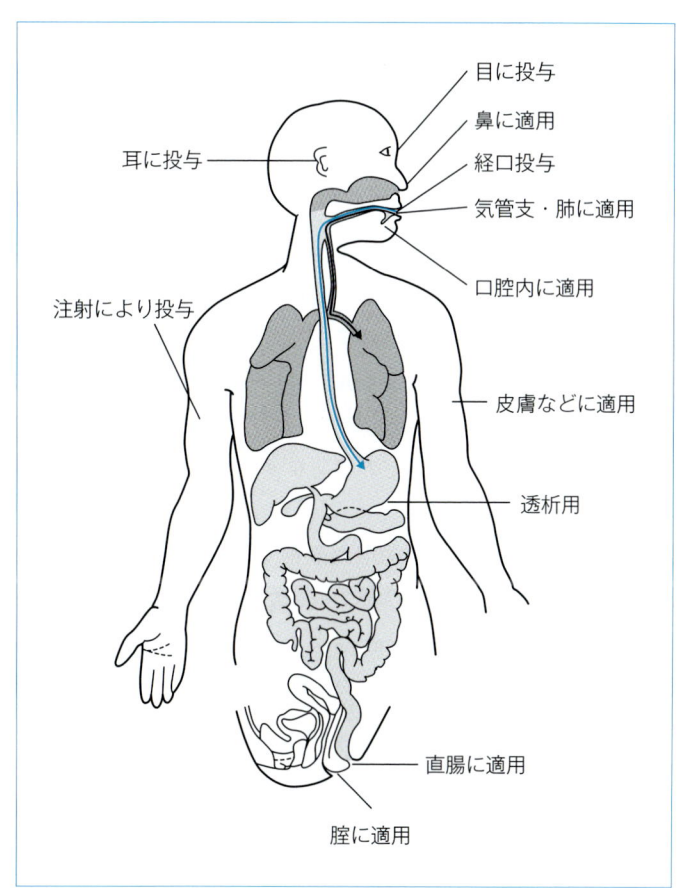

図 1-1 製剤の投与経路および投与（適用）部位
（山下伸二：みてわかる薬学 図解薬剤学 改訂5版，森本雍憲 他著，p.290，南山堂，2012 より改変）

③ 有効成分に賦形剤，結合剤などの添加剤を加えて混和し，溶媒で湿潤させた練合物を一定の形状に成形したあと，または練合物を一定の型に流し込んで成形後，適切な方法で乾燥する（湿製法）．

いわゆる**素錠**は，①，②または③により製する．**糖衣錠**は，素錠に糖類または糖アルコールを含むコーティング剤で剤皮を施して製する．**フィルムコーティング錠**は，素錠に高分子化合物などの適切なコーティング剤で薄く剤皮を施して製する．**多層錠**は，適切な方法により，組成の異なる粉粒体を層状に積み重ねて圧縮成形して製する．**有核錠**は，内核錠を組成の異なる外層で覆って製する．これらの違いを**図1-2**に示す．

カプセル剤 Capsules には，硬カプセル剤と軟カプセル剤がある．錠剤と同様に，腸溶性カプセル剤や徐放性カプセル剤がある．カプセル基剤に着色剤，保存剤などを加えることができる．**硬カプセル剤**は，有効成分に賦形剤などの添加剤を加えて混和して均質としたもの，または適切な方法で粒状もしくは成形物としたものを，カプセルにそのまま，または軽く成形し，充てんして製する．一方，**軟カプセル剤**は，有効成分に添加剤を加えたものを，グリセリンまたはD-ソルビトールなどを加えて塑性を増したゼラチンなどの適切なカプセル基剤で，一定の形状に被包成形して製する．

顆粒剤 Granules は粒状に造粒した製剤で，発泡顆粒剤 Effervescent Granules が含まれる．顆粒剤の製法は錠剤の項で示したものと同様である．18号（850 μm）ふるいを全量通過し，30号（500 μm）ふるいに残留するものが全量の10%以下のものを**細粒剤**ということもできる．また，顆粒剤のうち，微粒状に造粒したものを**散剤** Powders と称することもできる．

経口液剤 Liquids and Solutions for Oral Administration にはエリキシル剤，懸濁剤，乳剤およびリモナーデ剤が含まれる．変質しやすいものは，用時調製する．**エリキシル剤** Elixirs は，固形の有効成分またはその浸出液にエタノール，精製水，着香剤および白糖などを加えて溶かしたものである．**懸濁剤** Suspensions は，有効成分を微細均質に懸濁したものである．**乳剤** Emulsions は，液状の有効成分に乳化剤と精製水を加え，適切な方法で乳化したものである．また，**リモナーデ剤** Lemonades は，甘味および酸味を有す．

シロップ剤 Syrups は，糖類または甘味剤を含む粘稠性のある液状または固形の製剤で，シロップ用剤を含む．本剤は，白糖や単シロップに有効成分を加えて溶解，混和，懸濁または乳化したものである．変質しやすいものは用時調製する．シロップ用剤 Preparations for Syrups は，水を加えるとき，シロップ剤となる顆粒状または粉末状の製剤で，**ドライシロップ剤**と称することができる．

経口ゼリー剤 Jellies for Oral Administration は，有効成分に添加剤および高分子ゲル基剤を加えて混和し，適切な方法でゲル化させ，一定の形状に成形したものである．

b. 口腔内に適用する製剤 Preparations for Oro-mucosal Application

口腔用錠剤 Tablets for Oro-mucosal Application には，**トローチ剤** Troches/Lozenges，**舌下錠** Sublingual Tablets，**バッカル錠** Buccal Tablets，**付着錠** Mucoadhesive Tablets および**ガム剤** Medicated Chewing Gums が含まれる．このうち付着錠には，ハイドロゲルを形成する親水性高分子化合物が含まれる．また，ガム剤には，植物性樹脂，熱可塑性樹脂およびエラストマーなどの適切な物質が用いられる．

口腔用スプレー剤 Sprays for Oro-mucosal Application は，溶剤などに有効成分および添加剤を溶解または懸濁させ，液化ガスまたは圧縮ガスとともに容器に充てんしたものと，容器に充てん後，スプレー用ポンプを装着したものがある．定量噴霧式製剤もある．

口腔用半固形剤 Semi-solid Preparations for Oro-mucosal Application には，クリーム剤，ゲル剤または軟膏剤がある．有効成分を添加剤とともに精製水およびワセリンなどの油性成分で乳化するか，または高分子ゲルもしくは油脂を基剤として有効成分および添加剤とともに混和して均質とする．

含嗽剤 Preparations for Gargles には，用時溶解する固形の製剤が含まれる．

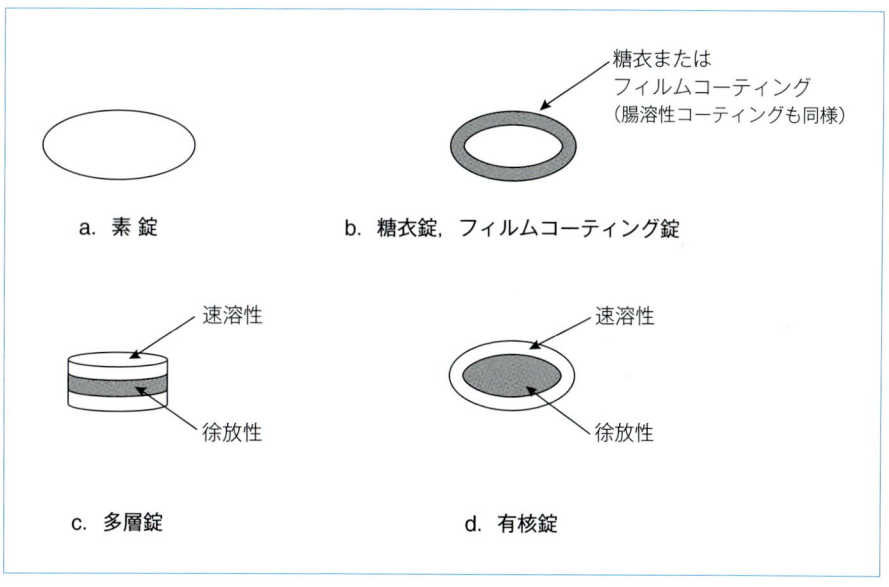

図 1-2 形状による錠剤の種類

c. 注射により投与する製剤 Preparations for Injection

注射剤 Injections は，皮下，筋肉内または血管などの体内組織・器官を投与部位とする．溶液，懸濁液もしくは乳濁液，または用時溶解もしくは用時懸濁液がある．注射剤には輸液剤，埋め込み注射剤および持続性注射剤が含まれる．

溶液，懸濁液または乳濁液の製剤を製するには，有効成分をそのまま，または添加剤を加えたものを溶剤などに溶解，懸濁もしくは乳化したあと，注射剤用の容器に充てんして密封し，滅菌したものか，無菌的に調製して均質としたものを注射剤用容器に充てんしたものがある．水性注射剤の溶剤には**注射用水**を用いる．**生理食塩液**，**リンゲル液**などで代用することができる．非水性注射剤の溶剤には植物油が用いられる．本剤は，着色だけを目的とする物質を加えてはならない．水性溶剤では，血液または体液と等張にするため塩化ナトリウムなどの添加剤を，また，pHを調節するため酸またはアルカリを加えることができる．

薬液調製時もしくは投薬時の過誤，細菌汚染もしくは異物混入の防止，または緊急投与を目的に，充てん済みシリンジ剤またはカートリッジ剤として製することができる．さらに，注射剤には安定剤，保存剤または賦形剤を加えることができる．また，容器内の空気を二酸化炭素または窒素で置換することができる．なお，乾燥注射剤または粉末注射剤は有効成分の早期の分解や失活を防ぐことができる．

懸濁性注射剤は懸濁粒子を含有するが，この最大粒子径は150 μm以下と決められている．また，乳濁性注射剤は乳濁粒子を有するが，この最大粒子径は7 μm以下である．なお，懸濁性注射剤は血管内または脊髄腔内投与に，また，乳濁性注射剤は脊髄腔内投与に用いない．

本剤で2 mL以下のアンプルまたはこれと同等の大きさの直接の容器もしくは直接の被包に収められたものについては，その名称中の「注射液」，「注射用」または「水性懸濁注射液」の文字の記載を「注」，「注用」または「水懸注」とすることができる．2 mLを超え10 mL以下のアンプルまたはこれと同等の大きさのガラス，そのほかこれに類する材質からなる直接の容器で，その記載がその容器に直接印刷されているものに収められた本剤についても，同様に記載を省略することができる．

輸液剤 Parenteral Infusions は，主として水分補給，電解質補正，栄養補給などの目的で投与されるが，持続注入による治療を目的にほかの注射剤と混合して用いることもある．

埋め込み注射剤 Implants/Pellets は，生分解性高分子化合物を用い，ペレット，マイクロスフェアまたはゲル状の製剤とする．本剤は適切な放出特性を有する．

持続性注射剤 Prolonged Release Injections は，長期にわたる有効成分の放出を目的として，筋肉内などに適用する注射剤である．有効成分を植物油などに溶解もしくは懸濁するか，または生分解性高分子化合物を用いたマイクロスフェアの懸濁液とする．

d. 透析に用いる製剤 Preparations for Dialysis

透析用剤 Dialysis Agents には，腹膜透析用剤 Peritoneal Dialysis Agents および血液透析用剤 Hemodialysis Agents がある．

e. 気管支・肺に適用する製剤 Preparations for Inhalation

吸入剤 Inhalations には，**吸入粉末剤** Dry Powder Inhalers，**吸入液剤** Inhalation Solutions および**吸入エアゾール剤** Metered-Dose Inhalers がある．

f. 目に投与する製剤 Preparations for Ophthalmic Application

点眼剤 Ophthalmic Preparations は，結膜嚢などの眼組織に適用する無菌製剤である．本剤の溶剤には水性溶剤と非水性溶剤がある．水性点眼剤の溶剤には，精製水，滅菌精製水などを，非水性点眼剤の溶剤には植物油を用いる．懸濁性点眼剤中の粒子は最大粒子径 75 μm 以下である．

眼軟膏剤 Ophthalmic Ointments を製するには，ワセリンなどの基剤と有効成分の溶液または微細な粉末を混和する．本剤中の粒子の最大粒子径は，通例，75 μm 以下である．

g. 耳に投与する製剤 Preparations for Otic Application

点耳剤 Ear Preparations は耳に適用する．詳細は点眼剤を参照のこと．

h. 鼻に適用する製剤 Preparations for Nasal Application

点鼻剤 Nasal Preparations には，**点鼻粉末剤** Nasal Dry Powder Inhalers および**点鼻液剤** Nasal Solutions がある．本剤は，必要に応じて，スプレーポンプなどの適切な噴霧用の器具を用いて噴霧吸入する．

i. 直腸に適用する製剤 Preparations for Rectal Application

直腸に適用する製剤には，**坐剤** Suppositories for Rectal Application，**直腸用半固形剤** Semi-solid Preparations for Rectal Application，および**注腸剤** Enemas for Rectal Application がある．坐剤は，有効成分に分散剤，乳化剤などの添加剤を加えて混和したものを，加熱するなどして液状化させた基剤中に溶解または均一に分散させ，容器に充てんして固化・成形したものである．基剤には，油脂性基剤と親水性基剤がある．

j. 腟に適用する製剤 Preparations for Vaginal Application

腟錠 Tablets for Vaginal Use は，腟内で徐々に溶解または分散することにより有効成分を放出する．「錠剤」の製法に準じる．**腟用坐剤** Suppositories for Vaginal Use はその字のごとく腟に適用する坐剤で，球形または卵形である．

k. 皮膚などに適用する製剤 Preparations for Cutaneous Application

皮膚に適用する製剤には，皮膚を通して有効成分を全身循環血流に送達させることを目的とした経皮吸収型製剤も含まれる．経皮吸収型製剤からの有効成分の放出速度は，適切に調節される．

外用固形剤 Solid Dosage Forms for Cutaneous Application には，外用散剤 Powders for Cutaneous Application がある．

外用液剤 Liquids and Solutions for Cutaneous Application には，**リニメント剤** Liniments と**ローション剤** Lotions が含まれる．ローション剤は，保存中に成分を分離することがあっても，その本質が変化していないときは，用時混和して均質とする．

スプレー剤 Sprays for Cutaneous Application には，**外用エアゾール剤** Aerosols for Cutaneous Application およびポンプスプレー剤 Pump Sprays for Cutaneous Application がある．

軟膏剤 Ointments には，油脂パラフィンなどの油脂性基剤を加温して融解し，有効成分を加え，混和・溶解または分散させ，全体が均質になるまで混ぜて練り合わせた油脂性軟膏剤と，マクロゴールなどの水溶性基剤を加温して融解し，有効成分を加え，全体が均質になるまで混ぜて練り合わせた水溶性軟膏剤がある．本剤のうち，変質しやすいものは，用時調製する．本剤は，皮膚に適用するうえで適切な粘性を有する．

クリーム剤 Creams は，水中油型または油中水型に乳化した半固形の製剤で，油中水型に乳化した親油性の製剤については油性クリーム剤と称することができる．ワセリン，高級アルコールなどの親油性成分，精製水，および乳化剤が配合される．変質しやすいものは用時調製する．本剤は，皮膚に適用するうえで適切な粘性を有する．

ゲル剤 Gels には，水性ゲル剤および油性ゲル剤がある．水性ゲル剤は，有効成分に高分子化合物，そのほかの添加剤および精製水を加えて溶解または懸濁させ，加温および冷却，またはゲル化剤を加えることにより架橋させる．油性ゲル剤は，有効成分にグリコール類，高級アルコールなどの液状の油性基剤およびそのほかの添加剤を加えて混和する．本剤も皮膚に適用するうえで適切な粘性を有する．

貼付剤 Patches には，テープ剤およびパップ剤がある．高分子化合物またはこれらの混合物を基剤とし，有効成分を基剤と混和して，支持体またはライナー(剥離体)に展延して成形する．また，**放出調節膜**を用いた経皮吸収型製剤とすることができる．必要に応じて，粘着剤，吸収促進剤などを用いる．本剤は，皮膚に適用するうえで適切な粘着性を有する．本剤のうち，放出速度を調節した製剤は適切な放出特性を有する．**テープ剤** Tapes/Plasters には，プラスター剤および硬膏剤を含む．本剤を製するには，樹脂，プラスチック，ゴムなどの非水溶性の天然または合

成高分子化合物を基剤とし，有効成分をそのまま，または有効成分に添加剤を加え，布に展延またはプラスチック製フィルムなどに展延もしくは封入して成形する．また，有効成分と基剤またはそのほかの添加剤からなる混合物を放出調節膜，支持体およびライナー（剥離体）でできた放出体に封入し，成形して製することができる．一方，**パップ剤** Cataplasms/Gel Patches は，有効成分を精製水，グリセリンなどの液状の物質と混和し，全体を均質にするか，水溶性高分子，吸水性高分子などの天然または合成高分子化合物を精製水と混ぜて練り合わせ，有効成分を加え，布などに展延して成形する．

2 生薬関連製剤各条

生薬関連製剤 Preparations Related to Crude Drugs は，主として生薬を原料とする製剤であり，エキス剤，丸剤，酒精剤，浸剤・煎剤，茶剤，チンキ剤，芳香水剤および流エキス剤を含む〔**表 1-5**（p.7）参照〕．

エキス剤 Extracts には，軟エキス剤と乾燥エキス剤がある．適切な大きさとした生薬に適切な浸出剤を加え，一定時間冷浸，温浸または**パーコレーション法**に準じて浸出し，浸出液をろ過し，濃縮または乾燥する．また，適切な大きさとした生薬に水 10〜20 倍量を加え，一定時間加熱し，遠心分離などにより固液分離する．得られた浸出液を適切な方法で濃縮または乾燥する．

丸剤 Pills は，有効成分に賦形剤，結合剤，崩壊剤またはそのほかの適切な添加剤を加えて混和して均質としたあと，適切な方法で球状に成形する．また，適切な方法により，コーティングを施すことができる．

酒精剤 Spirits は，揮発性の有効成分をエタノールまたはエタノール－水混液に溶解して作る．本剤は火気を避けて保存する．

浸剤 Infusions および**煎剤** Decoctions は，いずれも生薬を常水で浸出した液状製剤である．

茶剤 Teabags は，生薬を粗末から粗切の大きさとし，紙または布の袋に充てんした製剤である．

チンキ剤 Tinctures は，生薬をエタノールまたはエタノール－水混液を用い，浸出法またはパーコレーション法で調製する．

芳香水剤 Aromatic Waters は，精油または揮発性物質を飽和させた液状製剤である．

流エキス剤 Fluidextracts は，生薬の浸出液で，浸出法またはパーコレーション法により調製する．

D 形態による剤形分類

　前項では，製剤を投与経路および投与（適用）部位によって分類したが，製剤は形態によっても分類できる．すなわち，製剤は，固形，半固形，液体，気体に大きく分けることができる．**表1-6**に製剤を形態別に細分類した．

表 1-6　製剤の形態による分類

形態	製剤の種類	投与（適用）部位など
固形	錠剤	経口投与用，口腔用（舌下錠，バッカル錠，付着錠，ガム剤），腟用
	カプセル剤	
	顆粒剤	
	散剤	経口投与用，外用
	シロップ剤の一部	ドライシロップ
	トローチ剤	口腔用
	注射剤の一部	
	透析用剤の一部	
	吸入粉末剤	
	点眼剤，点耳剤，点鼻剤の一部	
	乾燥エキス剤	
	丸剤	生薬関連製剤
	茶剤	
半固形	経口ゼリー剤	
	含嗽剤	口腔，咽頭用
	軟膏剤，クリーム剤，ゲル剤	皮膚用および口腔用，眼軟膏剤を含む
	埋め込み注射剤の一部（ゲル状）	
	坐剤，腟用坐剤	
	注腸剤の一部（ゲル状）	
	貼付剤（テープ剤，パップ剤）	
	軟エキス剤	水あめ状，生薬関連製剤
液状	エリキシル剤，懸濁剤，乳剤，リモナーデ剤，シロップ剤の一部	経口液剤
	多くの注射剤（懸濁液，乳濁液を含む）	
	透析用剤の一部	
	吸入液剤	
	点眼剤，点耳剤，点鼻剤の一部	
	注腸剤の一部	
	外用液剤（リニメント剤，ローション剤）	皮膚などに適用する
	酒精剤	
	浸剤・煎剤	
	チンキ剤	生薬関連製剤
	芳香水剤	
	流エキス剤	
霧状・噴霧状・ペースト状など	スプレー剤	口腔用，外用
	エアゾール剤	吸入用，外用

Essential Point

A 製剤通則
- 製剤には放出速度の制御などさまざまな製剤特性が付与されることがあり，この特性は適切な製剤試験により確認される．
- 製剤には，有効成分および製剤の有用性を高める，製剤化を容易にする，品質の安定化を図る，または使用性を向上させる，などの目的で，種々の医薬品添加剤が含有される．
- 各製剤に用いる容器・包装，また貯法は，それぞれの製剤の性質に応じて決定される．

B 日本薬局方製剤総則の剤形と定義
- 「日局16」収載の種々剤形は，主に投与経路および投与（適用）部位別に分類され，さらに形状，機能，そして特性から細分類される．

C 投与経路による剤形分類
- 「日局16」の製剤各条には，経口投与する製剤，注射により投与する製剤，皮膚などに適用する製剤など，計11の投与経路および投与（適用）部位が収載されている．
- 錠剤の成形法には，湿式顆粒圧縮法，乾式顆粒圧縮法，湿製法などがある．また，錠剤作成のための添加剤には，賦形剤，結合剤，滑沢剤などがある．
- 錠剤には，素錠，糖衣錠，フィルムコーティング錠，多層錠，有核錠がある．
- 口腔内に適用する製剤には，トローチ剤，舌下錠，バッカル錠などの口腔用錠剤と，口腔用スプレー剤，口腔用半固形剤，含嗽剤がある．
- 水性注射剤の溶剤には注射用水，生理食塩液，リンゲル液などが，非水性注射剤の溶剤には植物油が用いられる．
- 懸濁性注射剤は懸濁粒子を含有するが，この最大粒子径は150 μm 以下である．また，乳濁性注射剤は乳濁粒子を有するが，この最大粒子径は7 μm 以下である．
- 皮膚に適用する製剤には，皮膚を通して有効成分を全身循環血流に送達させることを目的とした経皮吸収型製剤も含まれる．
- 皮膚に適用する製剤には，外用固形剤，外用液剤，スプレー剤，軟膏剤，クリーム剤，ゲル剤，貼付剤がある．
- 生薬関連製剤は，主として生薬を原料とする製剤であり，エキス剤，丸剤，酒精剤，浸剤・煎剤，茶剤，チンキ剤，芳香水剤および流エキス剤を含む．

D 形態による剤形分類
- 製剤は形態により，固形，半固形，液体，気体に大きく分けることができる．

2章

製剤学のための物理薬剤学

　物理薬剤学は，製剤のさまざまな領域において基礎となる学問である．薬物と製剤材料の性質を理解し，応用するために，それらの物性に関する基本的知識を修得する．製剤で必要とされる知識は膨大であるが，基盤となる体系化された知識として，物理化学・物理薬剤学の重要性は強く認識されている．ここでは，特に製剤を学ぶうえで重要な5つの項目（物質の溶解，粉体，分散系，レオロジー，製剤材料の安定性）について解説する．それぞれの詳細については，みてわかる薬学シリーズ「図解薬剤学」もあわせて参照してほしい．

A 物質の溶解

1 溶解度

　固体の溶解現象は固–液界面で起こり，界面反応過程と拡散過程から成り立っている．これは，固体から溶液中への物質の移動現象と考えることもできる（**図2-1**）．
　溶解現象において何が律速となるかが重要なポイントである．界面の反応が早く，溶質分子の界面からの移動が速やかに起こる場合は，界面反応が律速となる．一方，溶質分子の界面からの移動速度が界面反応の速度に比べてはるかに小さいときは，全溶解速度は拡散過程で決まる．**溶解度**が低い医薬品の吸収には，**溶解速度**が重要となる．一般に医薬品の溶解は，拡散律速であることが多い．
　溶解度に影響する因子は以下のようなものが考えられる．

a. 温 度

　純粋な溶質の固相とその溶液が共存し平衡状態にあるとき，平衡定数 K と温度 T の間には**ファントホッフ式** van't Hoff equation が成り立つ．

$$\frac{d \ln K}{dT} = \frac{\Delta H}{RT^2} \tag{2-1}$$

　溶解平衡において，K は溶解度 S と考えることができるため，次式のように表せる．

$$\frac{d \ln S}{dT} = \frac{\Delta_{sol} H}{RT^2} \tag{2-2}$$

ここで，$\Delta_{sol}H$ は溶解のエンタルピー（溶解熱）である．温度範囲が狭く，溶解エンタルピーが一定とみなせる場合，式（2-2）を積分し，温度 T_1，T_2 における溶解度をそれぞれ S_1，S_2 とすると，

$$\ln \frac{S_1}{S_2} = -\frac{\Delta_{sol}H}{R}\left(\frac{1}{T_1} - \frac{1}{T_2}\right) \tag{2-3}$$

この式から，縦軸に $\ln S$，横軸に $1/T$ をプロットすれば，その傾きから溶解のエンタルピー $\Delta_{sol}H$（溶解熱）を求めることができる（**図2-2**）．
　溶解が吸熱的（$\Delta_{sol}H > 0$）であるとき，温度を上げると溶解度は増加するが，逆に発熱的な場合には，温度を上げると溶解度は減少する．

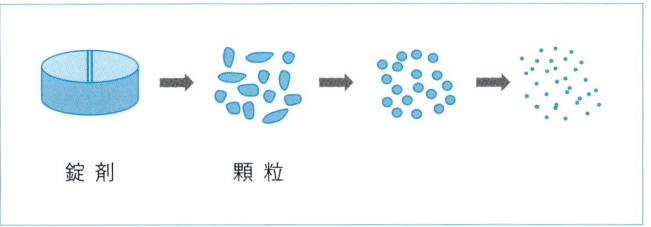

図 2-1　溶解過程

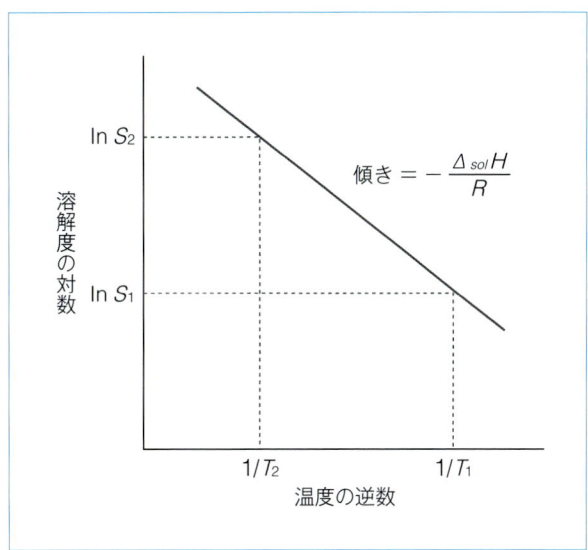

図 2-2　ファントホッフプロット

b. 粒子の大きさ

粒子の大きさが10^{-6} mより小さくなると表面張力効果が無視できず，十分大きな粒子に比べて高いエネルギーとなり，溶解度は増加する．粉砕や微粉化により粒子径を小さくすると，比表面積が増大し，溶媒との接触面積が増大するため，溶解速度が増大する．

c. 結晶形

薬物の結晶形は，溶解度や溶解速度に大きな影響を及ぼす．結晶多形がある場合は，一定条件下（温度と圧力）において，熱力学的に安定な安定形と，それより不安定な準安定形がみられる．一般に準安定形は安定形より融点が低く，溶解度および溶解速度が大きい．**図2-3**に，式（2-3）を用いたある薬物の温度と溶解度の関係を示す．

結晶形は溶解度に大きく影響するが，無晶形は結晶形と異なり原子や分子の配列が不規則的である．したがって，無晶形は化学ポテンシャルが高く，溶解度および溶解速度が大きくなる．

結晶構造中に溶媒分子を取り込んで結晶化する場合がある．これを溶媒和物 solvate といい，溶媒が水の場合を水和物 hydrate という．一般に，水和物は無水物 anhydrate よりも熱力学的に安定であるが，水への溶解度は水和物よりも無水物のほうが大きいため，バイオアベイラビリティ bioavailability も優れている．

d. pH

医薬品には弱電解質のものが多く，溶解度はpHの影響を強く受ける．弱酸性医薬品は，アルカリ性の水溶液中では塩をつくり，pHの上昇に伴って溶解度が大きくなる．一方，弱塩基性医薬品は，酸性の水溶液中で塩をつくり，pHの減少に伴って溶解度が大きくなる．

溶液において難溶性の弱電解質は分子形（非解離形）とイオン形で存在する．弱電解質薬物の溶液中の総濃度，すなわち溶解度Sは，分子形の濃度とイオン形の濃度の和である．溶液のpHが変化すればイオン形の濃度が変化するため，Sはイオン形に左右される．

いま，弱酸性薬物が次のような解離平衡にあるとすると，

$$\text{HA} \rightleftarrows \text{H}^+ + \text{A}^-$$

となり，酸解離定数K_aは次式で表される．

$$K_a = \frac{[\text{A}^-][\text{H}^+]}{[\text{HA}]} \tag{2-4}$$

非解離形HAの溶解度S_0は，飽和溶液中では[HA] $= S_0$と表せる．

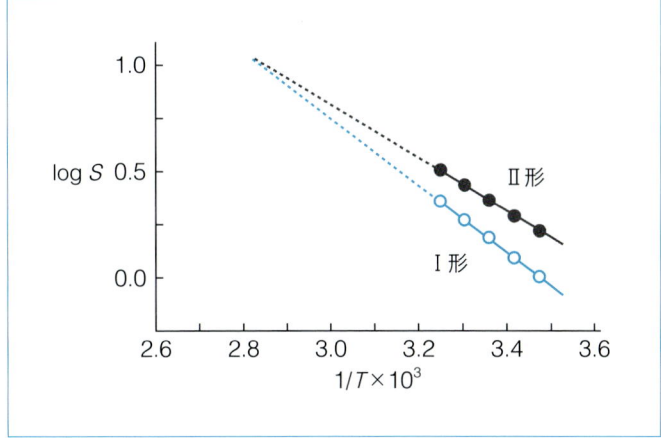

図 2-3 結晶多形における溶解度の温度依存性

$$S = [\text{HA}] + [\text{A}^-] = S_0 + [\text{A}^-], \quad [\text{A}^-] = S - S_0 \tag{2-5}$$

したがって，酸解離定数 K_a は次のように表すことができる．

$$K_a = \frac{[\text{H}^+](S - S_0)}{S_0} \tag{2-6}$$

$$S = S_0 + \frac{K_a}{[\text{H}^+]} S_0 = S_0 \left(1 + \frac{K_a}{[\text{H}^+]}\right) = S_0(1 + 10^{\text{pH} - pK_a}) \tag{2-7}$$

一定温度では，S_0 と K_a は定数となるから，溶解度は $[\text{H}^+]$ のみに依存する．式 (2-7) より，

$$\text{pH} = pK_a + \log \frac{S - S_0}{S_0} \tag{2-8}$$

となる．一方，塩基性弱電解質の場合は，塩基の解離定数を K_b とすると，

$$S = S_0 \left(1 + \frac{K_b}{[\text{OH}^-]}\right) = S_0 \left(1 + \frac{[\text{H}^+]}{K_a}\right) = S_0(1 + 10^{pK_a - \text{pH}}) \tag{2-9}$$

となる．ヘンダーソン・ハッセルバルヒ Henderson-Hasselbalch の式より，溶液中のイオン形と分子形の割合は，

$$\text{pH} = pK_a + \log \frac{[\text{A}^-]}{[\text{HA}]} \tag{2-10}$$

$$\text{pH} = pK_a + \log \frac{[\text{イオン形濃度}]}{[\text{分子形濃度}]} \tag{2-11}$$

すなわち pH $= pK_a$ の条件では，分子形とイオン形の割合は 1 : 1 であることがわかる．pH の増大とともに分子形が減少し，イオン形が増大する．

e. 複合体形成

異なる分子間に相互作用が働き，一定の化学量論比で結合した化合物を**分子複合体** molecular complex という．分子間で複合体を形成するものに，金属錯体，分子複合体，包接化合物などがあり，溶解性に著しい影響を与える．複合体形成には，ファンデルワールス力，電荷移動，水素結合，疎水性相互作用などの分子間力が関与しており，複合体形成は，薬物の吸収やバイオアベイラビリティに影響を及ぼすことが知られている．

例えば，カフェインの水への溶解度は，安息香酸ナトリウムの添加により増大する．これは，両分子間に相互作用が働くことにより可溶性の複合体（安息香酸ナトリウムカフェイン）を形成し，複合体を形成したぶんだけカフェインの見かけの溶解度が増加したためである．このように，水溶液中で不安定な医薬品と分子間相互作用により複合体 complex を形成させ，H^+ や OH^- の影響を受けにくくして安定化することができる．

複合体形成による安定化の例としては，シクロデキストリンとの包接化合物形成によるアミノ安息香酸エチルの可溶化，ヨウ素のポリビニルピロリドン（PVP）による可溶化などがあげられる．

f. 塩類の添加

塩類の添加で溶解度が低下し，溶質が析出することを**塩析**という．この現象は，イオンの水和により自由水が減少するために生じる．例えば，タンパク質溶液は硫酸アンモニウム添加により沈殿する．

g. その他の可溶化

界面活性剤により，水に不溶の親油性物質をミセル内部に取り込み可溶化することが可能である．水に難溶の医薬品に水と可溶のエタノールなどの有機溶媒（コソルベント cosolvent）を混合し，極性を変えて溶解度を上げることを**コソルベンシー cosolvency** という．コソルベントとしては，プロピレングリコール，グリセリン，マクロゴールなどがあげられ，これらは注射溶剤に用いられる．

2　溶解速度

固体の溶解過程は**図2-4**に示す拡散モデルのように表せる．固体に近いところは常に溶け出しており，固体と液体が平衡状態にある飽和溶液となっていて，その薬物濃度は溶解度 S と考えることができる．面積 A の固体表面から溶出した分子は固体表面に接して速やかに飽和層を形成し，濃度勾配 $(S-C)/\delta$（拡散層の厚さ δ）に従って拡散し，濃度 C，体積 V の溶液を形成する．時間の経過に伴い，内部溶液の濃度は上昇し，濃度勾配は減少する．

溶解現象が拡散律速である場合は，**図2-4**のような拡散層を仮定する．この拡散層内の拡散がFickの法則に従うとすると，固体の溶解速度は次の**Noyes-Whitneyの式**で示すことができる．

$$\frac{dC}{dt} = k \cdot A(S-C) \tag{2-12}$$

ここで，C は時間 t における溶質の濃度である．また，溶解が拡散過程が律速段階であり，固体の溶解が拡散モデルに従うとすると，溶解速度は以下のNernst-Noyes-Whitneyの式で説明される．

$$\frac{dC}{dt} = \frac{DA}{V\delta}(S-C) \tag{2-13}$$

ここで，D は拡散係数，V は溶液の体積である．

一般に溶解は拡散過程が律速段階であり，その場合は $k=D/V\delta$ となる．ただし，

$$D = \frac{RT}{6\pi \eta r N} \tag{2-14}$$

となる．ここで，R/N はボルツマン定数，r は分子半径，η は溶媒粘度である．また，Noyes-Whitneyの式による溶解では，積分式から直交座標に時間 t に対して右辺の $\ln(S-C)$ をプロットすると直線が得られ，その傾きから溶解速度定数 k（$= D/\delta V$）が求まる．

表2-1に溶解速度に影響する因子および固体の性質をまとめて示す．

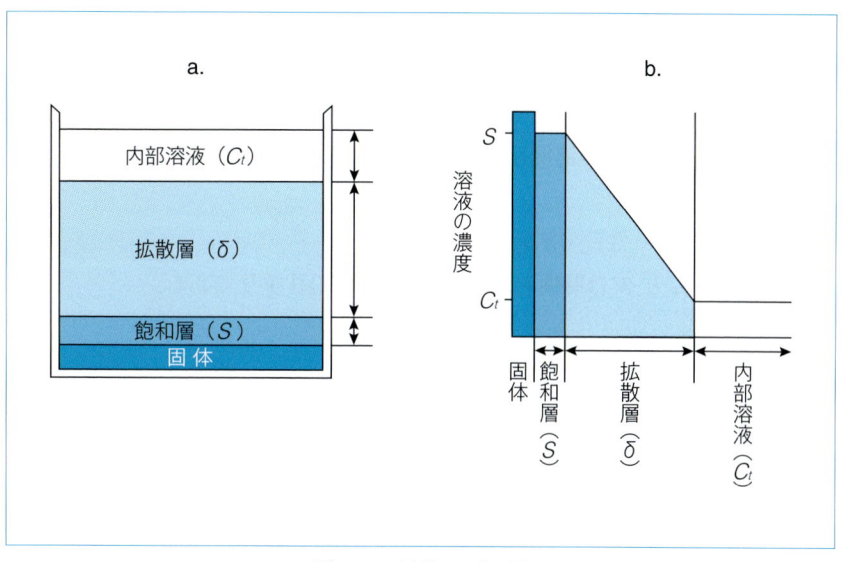

図 2-4 拡散モデル図

面積 A の固体表面から溶出した分子は固体表面に接して速やかに飽和層を形成し，濃度勾配 $(S-C)/\delta$（拡散層の厚さ δ，拡散係数 D）に従って拡散し，濃度 C，体積 V の溶液を形成する．

表 2-1 溶解速度に影響する因子

温　度	温度が 10 ℃上昇すると拡散律速では溶解速度が約 1.3 倍，溶解律速では約 2.5 倍になるといわれている．
撹拌速度	拡散律速では撹拌速度を増すと溶解速度は促進されるが，溶解律速では溶解速度は撹拌速度に無関係である．
粘　度	拡散律速では粘度の増加に伴い溶解速度は低下する．

3　Hixon Crowell の立方根則

粒子径の等しい医薬品粉体の溶出には Hixon Crowell の立方根則が成り立つ．これは，溶解現象の初期で $S \gg C$（シンク条件）で，溶解過程において球状を保ち，形状そのものの変化がない場合に成り立つ．粒子の重量変化を経時的に測定することによって，見かけの溶解速度定数 k を求めることができる．

$$kt = \sqrt[3]{W_0} - \sqrt[3]{W} \tag{2-15}$$

ここで，W_0 と W は時間 $t = 0$ と t における粉体重量である．

4　マトリックスからの薬物放出

薬物粒子がマトリックス中に分散していて，さらに薬物分子の溶解，拡散が起こり，次いでマトリックス表面から薬物分子が溶液中に放出される場合（**図 2-5**），Higuchi の式〔式（2-16）〕が用いられる．この式は，マトリックス型徐放性製剤や経皮吸収型製剤および軟膏からの薬物の溶出特性を解析するための重要な式であり，軟膏基剤や細孔を有しない高分子マトリックスからの薬物放出式として用いられる．

$$Q = [D(2C_0 - S)St]^{1/2} \tag{2-16}$$

ここで，Q は時間 t までにマトリックスから放出された単位面積あたりの薬物量，C_0 はマトリックス中の薬物初濃度，S はマトリックス中の薬物溶解度，D はマトリックス中の拡散係数である．

式（2-16）においてシンク条件では，

$$Q = (2C_0 SDt)^{1/2} \tag{2-17}$$

となる．時間 t の平方根に対して Q を直行座標系にプロットすると直線が得られる（**図 2-5**）．C_0 と S は別の手段で測定可能なので，直線の傾きからマトリックス中の拡散係数 D を求めることができる．

5　分配平衡

化合物の分配係数 K は疎水性が高いほど大きい値となり，通常 K の常用対数である $\log K$ を使用する．分配係数は，温度，圧力に依存して変化するが，有機相と水

相の体積比には依存しない．真の分配係数（K；partition coefficient）は，有機相と水相における溶質（分子形）の濃度の比であり，pH には依存しない値である．すなわち水相の pH を変化させても，K は変化しない．

$$K = \frac{C_o}{C_w} \tag{2-18}$$

ここで，C_o と C_w は有機相中および水相中の溶質の分子形濃度である．

一方，分子内に解離基を有する溶質では，水相中での溶質の解離状態が分配平衡に影響する．見かけの分配係数 K_{app} は任意の pH における分配係数である．すなわち，$\log K_{app}$ は解離を考慮して $\log K$ に酸解離定数 pK_a などを加味した値であるため，対象とする化合物が解離する物質のときは値が異なる場合がある．

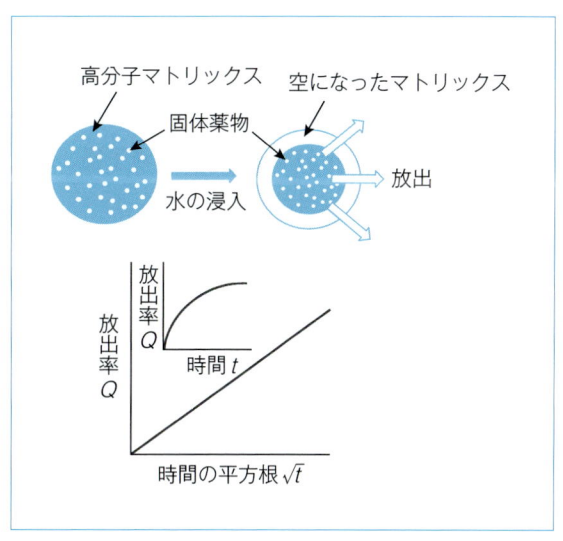

図 2-5　マトリックス製剤からの薬物溶出

B 粉体

医薬品では，**粒度分布**は「効きめ」や「安全性」に直接的に影響する可能性がある．例えば難溶性医薬品の場合，微粉化することによって接触面積を増加させ，溶解速度を増加させることができる．医薬品の均質性を確保するためにも，粒度分布は重要である．

1 粒子径の定義と測定法

a. 幾何学的に定義する方法

個々の粒子の幾何学的情報（投影面積，体積など）から求められた粒子の大きさを幾何学径という．幾何学的測定法により**粒子径**と粒度分布を測定できる．球を基準として求めたものを球相当径という．

1）顕微鏡法

顕微鏡の画像上で粒子の大きさと個数を計測して粒度分布を測定する方法である．通常，粉体粒子の形状は不規則であるため，どこの大きさを計測するかにより，粒子径に関しての表し方がある（**図 2-6**）．

2）ふるい分け法

標準ふるいなどを用いて行う粒子径，粒度分布を測定する方法で，質量基準の粒度分布が求まる．日局 16 では，ふるいの番号は次のように表される．

$$\text{ふるい番号} \times (\text{ふるいの目開き} + \text{針金の直径}) = 1 \text{ インチ}（2.54\,\text{cm}）$$

3）コールターカウンター法

溶媒に分散した粒子が電圧のかかった細孔を通過する際に，細孔内の抵抗が変化して，その値が粒子体積に比例するという原理による．電解質溶液中に細孔のある隔壁を設け，その両側に電極を置き電圧を加えると電流が流れるが，その抵抗は隔壁の細孔部の体積で決まる．この電解質溶液中に粉体粒子を分散させて希薄な懸濁液とし，隔壁の一方から吸引すると，粒子が細孔中を通過するときにその体積ぶんだけ電解質が減るので電気抵抗が増大する．したがって，この抵抗の変化量が粒子体積を，抵抗変化の発生数が粒子数を示すため，個数基準の粒子径と粒度分布が得られる．

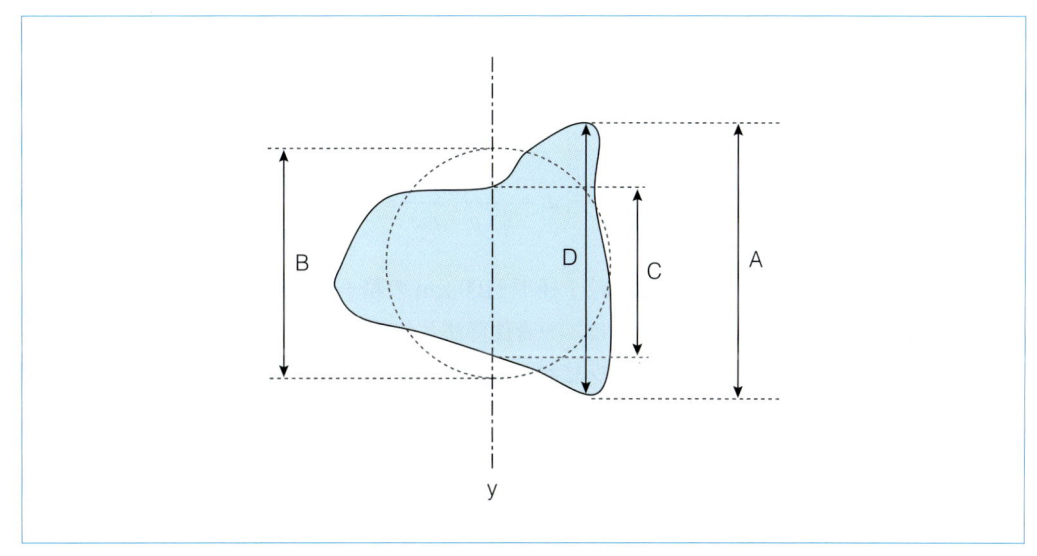

図 2-6 粒子径の定義

粒子径は実際の粒子を平面上に投影し，得られた2次元的な形状から評価する．
線分 y は，投影粒子面積を2等分する線分であり，点線の円は粒子と同じ投影面積をもつ円である．
A．フェレー feret 径（グリーン green 径ともいう）：粒子をはさむ一定方向の2本の平行線の間隔を粒子径としたもの．
B．ヘイウッド heywood 径：粒子の投影面積と同じ面積をもつ円の直径を粒子径としたもの．
C．マーチン martin 径：一定方向で粒子の投影面積を2等分する線分の長さを粒子径としたもの．
D．定方向最大径：一定方向での各粒子の最大幅を粒子径としたもの．

b. 有効粒子径測定法

1) 沈降法

沈降法は媒質中を落下する粒子の速度が**ストークス Stokes の沈降速度式**に従うとき，粉体試料を媒液中に分散し，その沈降速度を計測して粒度分布を測定する方法である．ストークスの式では，球形粒子が等速沈降するとしたとき，粒子径 d の2乗と粒子の沈降速度 v が比例する．

$$v = \frac{h}{t} = \frac{d^2(\rho - \rho_0)g}{18\eta} \tag{2-19}$$

ここで，h は時間 t における沈降距離，ρ と ρ_0 は粒子および媒質の密度，η は媒質の粘度，g は重力加速度である．

沈降法で測定される粒径は，媒質中を等速で沈降する同じ密度の球形粒子の直径で表される．これをストークス相当径またはストークス径といい，次式で表される．

$$d = \sqrt{\frac{18\eta}{(\rho - \rho_0)}} \times \frac{h}{t} \tag{2-20}$$

ストークスの式は一般に粒子径1〜100 μm の粒子によくあてはまる．

沈降法による粒度測定には，一斉沈降法と分散沈降法がある．沈降速度を計測する方法には，アンドレアゼンピペット法，沈降天秤法，光透過法などがある．沈降法では分散媒質中で試料粒子が完全に単一粒子に分散し，相互に干渉することなく沈降することが必要である．

2) レーザー回折散乱法

流体中に浮遊する微小な粒子に光が当たって生じる散乱現象は，粒子の大きさ，屈折率，入射光の波長などで変化するが，粒子の大きさと散乱光量との関係が既知である条件下で散乱の光量とその発生数を計測すれば粒度分布が求められる．また，レーザー光の微小な粒子による散乱光・回折光の角度・強度は粒子径に依存するので，これらを計測して粒度分布を求めることができる．

c. 比表面積測定法

比表面積測定法により，比表面積と平均粒子径が求められる．比表面積（m^2/g）は，単位質量の粉体中に含まれる全粒子の表面積の総和，すなわち1gあたりの粉体の表面積と定義される．

1) 空気透過法

粉体層に対する流体（空気）の透過性から粉体の比表面積を測定する方法を空気透過法という．粉体層を構成する全粒子のぬれ表面積と，そこを透過する流体（空気）の流速および圧力降下の関係を示すコゼニー・カーマン Kozeny-Carman の式から比表面積を求めることができる．

$$S_w = \frac{14}{\rho}\sqrt{\frac{\Delta P A t \varepsilon^3}{\eta L Q(1-\varepsilon)^2}} \tag{2-21}$$

ここで，S_w は粉体の単位面積あたりの表面積，ε は空隙率，ΔP は粉体層両端間の圧力差，A は粉体の断面積，L は粉体層の厚さ，Q は t 秒間に粉体層を流れた流体量である．

2）吸着法（ガス吸着法）

粉体粒子の表面に占有面積のわかる分子（通常，N_2 ガス）を吸着させ，その量から試料粉体の比表面積を求める方法である．**ラングミュア Langmuir の単分子層吸着式**，あるいは多分子層吸着 **BET 式**（Brunauer, Emmet and Teller's equation）から吸着した気体の体積 V_m（mL，0 ℃，1 atm）を求め（**表 2-2**），この値を次の式に代入して求める（s は吸着分子 1 個が覆う面積である）．

$$S_w = s\frac{V_m}{22400} \times 6.02 \times 10^{23} \tag{2-22}$$

表 2-2 単分子層吸着と多分子層吸着

単分子層吸着（ラングミュア式）	一定温度下で圧力をかけたときの気体分子の吸着で，粒子表面の一層のみの吸着を考えると，飽和吸着量は粉体の表面積に依存する． すなわち単分子吸着量 V_m は，粒子の比表面積に依存する．下図にラングミュアプロットとスキャッチャードプロットを示した． 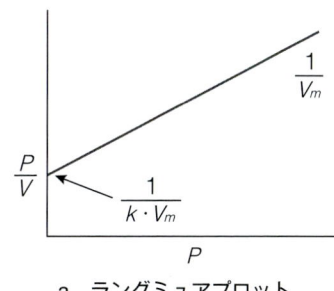 a. ラングミュアプロット（縦軸 P/V，横軸 P，傾き $1/V_m$，切片 $1/(k \cdot V_m)$） b. スキャッチャードプロット（縦軸 V/P，横軸 V，傾き $-k$，V/P 切片 $k \cdot V_m$，横軸切片 V_m） V_m：単分子吸着量　　k：吸着の強さに関する定数（ラングミュアプロット） 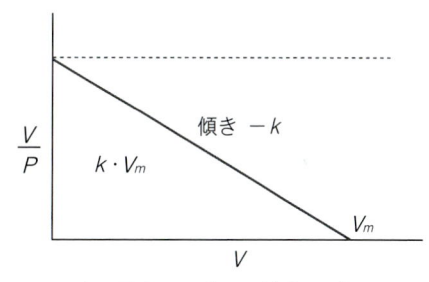 V_m：横軸切片　　k：傾き（スキャッチャードプロット）
多分子層吸着（BET 式）	単分子吸着層の上にさらに分子が吸着し，多分子層を形成した場合を考える．日本薬局方の比表面積測定法では BET 式により単分子吸着量を求めている．プロットし，縦軸切片や傾きから V_m（単分子吸着量）を求めることができる．

2　粒度分布と平均粒子径

　　粒度分布と平均粒子径は，測定方法により基準が異なるので同じ試料でも異なった値をとる．粒子径測定法（ふるい分け法，光学顕微鏡法，コールターカウンター法，沈降法）では粒子径のほかに粒度分布も測定できるが，表面積測定法（比表面積測定法，空気透過法）では粒度分布は測定できない．日本薬局方収載の測定法としては，粒度測定法として第一法光学顕微鏡法，第二法ふるい分け法が，比表面積測定法として第一法動的流動法，第二法容量法が示されている．

a. 粒度分布

　　図 2-7 に頻度分布曲線，積算分布曲線を示す．

b. 平均粒子径

　　粒子群が径の不均一な多くの粒子から構成される場合，粒子群を代表する平均的な粒子径（代表径）を平均粒子径という．粒度分布曲線をもとに平均粒子径を表す方法には，モード径，メジアン径のほかに長さ平均径（D_1），面積長さ平均径（D_2），体面積平均径（D_3），質量平均径（D_4）など**表 2-3** のような算出方法がある．各定義により求めた平均粒子径には，$D_4 > D_3 > D_2 > D_v > D_s > D_1$ の関係が成り立つ．

c. 個数基準分布と質量基準分布

　　粒径分布を表示する場合，個数割合または個数百分率で示すことを個数基準といい，同様に質量割合または質量百分率で示すことを質量基準という．光学顕微鏡法やコールターカウンター法などの測定法では個数基準分布が求められ，ふるい分け法や沈降法では質量基準分布が求められる．

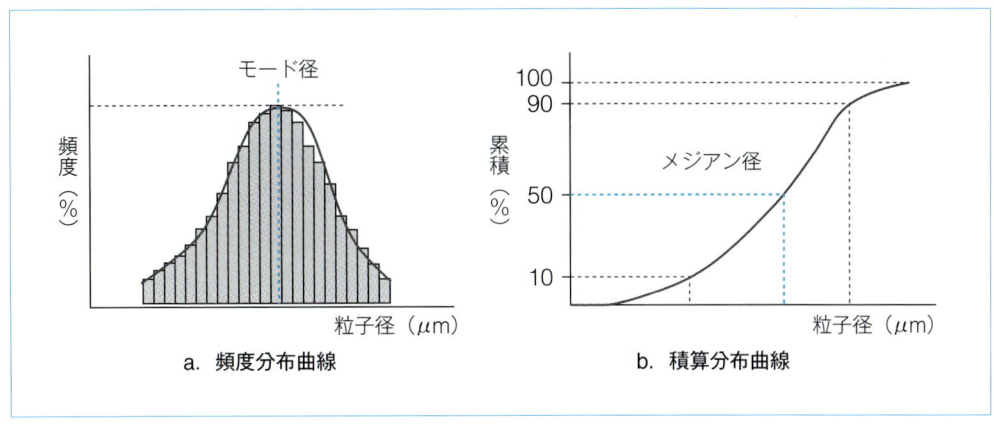

図 2-7 頻度分布曲線と積算分布曲線
a. モード径（最頻粒子径）とは出現比率が最も大きい粒子径，または分布の極大値に相当する粒子径．
b. メジアン径（中位径）とは積算分布の中央値（50 %）に相当する粒子径．

表 2-3 平均粒子径の定義（n は粒子の個数，d は粒子直径）

名 称	記 号	計算式（個数基準）
長さ平均径	D_1	$\dfrac{\Sigma nd}{\Sigma n}$
面積長さ平均径	D_2	$\dfrac{\Sigma(nd^2)}{\Sigma n(nd)}$
体面積平均径	D_3	$\dfrac{\Sigma(nd^3)}{\Sigma n(nd^2)}$
質量平均径	D_4	$\dfrac{\Sigma(nd^4)}{\Sigma n(nd^3)}$
面積平均径	D_S	$\sqrt{\dfrac{\Sigma(nd^2)}{\Sigma n}}$
体積平均径	D_V	$\sqrt[3]{\dfrac{\Sigma(nd^3)}{\Sigma n}}$

3　集合体としての粉体の性質

　粉体は異なる大きさの分布をもつ多くの固体粒子からなり，個々の粒子間になんらかの相互作用が働き，互いに影響を及ぼしあっている集合体であり，微細な粒子の集合体特有の特性を有している．例えば，粉体は本質的に固体であるが，液体の特性である流動性を有している．固体が微細化されるにつれて軽く浮遊しやすくなるだけでなく，単位重量あたりの表面積（比表面積）が増大し，表面エネルギーをもつことになる．これらの特性により，粉体どうしの付着・凝集という現象が発生するとともに，一方では粉体を錠剤などに成形（賦形）できるようになる．集合体としての粉体の物理的性質を把握するために，密度や流動性などの物性を測定する．

a. 粒子の密度

　粒子の密度は粉体の基礎的物性値の一つであり，粒度や空隙率などの測定にも欠かせない物性値である．粉体粒子の密度は，**真密度**，**粒子密度**，**かさ（見かけ）密度**などが定義されている（**表2-4**）．粉体の密度は温度や圧力以外に，粒子の集合状態に依存する．日本薬局方で規定しているかさ密度およびタップ密度測定法は，それぞれ粉末状医薬品の疎充てん時およびタップ充てん時における見かけの密度を測定する方法である．疎充てんとは，容器中に粉体を圧密せずにゆるやかに充てんすることであり，タップ充てんとは，粉体を充てんした容器を一定高さより一定速度でくり返し落下させ，容器中の粉体のかさ体積がほぼ一定となるまで密に充てんすることである．

1) 空隙率

　空隙率は，空隙体積を見かけの体積で割った値である．粉体の空隙率 ε（%）は，$\varepsilon = (V_b - V)/V_b \times 100$ で表される（ただし，V_b：粉体の見かけの体積，V：粉体の実容積）．空隙率と密度との関係は，次式で示される．

$$空隙率（\varepsilon） = \frac{V_b - V}{V_b} = 1 - \frac{V}{V_b} = 1 - \frac{\rho_b}{\rho_0} \tag{2-23}$$

ここで，ρ_b と ρ_0 は粉体の見かけの密度と真の密度である．

　空隙率は，シリンダーに一定量の粉体を入れて，一定速度で粉体層の高さが変化しなくなるまでタッピングすることによって減少する．単純立方充てんでは空隙率は大きくなり，六方最密充てんで空隙率は最小となる．

2) 粒子の形状

　外見上の幾何学的形態から判断して，単位粒子 ultimate particle と考えられるものを1次粒子，1次粒子が複数個集合した粒子を2次粒子と呼ぶ．

表 2-4 粒子密度

真密度 true density	粉体粒子の固体の実容積を測定し，その値で固体の質量を割った値である．粒子の内部にある閉じた空洞は粒子の体積から除外する．結晶密度とも称される．
粒子密度 particle density	粒子の内部にある閉じた空洞は粒子の体積に含め，粒子表面の凹みや割れ目，開いた空洞は粒子の体積に含めない．測定法としては，液体あるいは気体の置換体積による液浸法と，気体容積法がある．
かさ密度 bulk density	粉体を体積既知の容器に充てんし，粉体の質量を粒子間の空隙も含めた見かけの体積で割った値である．粉体層内に形成される空隙部分も固体または粉体の体積として評価されることから，見かけ密度とも称される．通常，疎充てん時の粉体の密度をかさ密度，タップ充てん時の密度をタップ密度と定義される．かさ密度＜真密度である．

b. 流動性

粉体の流動性 fluidity には，粒子の密度，形状，表面状態，粒子径，空隙率，粒子間の付着・凝集性など多くの因子が関係しており，粉体の流動性を数値で表し評価する方法として，安息角の測定などが行われる．粉体の流動性は粒子が大きいほど大きく，反対に付着性は小さくなる．

安息角 angle of repose は，**図2-8** に示すように粉体堆積層の自由表面が水平面となす角度 θ であり，注入法，排出法，容器傾斜法などにより測定される．安息角は，例えば注入法により堆積の高さが一定になったとき，傾斜角を分度器で直接測るか，または円錐底面の半径 r と高さ h を測定し，以下の式より求められる．

$$\theta = \tan^{-1}\left(\frac{h}{r}\right) \tag{2-24}$$

安息角が小さいものほど流動性がよい．$\theta \leq 45°$ の粉体はサラサラしたいわゆる自由流動性の粉体（free flowing powder）である．これに対して，湿った付着性粉体（cohesive powder）は安息角が大きく取り扱いにくい．一般に，粒子径の小さなもの（100～200 μm 以下）ほど流動性は悪く，付着性や飛散性も大きい．

また，オリフィス流出速度は，オリフィス流量計（差圧式流量計）を用いて，一般には流出する試料の単位時間あたりの質量として測定される．形状は，粉体の流出速度を測定する際の重要な因子である．オリフィスからの流出速度測定は，ある程度の流動性をもつ粉体のみに用いることができ，付着性の高い粉体には用いることができない．オリフィスからの流出速度が大きい粉体ほど流動性がよい．

c. 流動性の改善

一般に造粒し粒子径を大きくすることにより，付着性や凝集性が低下し，流動性が改善される．散剤は，粒子径が小さく流動性が悪いため，顆粒剤とすることで，粒子径を大きくして，流動性をよくすることが可能である．また，タルクやステアリン酸マグネシウムのような滑沢剤を添加すると，摩擦や付着力が減少し，粉体の流動性はよくなるが，添加量には最適値がある．さらに，乾燥により流動性が改善されるが，逆に含水量の増加により，付着・凝集性が増大し，安息角も大きくなる．そのほか，振動や撹拌などの機械的操作により流動性が改善される．

d. 混合性

粉体の混合性には粒子の形状，粒子径，密度が影響する．粒子径や密度に差がある粉体粒子は混ざりにくい．

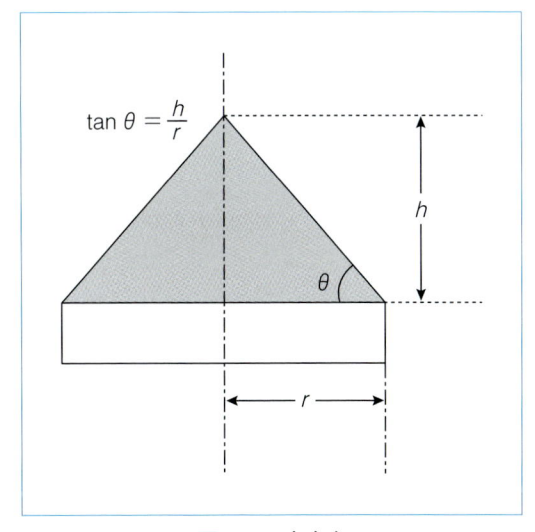

図 2-8 安息角

4 ぬれ

a. 接触角と Young の式

液体が固体表面から気体を押し退ける現象を**ぬれ**といい，固体面と液体との付着現象である（**図2-9**）．固-気界面張力γ_Sと固-液界面張力γ_{SL}の差がぬれの自由エネルギー減少であり，ぬれの親和力である．一般に，ぬれ性は**接触角**θの大きさにより判定され，θが小さい場合には液体は固体面をぬらすといい，大きな場合はぬらしにくいという．この接触角θと液体の表面張力γ_Lを用いて，ぬれの親和力を次のYoung の式で示すことができる．

$$\gamma_S = \gamma_{SL} + \gamma_L \cos \theta \tag{2-25}$$

b. ぬれの分類

ぬれはその現象により，拡張ぬれ，浸漬ぬれ，付着ぬれの3形式に区分される（**表2-5**）．

c. ぬれの測定法

粉体のぬれの測定方法には，液滴法や毛管法などが知られている．

液滴法は，**図2-9**に示したように，水平に置いた固体平板の表面に適当量の液滴を落とし，平板と液滴のなす角度θを直接測定する，あるいはカメラで撮影した水滴画像の座標解析から式（2-25）のYoung の式に基づき接触角を算出する．

毛管法では，粉体を充てんした筒状のカラムを鉛直に保持した状態で，その下端を液体表面に浸漬させ，毛管現象によって上方に浸透していく液体の時間的な重量変化を測定して浸透速度（浸透高さ）を検出し，Washburn の式から粉体の接触角を算出できる．液面の上昇距離Lと時間tの間には次のWashburn の式の関係が成り立つことが知られている．

$$L^2 = \frac{R\gamma \cos \theta}{2\eta} t \tag{2-26}$$

ここで，Rは平均毛管径，γは液体の表面張力，ηは液体の粘度である．

5 吸湿性

a. 吸湿平衡曲線と臨界相対湿度

相対湿度（RH）は次式で求められる．

$$相対湿度(RH) = \frac{大気中の蒸気圧}{飽和水蒸気圧} \times 100(\%) \quad (2\text{-}27)$$

水溶性物質は，臨界相対湿度（CRH）以上で急激に吸湿する．不溶性物質・高分子物質の吸湿は，相対湿度の変化とともに徐々に変化する．CRH が小さいものほど吸湿性が強く，CRH が高いものほど吸湿しにくい．

b. エルダーの仮説

水溶性医薬品どうしの混合には次のエルダー Elder の仮説が成り立つ．

$$混合物(A+B)の CRH(\%) = \frac{A の薬品の CRH(\%) \times B の薬品の CRH(\%)}{100} \quad (2\text{-}28)$$

混合によって CRH が小さく，すなわち吸湿しやすくなることがわかる．ただし，エルダーの仮説はすべての医薬品にあてはまるわけではない．混合物が同一イオンを有する場合や，混合により塩や複合体を形成する場合など，共存する医薬品が相互作用を起こす場合には，エルダーの仮説は成立しない．

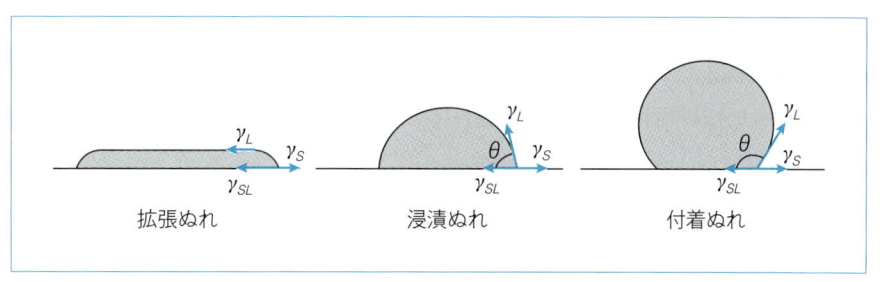

図 2-9 ぬれと接触角

表 2-5 ぬれの種類

拡張ぬれ	固体表面を液体が薄膜状に広がるような場合であり，$\theta = 0°$ で起こる．
浸漬ぬれ	液体中に固体で浸す場合や，多孔体中に液体が浸み込む場合である．$\theta < 90°$ で起きる．
付着ぬれ	固体表面にその固体とは，ぬれにくい液体をおいた場合の固体表面と液体との接触部分についていう．$90° < \theta \leq 180°$ で起きる．

C 分散系

　薬を製剤化する場合，その薬単独で製剤化されることはほとんどなく，いろいろな添加物が配合される．このような添加物は，薬の安定性や吸収性に影響を与える．懸濁剤・乳化剤およびエアゾール剤などの分散系製剤は，界面をもつ不安定な系であり，**界面活性剤**（surface active agent, surfactant）や分散剤が製剤の安定性のため，しばしば添加剤として使用されている．また，界面活性剤は製剤分野において可溶化，湿潤，消泡，殺菌などの目的でも幅広く活用されている．

1 界面活性剤

　界面活性剤は，1分子内に親水基 hydrophilic group と親油基 lipophilic group（疎水基 hydrophobic group）とを有している両親媒性物質 amphiphilic compound であり，添加剤として多く用いられている．通常，界面活性剤の添加により表面張力が減少するため，薬物粒子の凝集抑制，分散性向上，ぬれの改善などに用いられている．

a. 界面活性剤の種類と作用

　界面活性剤は，水中でのイオン解離の有無により，イオン性 ionic と非イオン性 nonionic に大別される．さらに**イオン性界面活性剤**は，陰イオン性 anionic，陽イオン性 cationic，両性イオン性（zwitterionic, ampholytic）に分類される．種々の天然あるいは合成界面活性剤が利用されているが，代表的なものを**表 2-6** に示す．これらは水中あるいは油中で自己会合し，ミセル，ベシクルや逆ミセルを形成する．また，空気/水，あるいは油/水界面に単分子層吸着し，その界面張力を低下させる．水中の油滴，または油中の水滴（すなわちエマルション，詳細は後述を参照）の安定化にはこのような界面張力の低下が必要である．**非イオン性界面活性剤**のポリソルベート80は，水溶性で安全性の高い乳化剤としてクリーム剤に用いられるほか，油溶性ビタミンの可溶化剤として注射剤やドリンク剤にも用いられている．

　界面活性剤の作用を**表 2-7** にまとめる．

表 2-6　界面活性剤の種類

	種類		例
イオン性	陰イオン性（アニオン性）	脂肪酸塩	石けん 金属石けん
		硫酸エステル塩	ドデシル硫酸ナトリウム（SDS）
		スルホン酸塩	アルキルベンゼンスルホン酸ナトリウム（ABS）
		その他	胆汁酸塩
	陽イオン性（カチオン性）	四級アンモニウム塩	塩化ベンザルコニウム 塩化ベンゼトニウム
	両性		レシチン
非イオン性		多価アルコール脂肪酸エステル系	モノステアリン酸グリセリン ソルビタン脂肪酸エステル（Span）
		ポリオキシエチレン系	ポリオキシエチレンソルビタン脂肪酸エステル（Tween） ポリオキシエチレンアルコールエーテル（Brij）

表 2-7　界面活性剤の作用

① 表面張力を下げる
② 薬物粒子の凝集を抑制
③ 分散性をよくする
④ ぬれを改善する
⑤ 難溶性物質の溶解度が増加する　　など

2　臨界ミセル濃度

　界面活性剤は低濃度では個々の分子がそのまま溶解するが，ある濃度になると分子が会合してミセルを形成する．界面活性剤がミセルを形成し始める臨界濃度を**臨界ミセル濃度** critical micelle concentration（cmc）と呼ぶ．界面活性剤水溶液の物性は cmc 付近で大きく変化する．**図 2-10** に界面活性剤水溶液の物性と濃度との関係を示す．

　一般に非イオン性界面活性剤の cmc は，イオン性界面活性剤の cmc に比べて小さい．cmc は，疎水基のアルキル鎖の炭素数（n）に依存し，n が増加するほど小さくなる．cmc においては界面活性剤溶液の性質や性能がさまざまに変化する．

a. 可溶化

　可溶化 solubilization とは，水に難溶性な物質が界面活性剤のミセル内に取り込まれ，見かけ上溶解したように見える状態である．注射液や点眼液に脂溶性の薬剤（例えば，脂溶性ビタミンや抗生物質など）を溶解させるときに利用される．

　界面活性剤の濃度が臨界ミセル濃度より高い場合，難溶性薬物をミセル中に可溶化したのち，遊離した薬物が吸収する機構が考えられる．また，生体膜の脂質成分をミセル中に引き抜き，膜透過性を上げる可能性もある．ただし，薬の性質の違いや投与方法などで界面活性剤の効果は変わるので，薬の吸収速度が界面活性剤の添加で減少する場合もある．

b. 表面張力測定法

　表面張力の測定法には，①毛管上昇法，②つり板法，③円環法（輪環法），④滴重法（液滴法）のような方法がある．

c. 界面への吸着

　液体に溶質を溶かすとき，この溶質は界面あるいは液体内部に分布することになるが，界面の溶質濃度が液体内部の溶質濃度よりも高くなる場合を正吸着，低くなる場合を負吸着という．

　水に無機塩（NaCl や $MgCl_2$ など）やショ糖などを溶かす場合は負吸着を示し，溶質は液体内部に分布する．液体に表面張力が働いており，表面ではファンデルワールス力が液体内部からのみ働くため，溶質は液体内部に引っ張られることになる．

　また，アルコールや高級脂肪酸，界面活性剤を溶かすと正吸着して表面張力を下げる．界面活性剤には界面張力の力を弱める働きがあり，水の中ではミセルを形成する．溶液表面に対する溶質分子の吸着量を示すのに次式に示すギブス Gibbs の吸着等温式がある．

$$\varGamma = \frac{1}{RT} \cdot \frac{d\gamma}{d\ln C} = -\frac{C}{RT} \cdot \frac{d\gamma}{dC} \tag{2-29}$$

ここで，$\varGamma$ は溶液表面 1 cm^2 あたりに溶液吸着された溶質の物質量（mol/cm^2），R は気体定数，γ は表面張力，C は溶質の活量（モル濃度），$d\gamma/dC$ は溶質の濃度に対する表面張力の変化である．

図 2-11 に示すように，I 型はわずかながら表面張力を上昇させる溶液，すなわち界面不活性溶液で無機電解質の水溶液（塩化ナトリウムなど）がこのような性質を示す．$d\gamma/dC>0$ であるから $\varGamma<0$ であり，表面より溶液内部の溶質濃度が大きくなるので界面は不活性となる．負吸着（I 型）という．

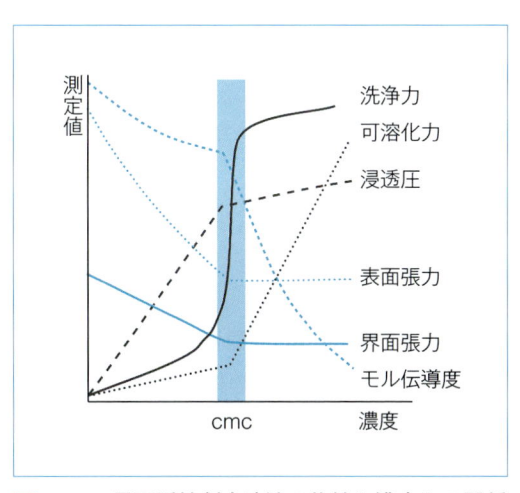

一方，II 型や III 型は，表面張力を下げる溶液で界面活性溶液といわれる．$d\gamma/dC<0$ であるから $\varGamma>0$ であり，表面付近の溶質濃度が溶液内部より高く，溶質濃度の増加とともに表面張力 γ が低下する．このような場合を正吸着（II 型，III 型）という．一般の有機化合物の水溶液（アルコールなど）は，II 型のような性質を示す．III 型は，低濃度でその液体の表面張力を急激に下げる働きをもつ，いわゆる界面活性剤である．界面活性剤は，低濃度で分子もしくはイオンが飽和となる過程で界面に吸着し，表面張力を下げる働きをする．表面張力 γ の変化は，溶質の溶液表面への過剰吸着量 $\varGamma$（mol/cm^2）に関係する．

図 2-10　界面活性剤水溶液の物性と濃度との関係

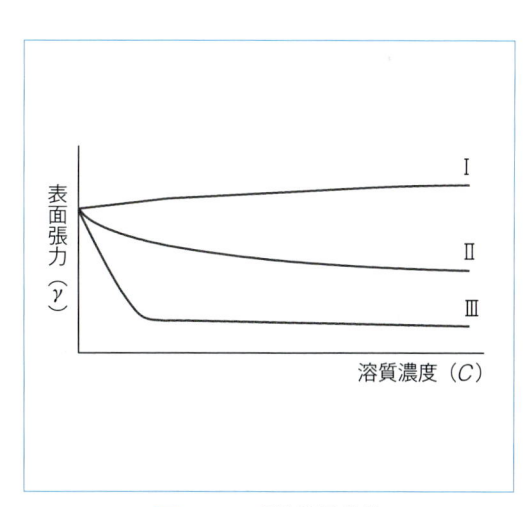

図 2-11　吸着等温曲線

d. クラフト点

イオン性界面活性剤の場合，溶解度は温度とともに上昇する．温度を高めていくと，ある温度で界面活性剤の溶解度が急激に上昇する温度があり，この温度を**クラフト点**という．クラフト点以上でミセルがよく形成されるため，可溶力や洗浄力はこの温度よりも高温で効果を発揮する．

e. 曇点

非イオン性界面活性剤の場合，温度を高めていくと，ある温度で水溶液が白濁する．この温度を**曇点**という．すなわち，温度が高いと水との水和における水素結合が切断され，溶解度が減少して水に溶けにくくなる．非イオン性界面活性剤は曇点以下の温度で効果を発揮する．

f. HLB

HLB（Hydrophile-Lipophile Balance）は，界面活性剤などの両親媒性物質の親水性と親油性のバランスを表す値として実用的に用いられている．$HLB = 7$ を境に大きいものほど親水性である．HLB には加成性があり，界面活性剤を混合した際の HLB を計算で求めることができる．界面活性剤 A，B の HLB を HLB_A, HLB_B とし，それぞれの質量を W_A, W_B とすると，2種の界面活性剤混合物の HLB は，次式で表される．

$$HLB = \frac{HLB_A \times W_A + HLB_B \times W_B}{W_A + W_B} \tag{2-30}$$

$$HLB = 7 + \Sigma（親水基の基数） - \Sigma（親油基の基数） \tag{2-31}$$

表 2-8 に示すように界面活性剤の HLB の値によって用途が異なる．

3　乳剤の型と性質

分散系の分類を（図 2-12）にまとめる．

a. 乳剤の型

乳剤（エマルション）のうち外相（分散媒）が水で内相（分散相）が油のものは，水中油型（o/w 型；oil in water 型）と呼ばれている．逆に，油の外相中に水滴が分散しているものは油中水型（w/o 型；water in oil 型）と呼ばれる（図 2-13）．乳剤を安定に保つ目的で乳化剤が用いられる．

乳化剤は界面活性剤の働きを示し，界面自由エネルギーを小さくする物質である．乳剤の型を決める因子として Bancroft の経験則が知られており，乳化剤が溶解

表 2-8 界面活性剤の用途と HLB

HLB	用途
1.5〜3	消泡
3.5〜6	w/o 型乳化剤
7〜9	湿潤
8〜18	o/w 型乳化剤
13〜16	洗浄剤
15〜18	可溶化剤

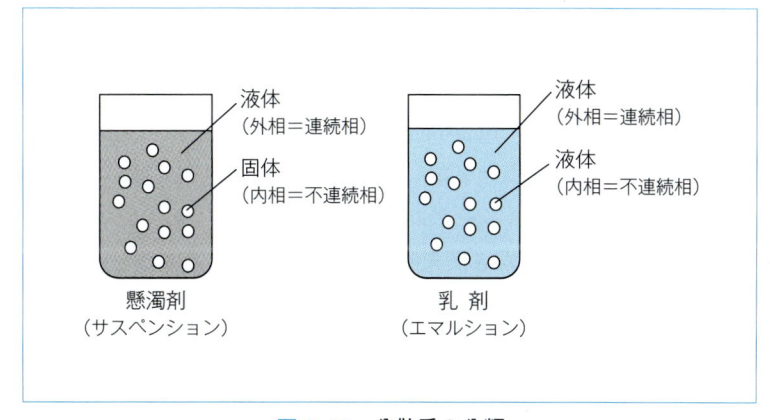

図 2-12 分散系の分類

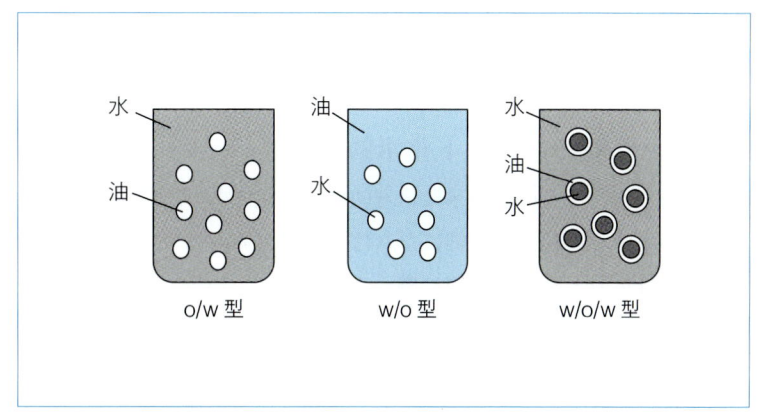

図 2-13 乳剤の型

しやすいほうが分散媒となる．すなわち，親水性の大きい乳化剤（$HLB = 8〜18$）が溶解しやすい場合は，水中油型（o/w型）の乳剤，親油性の大きい乳化剤（$HLB = 3.5〜6$）が溶解しやすい場合は，油中水型（w/o型）の乳剤となる．

b. 転相

エマルションの型が変わる現象を**転相** phase inversion という．例えば，w/o型エマルションに分散相である水を徐々に加えていくと，水相が74％付近で不安定化して転相が起こりo/w型エマルションとなるため，粘度が急激に減少する．逆にo/w型エマルションでは，油相を徐々に加えていくと，水相が26％付近で転相が起こる．分散相の割合が連続相に比べて大きいエマルションは不安定である．

d. 乳剤の安定化

エマルションは熱力学的に不安定な系であり，非平衡状態にあるため，内相が凝集し，最終的には分散相と分散媒が分離する状態になる．分散相（例えば油）と分散媒（例えば水）の比重の違いにより，分散相粒子が浮上あるいは沈降する現象を**クリーム分離（クリーミング** creaming）という．この状態は可逆的であり，振とうにより再び元のエマルション（乳剤）に戻る．分散相粒子が沈降する場合は，粒子の沈降速度が式（2-19）のストークスの式で表される．

分散相の粒子どうしが3次元的に付着する現象を**凝集** aggregation といい，この状態は不可逆的である．

クリーミング，あるいは凝集状態の分散相が分散媒と完全に分離をし，相を成す状態を**合一** coalescence という．この状態は不可逆的であり，乳剤系は破壊される．

乳剤（エマルション）の不安定化の経路は**図 2-14**のようになる．また，乳剤の型の判別法を**表 2-9**にまとめる．

4　分散粒子の沈降現象と安定化

a. 懸濁剤・乳剤のコロイド化学的安定性

懸濁剤・乳剤などの分散系は物理的に不安定であり，粒子には常に重力または浮力が働いている．粒子が微細になればなるほど界面は大きくなり，大きな界面エネルギーは凝集力として粒子間に働くことになり，均一な分散を妨げる．懸濁している分散粒子が沈降して，不可逆的に堆積層を形成する現象を**ケーキング** caking という．

親水性コロイドに，エタノールなどの親水性の有機溶媒あるいは正負反対電荷のコロイドを添加混合したり，または温度を変化させたりするときに，コロイドに富

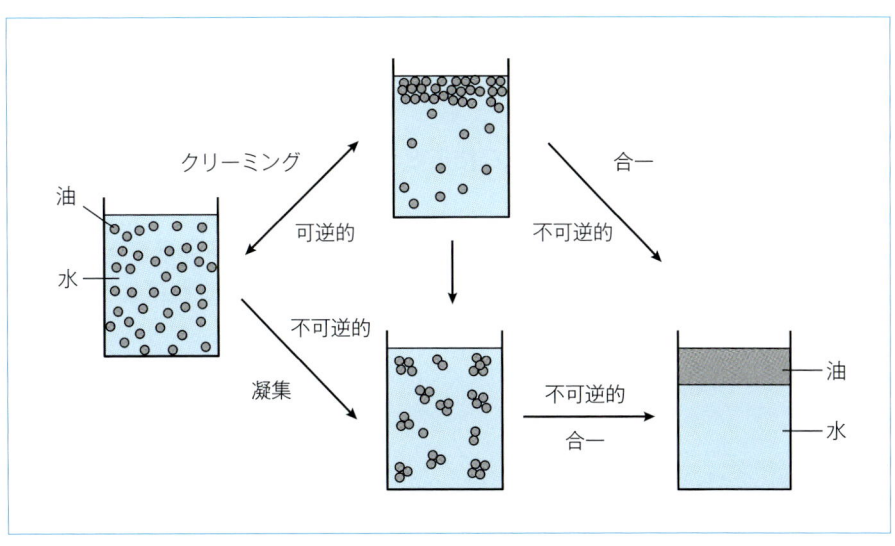

図 2-14 エマルションの不安定化

分散媒の粘度を大きく,粒子径を小さく,かつ均一にするとクリーミングは起こりにくくなる.沈降速度を小さくする(沈降分離防止)ためには,粒子径 d を小さくすること(ただし,粒子径を小さくしすぎると比表面積が増大し逆に不安定となる),分散相,分散媒の密度差 $(\rho - \rho_0)$ を小さくすること,分散媒の粘度 η を大きくするなどの方法がある.

表 2-9 乳剤の型の判別法

方法	水中油型(o/w 型)	油中水型(w/o 型)
希釈法 (外相と親和性を有する液体とは混合する)	水と容易に混和. 油とは混和しない.	油と容易に混和. 水とは混和しない.
電気伝導度	高い	低い
色素法 (連続相が着色)	水溶性色素 メチルオレンジ メチレンブルー	油溶性色素 スダンⅢ

む液相とコロイドに乏しい液相に分離する状態をコアセルベーション coacervation という．マイクロカプセルの製造などに応用されている．

　製剤で使用される懸濁粒子は 1 μm 以上のものが多く，この粒子領域では自由沈降する場合と凝集沈降する場合がある（**表 2-10**）．

b. 懸濁剤の安定化

① 電気二重層：帯電している粒子どうしの凝集を妨げ，分散系を安定にする（**図 2-15**）．

② DLVO 理論：疎水コロイドの安定性が DLVO 理論により説明される．粒子どうしが接近するためには斥力ポテンシャルの山を越えなければならない．静電反発力が大きいほど凝集は起こらずコロイドは安定する．

表 2-10　懸濁剤の沈降

	自由沈降	凝集沈降	
沈降する粒子	1次粒子が独立して沈降	2次粒子形成 （粒子同士の凝集）	網状構造 （足場構造）
沈降速度	ストークスの式に従う	ストークスの式は適用できない	
堆積層	凝集結合体（ケーキング） 再分散不可能	かさ高い（やわらかい）堆積層 再分散可能	

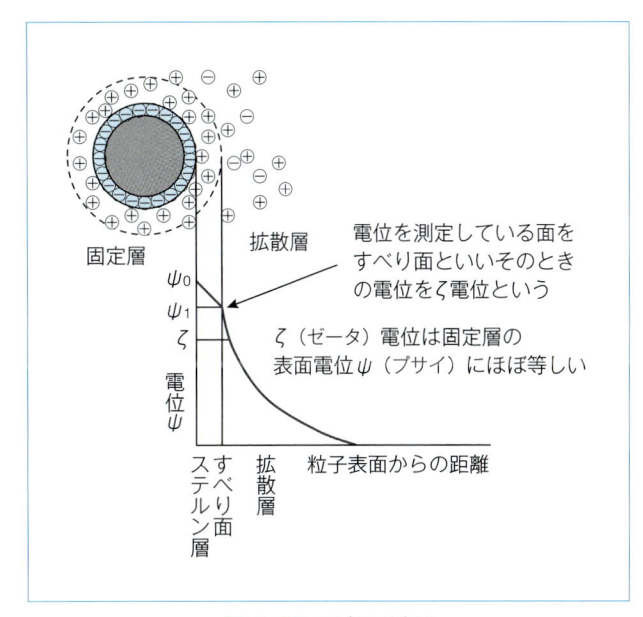

図 2-15　電気二重層

D レオロジー（変形と流動）

　軟膏剤やクリーム剤などは，固体と液体と気体が不均一に混ざり合い半固形物質と呼ばれる．半固形物質は，固体と液体の中間の物質であり，固体的な性質である**弾性** elasticity と液体的な性質である**粘性** viscosity の両方の性質を兼ね備えている．このような物質における変形と流動に関する科学を**レオロジー** rheology（流動学）と呼ぶ．変形は固体のもつ性質であり，流動は液体のもつ性質である．薬学領域においてレオロジーの対象となるのは，固体と液体の中間的な性質を示す半固形製剤である．軟膏剤の硬さや伸び，分散系製剤の物理的安定性，注射器やそのほかの容器への充てんなど多岐にわたり，軟膏剤，乳剤，懸濁剤，液剤などの製剤設計や製剤プロセス，品質管理，製剤の適用などに深く関連している．

　レオロジーは，原材料や製品の評価・品質管理，また，新しい素材の研究開発に重要であり，その粘度および粘弾性を定量化して利用することは必要不可欠となっている．**ニュートン流動**では，液体に加わるせん断応力がせん断速度に比例するというニュートンの法則 Newton's low に従う．実際の製剤では，軟膏剤，クリーム剤，乳濁剤，懸濁剤などの流動は，ニュートンの法則に従わないことが多い．これらの流動は，**非ニュートン流動**と呼ばれている．

1　弾性と粘性

　バネ（スプリング）は完全な弾性体のモデルで，応力 stress（f）を加えるとその応力に応じて歪み strain（γ）が生じ，応力を取り去るとすぐに元に戻る．このように弾性体である固体に一定の応力 f を加えると歪み γ が生じ，このとき両者の間に**フックの法則** Hooke's law と呼ばれる比例関係が成立する．

$$f = K\gamma \quad (K：比例定数) \tag{2-32}$$

　粘性を示すためには，ピストンと粘度の高い液体が入っているシリンダーからなるダッシュポット dashpot モデルが用いられる．せん断応力 D がせん断速度 S に比例するというニュートンの粘性法則 Newton's law of viscosity が成立する．

$$S = \eta D \tag{2-33}$$

a. 粘弾性モデル

マクスウェル Maxwell 粘弾性の力学的モデルは，バネとダッシュポットが直列に連結した型となる（**図 2-16a**）．一定の力を加えると，スプリングは瞬時に伸び，次にダッシュポットが伸びる．力を除くとスプリングは瞬時に元に戻るが，ダッシュポットは戻らない．

フォークト Voigt 粘弾性の力学的モデルは，**図 2-16b** に示したようにバネとダッシュポットが並列に連結した型となる．一定の力を加えると，ひずみは時間とともに増加し，力を除くと指数関数的にひずみは減少する．

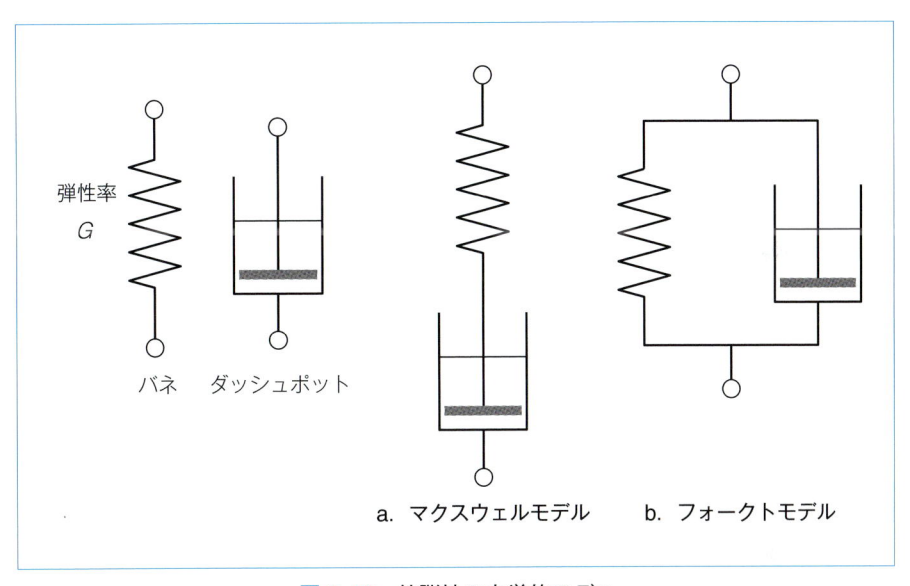

図 2-16　粘弾性の力学的モデル

2　ニュートン，非ニュートン流体と流動曲線（レオグラム）

　日局16では，通例粘度の単位としてミリパスカル秒（mPa·s）や動粘度の単位として平方ミリメートル毎秒（mm²/s）も用いている．

　せん断速度 D とせん断応力 S との関係を示すグラフを**レオグラム** rheogram という．縦軸にせん断速度，横軸にせん断応力をプロットするので，傾きは粘度 η の逆数となる．D-S 曲線は，**流動曲線** flow curve または稠度曲線 consistency curve と呼ばれ，これにより，流体のレオロジー的性質を知ることができる．

　ニュートン流体の D-S 曲線は**図2-17a**に示すように原点を通る直線として表され，直線の傾きの大きな液体ほど粘度は小さい．ニュートン流体は粘性のみで弾性はもたず，水やエタノールなどの純粋な液体や低分子溶液にみられる．

　ニュートンの粘性法則に従わない液体を非ニュートン流体 non-Newtonian fluid，その流動を非ニュートン流動と呼ぶ．レオグラムは原点を通る直線とはならない．高分子溶液やコロイド溶液，乳濁液，懸濁液，軟膏などの液体-液体，液体-固体の不均一分散系の製剤の流動では，ニュートンの粘性法則に従わないことが多い．非ニュートン流体の流動は，そのレオグラムの型から一般に**図2-17b〜e**のように分類されている．

　レオグラムは原点を通らないが，直線となり，せん断応力軸と交わるような流動を示す場合を**塑性流動** plastic flow（ビンガム流動 Bingham flow）という（**図2-17b**）．せん断応力軸と交わる点あるいは，曲線の直線部分をせん断応力軸に外挿するとき交わる点を降伏値 yield value（S_0）と呼ぶ．せん断応力が降伏値 S_0 に相当する応力以上にならないと，流動は開始しない．η' を塑性粘度 plastic viscosity といい，この逆数を易動度 mobility と呼ぶ．懸濁シロップ剤，軟膏やチンク油などの濃厚懸濁液の分散媒がゆるい凝集を起こしているときにみられる．ケチャップやマヨネーズなどの食品もこの流動を示す．

　せん断速度を D，せん断応力を S とすると，

$$D = \frac{1}{\eta'}(S - S_0) \tag{2-34}$$

　レオグラムが，降伏値 S_0 以上のせん断応力部分で上向きに凹になる場合の流動を**準（擬）塑性流動** pseudo（quasi）plastic flow と呼ぶ（**図2-17c**）．降伏値より大きなせん断応力を加えると，塑性流動では一定の粘度を示すのに対し，準（擬）塑性流動では，見かけの粘度が減少する．メチルセルロース，カルメロース，アルギン酸ナトリウムなどの高分子の2〜3％の濃厚水溶液がこの性質を示す．

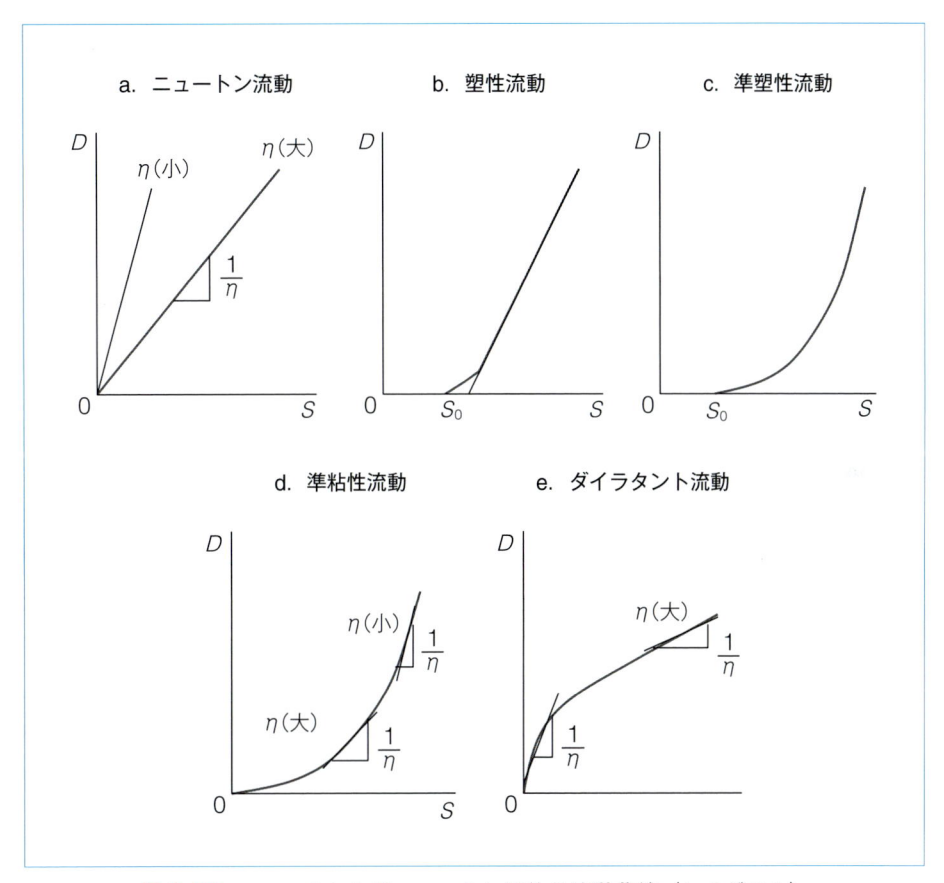

図 2-17 ニュートンと非ニュートン流体の流動曲線（レオグラム）

3　チキソトロピー

　撹拌することにより粘度が減少し，静置すると粘度が極端に上がる現象を**チキソトロピー性**という．すなわち力を加えると液体になり，力を弱めると固体のようになる現象をいう．静置状態ではゲル状態で，外力がかかって構造が崩れると粘度が減少して流動しやすくなる（ゾル）が，これを放置すると高い粘度（ゲル）に戻る流動を示す．チキソトロピーは，高分子の構造粘性によるもので，力を与えると網目構造が破壊されるが，放置するとゆるやかに網目を構造回復する．レオグラムは，ずり応力 S を増加させたときと減少させたときで同一の曲線にはならず，ループ状の**ヒステリシスループ**になる．ヒステリシスループはチキソトロピーの大きさの目安になる．チキソトロピーを示す例として，チンク油，テトラサイクリン塩酸塩油性点眼液，プロカインペニシリン油性懸濁注射液がある．

4　レオロジーの測定

a. 粘度の測定

　日局16の一般試験法では，ニュートン液体の粘度の測定には，第1法として毛細管粘度計法が用いられ，**図 2-18a** に示すウベローデ Ubbelohde 型粘度計が使われている．また，第2法の回転粘度計法は，ニュートン液体あるいは非ニュートン液体に対して用いられる方法で，局方では共軸二重円筒形回転粘度計，単一円筒形回転粘度計，円すい－平板形回転粘度計のいずれかの装置を用いて測定することが規定されている（**図 2-18b**）．通例，液体中を一定の角速度で回転するローターに働く液体の粘性抵抗により生ずる力（トルク）をバネのねじれ度で検出し，粘度に換算する原理などを応用した測定方法である．

b. 製剤のレオロジー的性質の測定

　軟膏剤の粘稠度などのレオロジー的性質の測定には，軟膏の硬さを測定するためのカードテンションメーター curd tensionmeter や針入度計（ペネトロメーター penetrometer），軟膏の広げやすさや伸びを測定するためのスプレッドメーター spreadmeter がある．

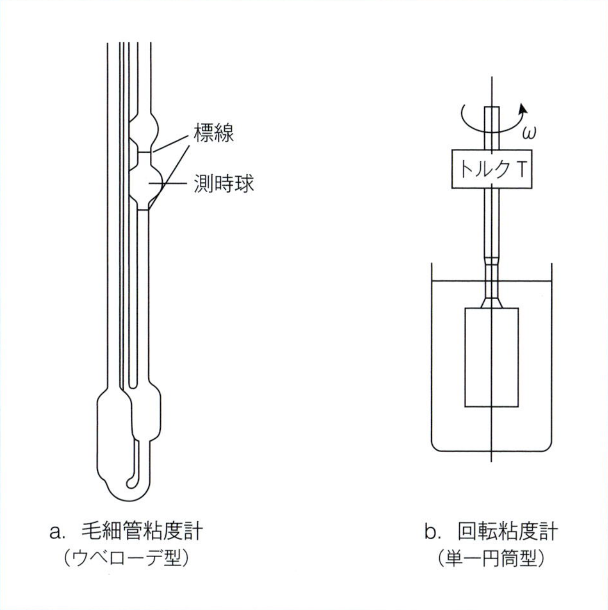

図 2-18　粘度計

a. 毛細管粘度計
（ウベローデ型）

b. 回転粘度計
（単一円筒型）

E 薬物と製剤材料の安定性

1 反応速度と安定化

　医薬品の品質の低下は，薬物の吸収性，有効性，さらには安定性の低下につながり，単に薬効の低下をもたらすのみならず，その分解物が副作用の原因となる場合もある．医薬品が市場に出され，治療に使用されるまでの期間，医薬品の品質を確保し有効性と安定性を保証するためには，原薬や製剤の安定性の評価と予測，さらにはこれに基づく製剤設計が重要となる．製剤においては，主薬の分解反応や医薬品の安定化の検討が必要である．特に水剤，注射剤などの溶液系の製剤において重要となる．医薬品の経時変化には，物理的，化学的および生物学的要因によるものがあり，広範な観点からの検討が重要となる（**表2-11**）．

　製剤の安定性については，分解機構は複雑であるが一般に反応速度論からその安定性を予測し，医薬品の保存条件や，有効期間の設定が行われる．反応速度論では，化学反応における変化の速さ，すなわち時間的経過に伴う物質の量的（濃度的）変化を取り扱う．速度論により，医薬品の分解を速度定数や半減期などで表し評価することで医薬品の安定性を予測する．製剤の安定性（分解速度定数，半減期），薬の溶解（溶解速度定数）や吸収，代謝，排泄（体内への吸収速度，血中濃度変化）などについて，速度論的に取り扱うことができる．

2 安定性に影響する因子

　医薬品が受ける主な化学的変化に影響する要因としては，**表2-12**に示すようなものがあげられ，医薬品の承認申請には，温度，湿度，光などのさまざまな環境要因が影響するもとでの品質の経時的変化を評価し，原薬のリテスト期間，製剤の有効期間および医薬品の保存条件の設定に必要な情報を得るために安定性試験を行う．

a. 温度の影響

　化学反応は低温では進みにくく，温度が高いほど速く進行する．分解速度が温度の上昇に伴い急激に加速する場合，反応速度定数 k は次の**アレニウスの式**に従う（**図2-19**）．

表 2-11　製剤を不安定にさせる要因

物理的要因	・剤形中での存在状態や，製剤調製時の加圧・粉砕などの機械的な操作によるものが考えられる． ・液剤における結晶の析出や相分離，固形剤では吸湿による融解，結晶転移による溶解度や溶解速度の低下などがあげられる．例えば，懸濁剤や乳剤などの分散系製剤は，保存中に粒子どうしが結合して粒子径が増大し，さらに懸濁剤ではケーキングが起こり相分離する． ・水溶性医薬品は大気中の水分を吸湿して加水分解しやすく，また，吸湿により錠剤の硬度や崩壊性の低下，糖衣層のひび割れなども起こる． ・軟膏剤の硬さの変化や相分離により，吸収性の低下や皮膚への刺激をもたらすことがある． ・容器への吸着による力価の低下がある． ・製剤の製造工程の改良や医薬品の保存条件と品質管理が重要である．
化学的要因	・加水分解，酸化，脱水，脱離，異性化，光分解反応などがあり，安定な製剤を開発する際には，配合剤や添加剤との反応性にも注意が必要である． ・エステル結合やアミド結合を分子内にもつ医薬品は，通常，空気中の水と接触し，これらの共有結合が水分子により開裂し，加水分解されやすい． ・酸化によって分解される薬物は，保存する容器の空気を窒素で置換すること，抗酸化剤の使用などにより酸化を防止することができる． ・医薬品には光によっても変化するものが多い．例えば，ニフェジピン，ニカルジピン，レセルピン，ビタミンKなど光化学反応により分解する薬物は，遮光保存が必要である．
生物学的要因	・微生物による分解があげられる． ・注射剤や点眼剤のような無菌製剤をはじめ，液剤や生薬を用いた浸出製剤では細菌やカビなどの微生物の繁殖に注意が必要である． ・保存中の医薬品の変質や分解を防ぐためには，製造工程での汚染の防止や製剤への保存剤の添加などにより，無菌性や安定性の確保が必要となる．

表 2-12　医薬品が受ける主な化学的変化に影響する要因

① 反応物質の濃度，② 温度，③ 溶液のpH，④ イオン強度，⑤ 誘電率，⑥ 共存物質，⑦ 湿度，⑧ 酸素，⑨ 光，⑩ 金属（触媒作用）　など

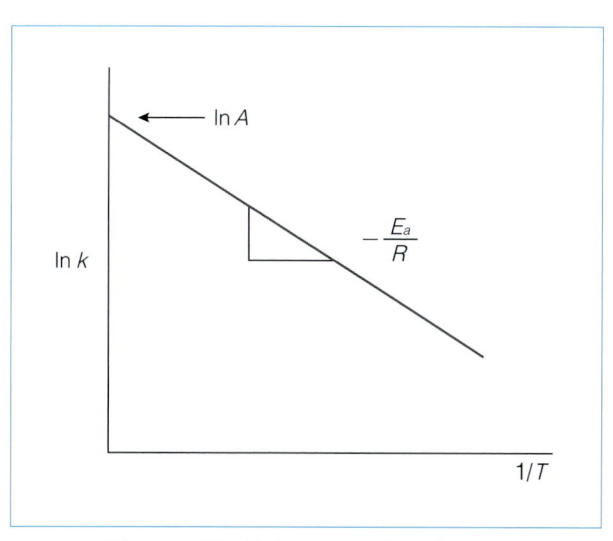

図 2-19　反応速度のアレニウスプロット

$$k = A \cdot e^{-\frac{E_a}{RT}} \quad \text{または} \quad \ln k = \ln A - \frac{E_a}{RT} \quad (2\text{-}35)$$

ここで，A は頻度因子，E は活性化エネルギー，R は気体定数，T は温度である.

一般に医薬品は，局方の標準温度である 20 ℃ 程度の環境で保存されることが多い．しかし，20 ℃ での医薬品の安定性試験結果をもとに品質保証期間，保存条件などを決めると実験に時間がかかり，医薬品の開発に遅滞をきたす．医薬品においても，実験時間を短縮するために設定する実験条件（加速試験）として国際的に「40 ℃」が用いられることが通例となり，わが国でもこの温度を用いている．

b. pH の影響

注射や点眼剤などの溶液製剤中の主薬の分解速度は，溶液の pH によって著しく影響される場合がある．薬物にはエステル結合やアミド結合をもつものが多く，水溶液中で加水分解される．これらの反応において酸または塩基が触媒として作用する場合で，特に水素イオン H_3O^+（H^+），あるいは水酸化物イオン OH^- の触媒作用によって加速される反応を**特殊酸塩基触媒反応** specific acid-base catalysis という．非電解質医薬品の場合には，見かけの分解速度定数 k は次式で与えられる．

$$k = k_{H_2O} + k_H[H^+] + k_{OH}[OH^-] \quad (2\text{-}36)$$

ここで，k_{H_2O}，k_H，k_{OH} は，それぞれ水のみ，水素イオン，および水酸化物イオンによる反応速度定数である．式（2-36）は，酸性領域（$[H^+] \gg [OH^-]$）では $k = k_H[H^+]$ となり，

$$\log k = \log k_H - pH \quad (2\text{-}37)$$

アルカリ領域（$[H^+] \ll [OH^-]$）では，$k = k_H[H^+]$ となり，

$$\log k = \log k_{OH} + pH - pK_w \quad (2\text{-}38)$$

図 2-20 に示すように，水溶液中における見かけの分解速度定数 k の対数と pH との関係をプロットしたものを pH プロファイル pH-profile，または pH 速度プロファイル pH-rate profile という．

電解質医薬品の場合には，分子形，イオン形の両方の分解反応を考慮する必要があるので，pH 速度プロファイルは複雑になる．水溶液中で不安定な医薬品では，pH プロファイルにより，最も分解速度が遅い pH がわかるので，溶液の pH をその値に調整することで容易に製剤の安定化を図ることができる．また，pH を変更したときの分解速度も pH プロファイルから予測が可能であり，注射剤を混合したときの pH 変化から安定性が保証できる時間を予測することも可能となる．

c. イオン強度の影響

反応が緩衝液中や電解質を含む水溶液中で起こる場合には，反応速度にイオン強度が影響する．**イオン強度** I は反応液中のすべてのイオン種について，それぞれのイオンのモル濃度 C とイオン価 Z の2乗の積の和の 1/2 で表される．

$$I = \frac{1}{2}\Sigma C_i Z_i^2 \tag{2-39}$$

ここで，解離性のある物質 A，B がそれぞれ Z_A, Z_B の電荷をもつとき，その反応の反応速度定数 k は，反応液のイオン強度 I の影響を受け，次のように表せる．

$$\log k = \log k_0 + 1.02\, Z_A Z_B \sqrt{I} \tag{2-40}$$

ここで，k_0 は $I = 0$ のときの反応速度定数である．

同種イオンどうしの反応の場合には，$Z_A Z_B > 0$ となり，溶液のイオン強度の増大とともに反応速度は増大する．異種イオンどうしの反応では，$Z_A Z_B < 0$ となり，イオン強度の増大とともに反応速度は減少する．

d. 誘電率の影響

溶液中のイオンや極性分子が関与する場合の分解速度定数 k は，溶媒の**誘電率** ε に影響され，次式で示される．

$$\log k = \log k_\infty - K \frac{Z_A Z_B}{\varepsilon} \tag{2-41}$$

ここで，k_∞ は ε が無限大のときの反応速度定数，K は反応の種類や温度などに関係する正の定数である．水にアルコールなどの有機溶媒を添加すると，誘電率は低下する．このとき，同種イオンどうしの反応の場合には反応速度は低下し，異種イオンどうしの反応では増大する．

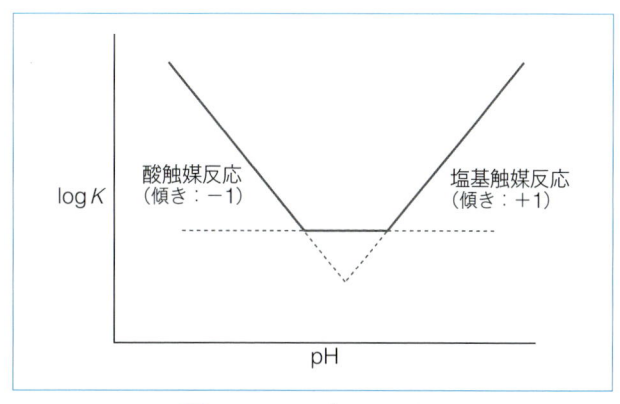

図 2-20 pH プロファイル

Essential Point

A 物質の溶解
- 固体の溶解現象は固−液界面で起こり，界面反応過程と拡散過程から成り立っている．一般に医薬品の溶解は拡散律速であることが多い．
- 溶解度に影響する因子として，温度，粒子の大きさ，結晶形，pH，複合体形成，塩類の添加などがあげられる．
- 溶解現象が拡散律速であるとして，拡散層内の拡散がFickの法則に従うとすると，固体の溶解速度はNoyes−Whitneyの式で示すことができる．
- 粒子径の等しい医薬品粉体の溶出にはHixon Crowellの立方根則が成り立つ．

B 粉体
- 個々の粒子の幾何学的情報（投影面積，体積など）から求められた粒子の大きさを幾何学径という．
- 沈降法は球形粒子が等速沈降するとき，粒子径の2乗と粒子の沈降速度が比例するというストークスの式に従うとして，粒径分布を測定する方法である．
- 粒子径測定法（ふるい分け法，光学顕微鏡法，コールターカウンター法，沈降法）では粒度分布も測定できるが，表面積測定法（比表面積測定法，空気透過法）では粒度分布は測定できない．
- 粉体の流動性には，粒子の密度，形状，粒子径，空隙率，粒子間の付着・凝集性など多くの因子が関係しており，評価する方法として，安息角の測定などが行われる．

C 分散系
- 懸濁剤・乳化剤・エアゾール剤などの分散系製剤は界面をもつ不安定な系であり，界面活性剤や分散剤が製剤の安定性のため，添加剤として使用されている．
- 界面活性剤の添加により表面張力が減少するため，薬物粒子の凝集抑制，分散性向上，ぬれの改善などに用いられている．
- 乳剤（エマルション）のうち外相（分散媒）が水で内相（分散相）が油のものは，水中油型（o/w型），油の外相中に水滴が分散しているものは油中水型（w/o型）と呼ばれる．

D レオロジー（変形と流動）
- 軟膏剤やクリーム剤などは，固体と液体と気体が不均一に混ざり合い半固形物質と呼ばれる．
- 実際の軟膏などの製剤の流動は，せん断応力がせん断速度に比例するというニュートンの法則に従わないことが多く，非ニュートン流動と呼ばれている．

E 薬物と製剤材料の安定性
- 製剤の安定性については，分解機構は複雑であるが一般に反応速度論からその安定性を予測し，医薬品製剤の保存条件や，有効期間の設定が行われる．
- 安定性に影響する要因としては，温度，湿度，光などのさまざまな環境要因がある．
- 分解速度が温度の上昇に伴い急激に加速する場合，反応速度定数はアレニウスの式に従う．

3章

製剤の種類と特性

　人類は太古の昔から薬を服用してきた．古代の壁画や現存する歴史的遺産にも，人間と薬の関係が多く描かれている．当時の人々にとって薬は単に人の病気を治すだけでなく，戦闘時における戦意の高揚や心の平安を与えるものであった．文明の黎明期においては，人類は植物や動物を直接服用していたものと思われる．しかし，木の葉や根を直接服用するのでは消化が悪く，また，動物やその臓器をそのまま服用するのは生臭くて気持ちが悪い．そこで，植物は，水やお湯で煎じて有効成分を抽出した液体とし，動物やその臓器は，乾燥させたものを粉末にして臭みを消すと同時に形がわからないようにして服用していた．

　やがて文明の発達とともに，薬の分量がその効き目に対して重要であることに気がついた．すなわち，少なすぎると効かないし，多すぎると毒になる．薬には適切な量があるわけである．しかし，このような粉末や液をいちいち服用時に計るのは手間がかかる．そこで，あらかじめ一定の量の粉や液体を含んだものを作っておいたり，容器に目盛りをつけたりして簡便化した．これが製剤の起源となった．それでは製剤とは単に薬を含有する容器なのか．

　実はこの1つのカプセルや錠剤の中に，製剤研究者・技術者の血のにじむような努力と多くの情報・知識・技術が包含されている[1]．彼らは医薬品開発のある時点において，どのような形態で薬物を体内に輸送させるかを決定する時期に迫られる．この場合，剤形は，単に科学的な優位性に留まらず，患者や生活者の利便性，市場性を基準とし選択される[2]．**第十六改正日本薬局方**（**日局16**）では，1章で説明したように製剤総則が大幅に改訂された．すなわち，従来の五十音順による製剤の記載が改められ，製剤をまず投与経路および適用部位に大分類し，さらに製剤の形状，機能，特性から分類する方法となった．ここでは，この製剤総則に記載されている各種製剤の種類とその特性について解説する．

A 経口投与する製剤

1 錠剤

　第十六改正日本薬局方（日局16）において，錠剤は「経口投与する一定の形状の固形の製剤」と定義されている．製剤試験では，**製剤均一性試験法**ならびに**溶出試験法**または**崩壊試験法**に適合する．本剤は通常，**密閉容器**に保存する．代表的な錠剤の製造方法の特徴を**表 3-1** に，また，打錠用顆粒の製造に用いる造粒機の模式図を**図 3-1** に示す．錠剤の製造において，まず注意しなくてはならない点は粉体の圧縮性と流動性である．医薬品粉末のなかには圧縮しても固まらない性質のものがあり，この場合，乳糖や結晶セルロースといった圧縮性のよい**賦形剤**を混合することにより圧縮性を向上させる．また，これらの賦形剤は高活性で，容量の低い医薬品の希釈にも使用される．錠剤には体内での崩壊を促進させるため，水と接触すると膨潤する性質を有する**崩壊剤**（カルメロースカルシウムなど）や，打錠時の粉体の流れを改善させるための**滑沢剤**（ステアリン酸マグネシウムなど）も含まれている．これ

表 3-1　代表的な錠剤の製造方法の特徴

名　称	製造方法	打錠用顆粒の製法	
直接打錠法	有効成分に添加剤を加えて混和して均質としたものを，直接，圧縮成形する．	―	
乾式顆粒圧縮法	あらかじめ添加剤で製した顆粒に有効成分および滑沢剤などを加えて混和して均一にしたあと，圧縮成形する．	スラッグ打錠法	粉末をいったん錠剤などの形状に成形し，それを破砕して顆粒とする．
		ローラー圧縮法	粉末をローラー圧縮機により板状または波板状に成形し，これを破砕して顆粒とする．
湿式顆粒圧縮法	最も一般的に行われる方法で，通常，粉砕，混合，造粒，乾燥，整粒などの単位操作を組み合わせて顆粒を製したあと，圧縮成形する．	湿式破砕造粒	粉末に溶液の結合剤を加えて練合し，練合物を破砕，乾燥，整粒し顆粒とする．
		押し出し造粒法	粉末に溶液の結合剤を加えて練合し，練合物を一定口径の孔から加圧して押し出し，円柱状の顆粒とし，乾燥して製する．
		流動層造粒法	粉末を流動層造粒機に投入し，熱風により，それらの成分を流動させながら，溶液状の結合剤を噴霧し，造粒する．
		撹拌造粒法	粉末を造粒機に投入し，撹拌羽根と剪断羽根を同時に回転させた状態で，結合剤を噴霧または注加して造粒する．

（山下計成：製剤機械技術ハンドブック 第2版，製剤機械技術研究会 編，p.594-595，地人書館，2010 より改変）

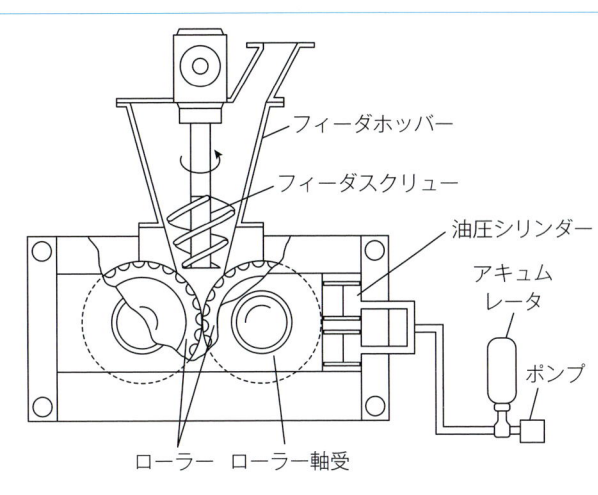

a. ローラー圧縮機

(須原一樹 他：造粒技術紹介．粉砕，53：72, 2010 より改変)

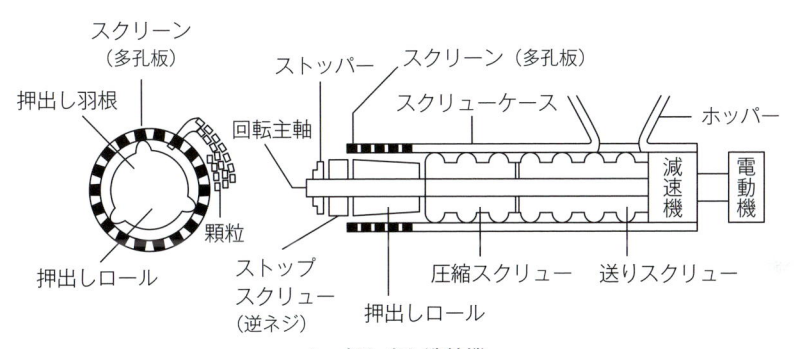

b. 押し出し造粒機

(寺田勝英：基礎から学ぶ製剤化のサイエンス，山本恵司 監集，高山幸三 他編，p.212, エルゼビア・ジャパン，2008 より改変)

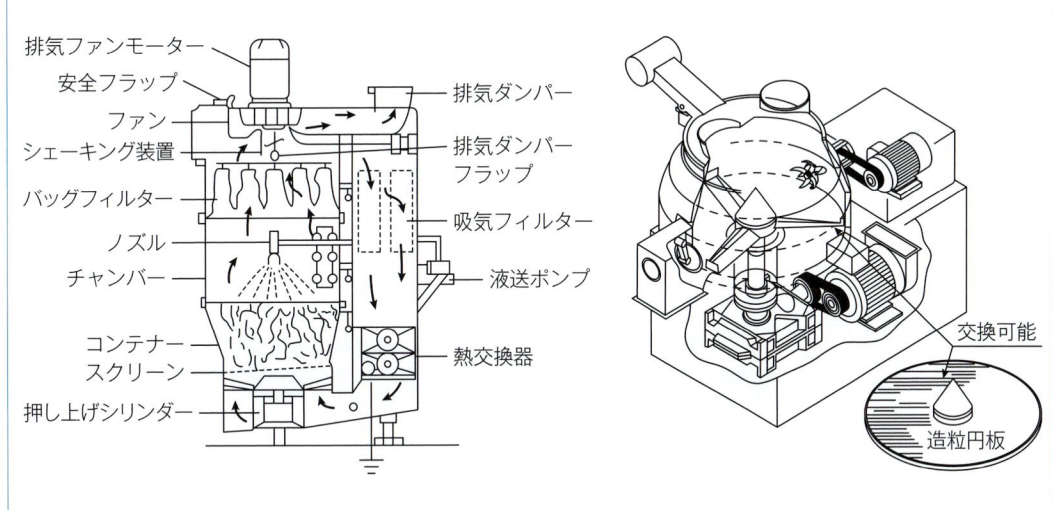

c. 流動層造粒機

(寺田勝英：基礎から学ぶ製剤化のサイエンス，山本恵司 監集，高山幸三 他編，p.212, エルゼビア・ジャパン，2008 より改変)

d. 撹拌造粒機

(寺田勝英 他：深江パウテック造粒機．製剤機械技術ハンドブック，製剤機械技術研究会 編，p.67, 地人書館，2000 より改変)

図 3-1　打錠用顆粒の製造に用いる造粒機

らの粉末混合物をそのまま打錠する製造法を直接粉末圧縮法といい，本製造法用に流動性の優れた賦形剤が市販されている．

直接打錠法や乾式顆粒圧縮法は，吸湿性の高い薬物や，水，熱に不安定な薬物を錠剤にする場合に用いられる．しかし，直接打錠法では，打錠機の回転数を上げると粉の流れが回転に追いついていけず，混合成分の物理的性質の相違により偏析が起き，含量の均一な製剤を得ることが困難になる．そこで，粉末混合物に結合剤（ヒドロキシプロピルセルロースなど）を混ぜたあと，溶液を添加したり，結合剤の入った溶液（結合剤溶液）に接触させることにより粉体が凝集した粒を造り，それを乾燥させたあと，打錠することが多い．この製造法は湿式顆粒圧縮法といわれ，流動性に優れ，含量の偏析が少なく，硬度の高い錠剤を得る打錠用顆粒の製造に適している．代表的な湿式造粒法で得られる打錠用顆粒の特徴を比較したものを**表 3-2**に示す．

錠剤は手軽に服用できる剤形であるが，その製造にあたっては複雑な技術が必要である．錠剤の一般的な製造工程を**図 3-2**に示す．まず，ホッパー（打錠用粉体が入った容器）から打錠用粉体を打錠機の回転板の上に定量的に流す．回転板には50個程度の臼がはめ込まれており，その臼に充てんされた粉体を上下1組の金属棒（上杵，下杵）で圧縮することにより，錠剤が得られる．回転板は毎分，40〜60回転で回っているため，1つの打錠機で毎分約2,500錠，1時間あたり約15万錠の錠剤が生産される．

粉末医薬品や添加剤のなかには融点がきわめて低いものや，疎水性が強く結合剤液との親和性が悪いものがある．前者の場合，打錠時の臼と杵の間の機械的摩擦により融解が起き，溶融物が杵に付着する（スティッキング）．そして，打錠時に付着部分に当たった錠剤表面がへこむため外観を損なう．また，後者の場合，打錠時，臼と杵の間で造粒されない微粉が圧密されて上杵，下杵の動きを妨げ，きしみが起き，打錠続行が不可能となる（**図 3-3**）．さらに，性状面においては，打錠時に圧縮圧力が均一にかからず歪みが起きるため，錠剤の一部表面が剥がれる**キャッピング**や，中間部が層状に剥離する**ラミネーション**などの打錠障害を起こす．なお，これらの打錠障害は，滑沢剤や結合剤の添加過不足によっても進行する（**表 3-3**）．

表 3-2　湿式造粒法による打錠用顆粒の特徴比較

特徴	押し出し造粒	流動層造粒	撹拌造粒
かさ密度	高い	低い	普通
粒度分布の幅	狭い	広い	普通
顆粒の強度	高い	低い	普通
真球度	—*	低い	高い
錠剤への圧縮性	低い	高い	普通

＊押し出し造粒は円柱状（整粒によって真球化可能）

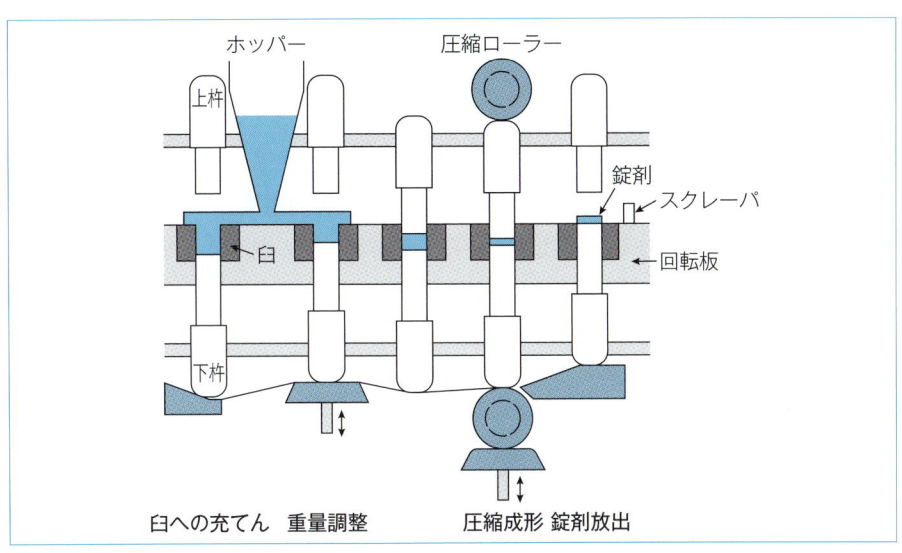

図 3-2 ロータリー打錠機の動作原理図
(粉体工学会 編：粉粒体を扱う単位操作 成型．粉体工学便覧, p.423, 日刊工業新聞社, 1998 より改変)

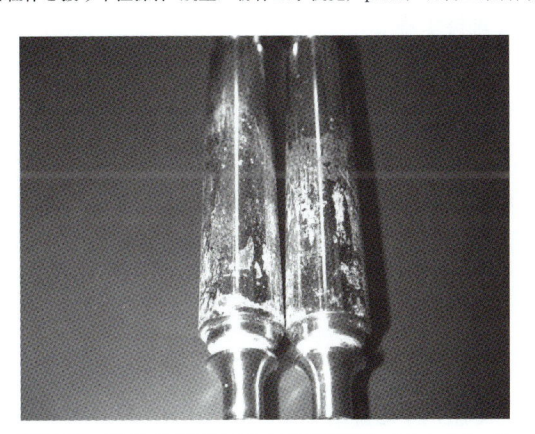

図 3-3 粉体の付着により打錠障害(きしみ)を起こした上杵

表 3-3 打錠障害とその主な原因

障害	現象	錠剤の状態	原因
キャッピング capping	錠剤の上下側が剥がれる現象		・顆粒の過度な乾燥 ・結合剤の不足 ・滑沢剤の過料添加 ・圧縮圧の不足 ・顆粒中微粉末の過多
ラミネーション lamination	錠剤の中間部が層状に剥離する現象		
ダイフリクション die friction バインディング binding	臼壁面での摩擦で錠剤側面に傷が入る現象		・顆粒中の水分過多 ・結合剤の過料添加 ・滑沢剤の不足 ・過大な圧縮圧
スティッキング sticking	杵面に錠剤が付着して，錠剤の一部が剥がれる現象	上杵	

(岡田弘晃：スタンダード薬学シリーズ 7 製剤化のサイエンス，日本薬学会 編，p.124，東京化学同人，2006)

a. 口腔内崩壊錠

　口腔内で速やかに溶解または崩壊させて服用できる錠剤である．本剤は高齢者に優しい製剤として，取り扱いやすく，服用が容易であり，嚥下しやすく，水なしでも服用可能な特徴を有している．代表的な**口腔内崩壊錠**の製剤技術の特徴を**表 3-4**に示す．口腔内崩壊錠は技術面から，薬物と糖類の懸濁液をPTPのポケットに充てんして乾燥させた鋳型錠，角砂糖の製法を応用した湿製錠，通常の製法で処方や滑沢剤の添加方法を改善した圧縮錠に分類される．

b. チュアブル錠

　咀嚼して服用する錠剤である．錠剤を噛み砕いたり，唾液で溶かしたりして服用する錠剤で，通常の錠剤と同様，消化管で吸収される．一般に大型で，そのままでは飲み込みにくい．口腔内崩壊錠と同様，水なしで飲めるが，口腔内崩壊錠が唾液で自然に崩壊するのに対し，チュアブル錠は噛み砕かなければ崩壊せず，錠剤の形状を口腔内で維持する[3]．

c. 発泡錠

　水中で急速に発泡しながら溶解または分散する錠剤である．通例，適切な酸性物質，および炭酸塩または炭酸水素塩を用いて製することで，服用時，炭酸ガスを発泡する．制酸薬や鎮痛薬，また，用時溶解して用いるうがい薬などの錠剤にも用いられる．

d. 分散錠

　水に分散して服用する錠剤である．

e. 溶解錠

　水に溶解して服用する錠剤である．

2 カプセル剤

　日局16の定義では，「経口投与する，カプセルに充てん又はカプセル基剤で被包成形した製剤」と記載されている．内容物は，粉末状，顆粒状，液状，懸濁状，半固形状，もしくは成形物などの形で包含される．また，適切な方法により腸溶性カプセル剤または徐放性カプセル剤とすることができる．カプセルの基剤としては，成形性に優れる**ゼラチン**が，従来より使用されてきたが，ウシ海綿状脳症 bovine spongiform encephalopathy（BSE）の影響で，その代替えとしてヒプロメロースや

A 経口投与する製剤

表 3-4　口腔内崩壊錠の製剤技術動向

分類名	製剤技術名	特徴	製品例
鋳型錠	Zydis®	糖質・ゼラチンなどの水懸濁液を PTP ポケット中に充てんし，凍結乾燥．口腔内で瞬時に溶解するが，一般に強度が弱い．	ゾフラン®ザイディス4
	Lyoc™	固形分濃度の高い薬物・糖類の懸濁液を PTP ポケット中に充てんし，凍結乾燥．PTP から押し出して取り出せる錠剤強度を有する．	PARALYOC
	WOWTAB®-WET	薬物・糖類の水懸濁液を PTP ポケット中に充てんし，通風乾燥．十分な錠剤強度を有し，PTP から押し出し可能．	ナゼア®OD錠
湿製錠	EMP 速崩錠	糖類・結合剤の水・アルコール湿潤粉体をきわめて低い圧力で独自開発した打錠機にて，成形後，乾燥．	エチゾラム錠
圧縮錠	OraSolv®	発泡成分を賦形剤とともに通常の方法により圧縮成形した錠剤．発泡の刺激により唾液分泌が促進され，崩壊が進む．	ゾーミッグ®RM錠
	FlashTab®	崩壊剤（クロスポビドン）と膨張剤（微結晶セルロース）と混合し，通常の方法により圧縮成形した錠剤．	アセトアミノフェン
	製剤技術名不明	微結晶セルロースと L-HPC を組み合わせ，通常の方法により圧縮成形した錠剤．	タケプロン®OD錠
	SOLBLET®	唾液の浸透をしやすくするため，外部滑沢打錠により滑沢剤量を減量した錠剤．	クリマーゲン®OD錠

（水本隆雄：苦味を有する薬物に適用可能な新規口腔内崩壊錠の開発研究．静岡県立大学薬学部学位論文，p.7，2008 より改変）

プルランなども使用されている．特にヒプロメロースでは，ゼラチンの短所である乾燥による被膜強度の低下，アルデヒド化合物との反応による被膜の不溶化，高湿度・高温条件下における被膜・内容物の劣化の改善が期待できる．製剤試験では，製剤均一性試験法ならびに溶出試験法または崩壊試験法に適合する．本剤は通常，密閉容器に保存する．カプセル剤の特徴を**表 3-5** に示す．カプセル剤には，**硬カプセル剤**と**軟カプセル剤**がある．

a. 硬カプセル剤

円筒形のボディとキャップからなり，中に粉末状や顆粒状の医薬品を充てんしてある．内容物の製法は，通常，錠剤の打錠用粉体の製法に準ずる．ボディとキャップに凹凸を作りそれをかみ合わせることにより，容易にはずれないようになっている．カプセル充てん機により，ボディ部に医薬品を充てんしたのち，キャップを結合する．

最近では，硬カプセルに液体を充てんしてシールする技術も進んでいる．その方法としては，キャップとボディの結合部に沿って帯状にバンドシールを張る方法や，水とエタノールの混液をボディとキャップの結合部にスプレーして，加熱，溶着する方法がある．カプセルの大きさは規格化されており，**表 3-6** で示されるように，号数で表される．このうち，通常，ヒト用製剤に使用されるのは，0〜5 号までである．

市販の硬カプセルは，ボディとキャップが結合した状態で供給される．硬カプセル剤の充てんは，まず，ホッパーから空のカプセルを供給し，カプセルのボディとキャップが同一の方向になるよう方向規制する．次にカプセルのキャップとボディを分離し，薬剤をボディに充てんする．その際，分離不良カプセルは除去する．次に薬剤が充てんされたボディにキャップを結合し，装置から放出することにより，達成される．

b. 軟カプセル剤

有効成分に添加剤を加えたものを，グリセリンまたは D-ソルビトールなどを加えて塑性を増したゼラチンなどの剤皮で，一定の形状に被包成形した製剤である．疎水性薬物，または疎水性薬物を油性基剤に溶解，懸濁，乳化した液状の内容物を含有する．主な製造方法としては，**ロータリーダイ法**と**滴下法（シームレス法）**がある（**図 3-4**）．ロータリーダイ法は，回転する一対の円筒状の金型（ダイロール）の間に 2 枚のカプセル皮膜を挟み込み，その間に薬液を流し，皮膜を加熱圧縮することにより，数珠状につながったカプセルが得られ，それを金型の圧力で裁断することにより，カプセル形状に成形する方法である．また，滴下法は，カプセル皮膜液と薬液を同心の二重ノズルから滴下し，振動波を与えることにより，薬液を被包したつなぎ目のない（シームレス）カプセルを成形する方法である．

A 経口投与する製剤

表 3-5 カプセル剤の特徴

長所	・不快な味や臭いのマスキング ・放出制御顆粒の内包（マルチプルユニット製剤）が可能 ・内容物の酸化・光分解制御 ・圧縮成形工程がない
短所	・乾燥による被膜強度の低下 ・アルデヒド化合物との反応による被膜の不溶化 ・嚥下能力の低い患者には不適 ・高湿度・高温度条件下における被膜・内容物の劣化 ・高コスト

表 3-6 硬カプセルのサイズ[a]

カプセル号数	カプセル重量 (mg)	ボディ内容量 (mL)	粉末充てん量 (mg)[b]
000	163.0	1.37	1,096
00	122.0	0.95	760
0	100.0	0.68	544
1	77.0	0.47	376
2	63.0	0.37	296
3	49.0	0.27	216
4	40.0	0.20	160
5	28.0	0.13	104
9	5.8	0.02	16

a) 硬カプセルのサイズは，製造元により，若干，異なる．
b) 粉体密度（0.8 g/mL）で算出．
（カプスゲル・ジャパン：製剤機械技術ハンドブック 第2版，製剤機械技術研究会 編，p.628，地人書館，2010 より改変）

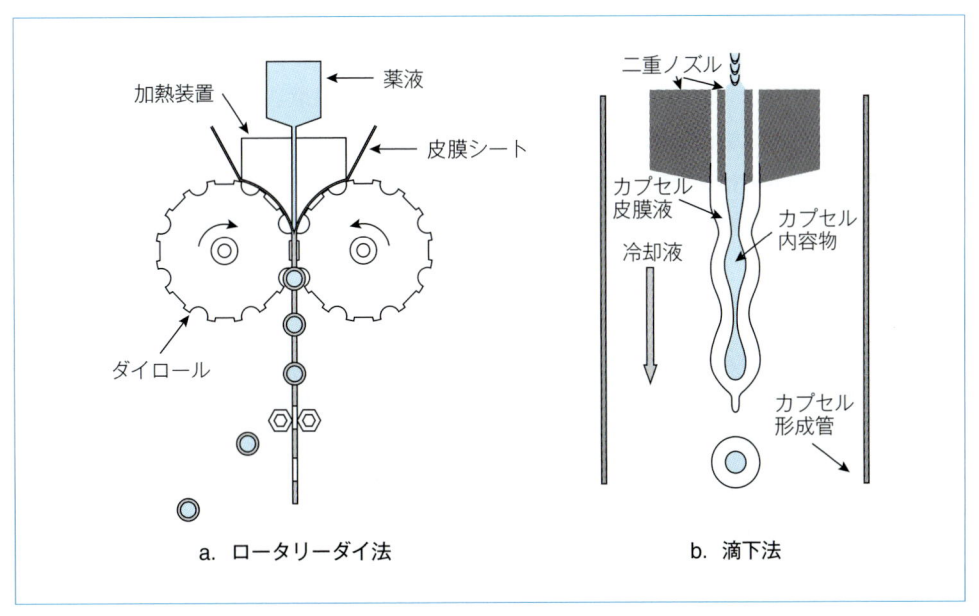

a. ロータリーダイ法　　b. 滴下法

図 3-4 軟カプセルの充てん機構

（鈴木直人：製剤機械技術ハンドブック 第2版，製剤機械技術研究会 編，p.636-637，地人書館，2010 より改変）

ゼラチンを皮膜の主な構成成分としているカプセル剤はすでに説明したように，内容物中に存在するアルデヒドがゼラチン分子中のアミノ基と結合することにより，ゼラチン分子間に架橋が形成され，剤皮は不溶化を起こす（**図 3-5**）．この反応を防ぐため，ゼラチンに有機酸である無水コハク酸を反応させ，ゼラチン分子中のアミノ基を，コハク酸アミドの形として置換させる方法がとられている（**図 3-6**）．

3 顆粒剤・散剤

　日局 16 では，**顆粒剤**と**散剤**の定義が大幅に変更された．すなわち，日局 15 までは，医薬品を粒状に製したものが顆粒剤，粉末または微粒状に製したものが散剤と定義され，両者は**表 3-7** に示すように粒度分布に基づいて分類されていた．

　日局 16 においては，顆粒剤の定義は「経口投与する粒状に造粒した製剤」，散剤の定義は「経口投与する粉末状の製剤」となり，製造工程における造粒の有無で分類されている．経口投与製剤では，吸収速度に直結する溶出性が品質管理上重要であるが，造粒された製剤では崩壊過程が溶出の律速段階となる場合もある．一方，造粒されていない散剤では，主薬の粒子径が溶出性と密接に関係する．以上の理由より，粒子径よりも造粒の有無で分類したほうが，品質管理上合理的であると判断され，今回の変更に至った[4]．日局 16 では顆粒剤としての公定規格はないが，**表 3-8** に示すように，製剤の粒度の試験法を行うとき，18 号ふるいを全量通過し，30 号ふるいに残留するものが全量の 10％以下の顆粒剤を**細粒**と称することができる．また，18 号ふるいを全量通過し，30 号ふるいに残留するものが全体の 5％以下のものを散剤と称することができる．

　顆粒剤は製剤試験として溶出試験法または崩壊試験法に適合する．ただし，製剤の粒度の試験法に準じてふるうとき，30 号（500 μm）ふるいに残留するものが 10％以下のものには崩壊試験を適用しない．細粒剤は溶出試験法に適合する．また，これらの分包剤は製剤均一性試験に適合する．両剤は通常，**密閉容器**に保存する．

a. 発泡顆粒剤

　水中で急速に発泡しながら溶解または分散する顆粒剤である．本剤を製するには，通例，適切な酸性物質，および炭酸塩または炭酸水素塩を用いる．胃および十二指腸の透視・撮影における硫酸バリウムの造影補助剤として，炭酸水素ナトリウムと酒石酸の反応による炭酸ガス発生を利用した配合顆粒が利用されている．溶解させる製剤には，崩壊試験，溶出試験を適用しない．

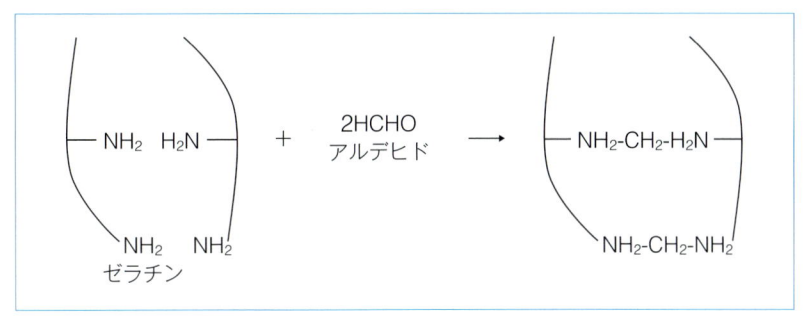

図3-5 ゼラチンの不溶化機構

図3-6 無水コハク酸によるゼラチンの不溶化制御

表3-7 第十五改正日本薬局方（日局15）における粒剤の定義

	ふるい	ふるいの目開き	"on" or "pass"[a]	条件
顆粒剤	10号	1700 μm	pass	100 %
	12号	1400 μm	on	5 %以下
	42号	355 μm	pass	15 %以下
散 剤	18号	850 μm	pass	100 %
	30号	500 μm	on	5 %以下
細 粒[b]	18号	850 μm	pass	100 %
	30号	500 μm	on	5 %以下
	200号	75 μm	pass	10 %以下

a）"on"はふるいの上に残留，"pass"はふるいを通過．
b）散剤のうち，200号（75 μm）ふるいを通過するものが10 %以下のものを細粒と称することができる．

表3-8 第十六改正日本薬局方（日局16）における粒剤の定義

		ふるい	ふるいの目開き	"on" or "pass"[a]	条件
顆粒剤（経口投与する粒状に造粒した製剤）	散剤[a]	18号	850 μm	pass	100 %
		30号	500 μm	on	5 %以下
	細粒剤[b]	18号	850 μm	pass	100 %
		30号	500 μm	on	10 %以下
散 剤（経口投与する粉末状の製剤）	粒度の規格なし				

a）顆粒18号ふるいを全量通過し，30号ふるいに残存するものが全体の5 %以下のものを散剤と称することができる．
b）顆粒18号ふるいを全量通過し，30号ふるいに残存するものが全体の10 %以下のものを細粒剤と称することができる．

4　経口液剤

経口液剤は「経口投与する，液状又は流動性のある粘稠なゲル状の製剤である」と日局 16 に記載されている．液剤は微生物汚染を防止するため，通常，pH を酸性側にしたり，安息香酸などの保存剤を配合したあと，加熱滅菌する．液剤は一般に固形製剤に比べ，安定性が低いため，含量や力価の低下，反応生成物の析出などに留意した製剤設計，製造法の検討が必要となる．また，固形製剤が困難な嚥下能力が低い小児や老人への服用が可能であり，この場合は服用間の改善を目的とした香味の点に留意する必要がある．香味は酸味，甘味，塩味および苦味から構成され，主薬成分の味と添加物の味とのバランスの上に成り立つ．以上の観点より，経口液剤には種々の添加剤が含有されている．最も一般的に用いられる甘味剤は白糖であるが，それ以外にも多くの糖類や人口甘味料が使用される．酸味にはクエン酸，リンゴ酸および酒石酸などの有機酸が多く使われる．そのほか必要に応じて，色素，溶解補助剤（可溶化剤），保存剤，粘稠剤および抗酸化剤などを配合する[5]．経口液剤に配合される主な添加剤を**表 3-9** にまとめる．本剤に用いる容器は，通常，**気密容器**とする．

a. エリキシル剤

甘味および芳香のあるエタノールを含む澄明な液状の経口液剤である．本剤を製するには，通例，固形の有効成分またはその浸出液にエタノール，精製水，着香および白糖，そのほかの糖類または甘味剤を加えて溶かし，ろ過またはそのほかの方法によって澄明な液とする．エタノールの含量は 4〜40 % で，主薬の溶解性を改善することや少量の添加による芳香性の付与を目的に添加される．溶解性改善のため，グリセリンやプロピレングリコールを添加することもある．

b. 懸濁剤

有効成分を微細均質に懸濁した経口液剤である．通例，固形製剤の有効成分に懸濁化剤または油を加え，適切な方法で懸濁し，全体を均質にする．ゼラチン，アラビアゴム，トラガカントゴム，アルギン酸ナトリウム，ベントナイト，メチルセルロース，カルメロース塩，ポリビニルアルコール，ポリアクリル酸塩などが懸濁化剤として用いられ，多くの場合，分散剤として界面活性剤が併用されている．日局 16 より，**懸濁剤**は**乳剤**と同様に，経口液剤に分類されることになり，ほかの服用経路の製剤名称には使用されなくなった．粒子径がミクロンサイズ以上になると 2 章で説明したように，**ストークスの式**が成立し，液中の粒子の沈降速度は粒子径に比例し，溶液の粘度に反比例する（p.32 参照）．懸濁化剤の添加理由は，溶液の粘性を高めることにより，粒子の沈降を遅延させ，均質性を保持させることにある．本剤

は，必要に応じて用時混和して均質とする．また，製剤試験として，別に規定するもののほか，溶出試験に適合する．

c. 乳 剤

有効成分を微細均質に乳化した経口液剤である．通例，液状の有効成分に乳化剤と精製水を加え，適切な乳化法で乳化し，全体を均質化する．乳化とは，適度な機械力を使用して，混ざり合わない油相と水相成分の境界面に乳化剤を配向させ，微粒子化と生じた乳化粒子の安定化をはかることである．この単位操作は，経口液剤にかかわらず，口腔用半固形剤，軟膏剤，クリーム剤，坐剤，ローション剤，注射剤，点眼剤などにも適用される．医薬品や食品の添加物として使用される乳化剤の種類を**表3-10**に示す．乳化装置としては，タービン羽根のような撹拌羽根を高速に回転させることにより機械力を与え，乳化を促進する高速回転高せん断ミキサーや，細管内を超高速で通過するときに，強力なせん断力，衝撃力，キャビテーション力（静圧低下による発泡現象）を与え，乳化を促進する高圧ホモジナイザーがある．

表3-9　経口液剤に使用される添加剤

添加剤		代表例
甘味料	糖 類	白糖，ブドウ糖，果糖，転化糖，ソルビトール，エリスリトール，キシリトール，グリセリン
	人口甘味料	アスパルテーム，スクラロース，アセスルファムカリウム
保存剤		安息香酸，安息香酸ナトリウム，パラオキシ安息香酸エステル（エチル，プロピル，ブチル），デヒドロ酢酸，ソルビン酸
粘稠剤		アラビアゴム，カルメロースナトリウム，メチルセルロース，トラガント，アルギン酸ナトリウム，ベントナイト
分散剤		ラウリル硫酸ナトリウム
着香剤		――
着色剤		タール色素（合成着色料），コチニール（天然由来色素）

（大久保始久：製剤機械技術ハンドブック 第2版，製剤機械技術研究会 編, p.641-642, 地人書館, 2010より改変）

表3-10　医薬品・食品に使用される乳化剤の種類と構造

乳化剤	構 造
グリセリン脂肪酸エステル	グリセリンのもつ3つのヒドロキシ基のうち1ないし2つに脂肪酸がエステル結合したもの
ショ糖脂肪酸エステル	ショ糖のもつ8つの水酸基にステアリン酸やオレイン酸などの脂肪酸をエステル型に結合させたもの
レシチン	リン脂質

d. リモナーデ剤

　　甘味および酸味のある澄明な液状の経口液剤である．別に規定があるものを除いて，通例，塩酸，クエン酸，酒石酸または乳酸のいずれかに単シロップ（後述）および精製水を加えて溶かし，必要に応じてろ過して製する．酸と糖類の反応により糖が分解することが考えられるため，用時調整する必要がある．場合によっては，高濃度のもの（比較的分解しにくい）を調整して，用時に希釈する．局方には希塩酸 5 mL，単シロップ 80 mL に精製水または精製水（容器入り）を適量加えて全量 1,000 mL とし，混和して用時に製する塩酸リモナーデが収載されている．

5　シロップ剤

　　経口投与する，糖類または甘味剤を含む粘稠性のある液状または固形の製剤である．通例，白糖，そのほかの糖類もしくは甘味剤の溶液または**単シロップ**に有効成分を加えて溶解，混和，懸濁または乳化し，必要に応じて混液を煮沸したあと，熱時ろ過して製する．また，必要に応じて保存剤，粘稠剤・分散剤，着香剤，着色剤なども配合する．日局 16 では，アシクロビルシロップ，アムホテリシン B シロップ，単シロップ，トリクロホスナトリウムシロップ，バルプロ酸ナトリウムシロップ，セネガシロップ，トウヒシロップ，トコンシロップが収載されている．

　　単シロップは，白糖 850 g に精製水または精製水（容器入り）を適量加えて全量 1,000 mL として製した**シロップ剤**で，トウヒシロップ，トコンシロップなどのシロップ剤の原料として使用される．溶液性シロップにおいては製剤試験が適用されないが，アシクロビルシロップは懸濁性のシロップ剤であるため，製剤試験として，溶出試験に適合する．医療現場においては，薬効の増強や副作用の軽減を目的に，医薬品を配合したり併用したりするが，その際，シロップ剤や後述のシロップ用剤が複数処方される．この場合，懸濁性シロップ剤においては，再分散性が低下したり，溶液性シロップ剤においては分解による含量の低下や**沈殿**傾向が認められたりするため，注意を要する．この現象を配合変化という．また，配合変化を起こし，そのままでは患者に使用できない医薬品の組み合わせを配合禁忌という．各製薬会社では，自社製品と併用が想定される医薬品との**配合変化試験**を実施し，配合禁忌がない組み合わせ，配合に注意を要する組み合わせ，配合不可の組み合わせを分別し，配合変化表としてまとめ，公表している．本剤に用いる容器は通例，気密容器とする．

a. シロップ用剤

シロップ用剤は，水を加えるとき，シロップ剤となる顆粒状または粉末状の製剤であり，**ドライシロップ剤**と称することができる．本剤は通例，用時溶解または用時懸濁して用いる．

日局16では，シロップ用アシクロビル，シロップ用セファトリジンプロピレングリコール（シロップ用セファトリジン），シロップ用セファドロキシル，シロップ用セファレキシン，シロップ用セフロキサジン，シロップ用ファロペネムナトリウム，シロップ用ペミロラストカリウムが収載されている．通例，糖類または甘味剤を用いて，顆粒剤または散剤の製法で製するが，小児用製剤として用いることが多いため，苦みや不快な味をマスキングする目的で特殊な製造方法を使用することもある．クラリスロマイシンドライシロップでは，主薬であるクラリスロマイシンclarithromycin（CAM）の苦みをマスキングするため，主薬を低融点物質の加熱溶融液中に分散させ，スプレードライ装置中で液滴を発生させ，それを冷却固化することにより，球形粒子（CAMマトリックス）を得ている（**図3-7**）[6]．この製造法は噴霧凝固造粒法（**図3-8**）と呼ばれ低融点物質として，胃溶性高分子（アミノアルキルメ

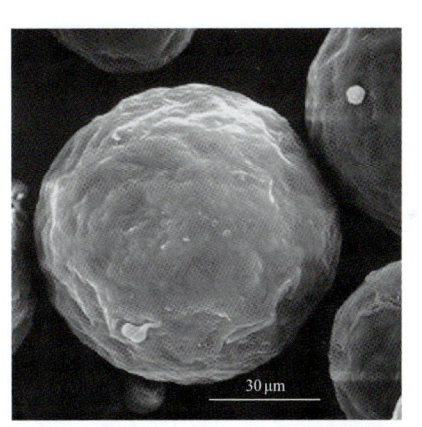

図3-7 CAMマトリックスの電子顕微鏡写真

タアクリレートコポリマーE）とワックス（モノグリセリド）の比率を調整し使用することにより，口腔内を想定したpH（pH 6.5）では60分後もCAMの苦味閾値以下に溶出を抑え，胃内を想定したpH（pH 4.0）では瞬時に溶出する製剤の製造に成功している（図3-9）．そのほか，薬物を不溶性高分子セルロース誘導体のマトリックス中に封じ込めた微粒子を，高濃度D-ソルビトールを主体とする液相に懸濁化し，浸透圧差を利用して保存中の放出を制御したテオフィリン徐放性シロップ剤や，イオン交換樹脂を採用した制御システムを利用したリン酸コデインとマレイン酸クロルフェニラミンを有効成分とする咳止め持続性シロップ剤が上市されている[7]．

本剤のうち，用時溶解して用いる製剤以外は，別に規定するもののほか，溶出試験法または崩壊試験法に適合する．ただし，**製剤の粒度の試験法**に準じてふるうとき，30号（500 μm）ふるいに残留するものが10％以下のものには崩壊試験を適用しない．本剤に用いる容器は通例，密閉容器とする．

6　経口ゼリー剤

経口投与する，流動性のない成形したゲル状の製剤である．本剤を製するには，通例，有効成分に添加剤および高分子ゲル基剤を加えて混和し，適切な方法でゲル化させ一定の形状に成形する．ゼリー剤は水なしで服用が可能であり，嚥下能力の低い高齢者や患者への適用剤形として，最近，注目されている．アルツハイマー型認知症治療薬（商品名：アリセプト®）の新しい剤形として，内服ゼリー剤が2009年に日本で発売された．アルツハイマー型認知症は，症状の進行により拒薬や嚥下困難などによる服薬困難例が増加することが知られており，本剤はこのような治療・介護上の課題を解決するために開発された[8]．また，主薬をゼリーの中に入れずに，薬剤とゼリーを別々に分離して1本のスティック状に充てんした新型製剤容器（Gel Together剤；GT剤，図3-10）が開発され，これを使用した製剤の開発が進行している[9]．この場合，服用時に主薬がゼリー内に取り込まれながら押し出されるため，主薬をゼリーと一緒に口腔内で飲み込むことになる．ゼリーの水分などと分離しているので，主薬の安定性が損なわれず適用でき，また，主薬を溶解性の異なるオブラートに包むことで，味のマスキングといった放出制御も可能であると考えられている．本剤は，別に規定するもののほか，製剤均一性試験法および溶出試験法に適合する．本剤に用いる容器は通例，気密容器とする．

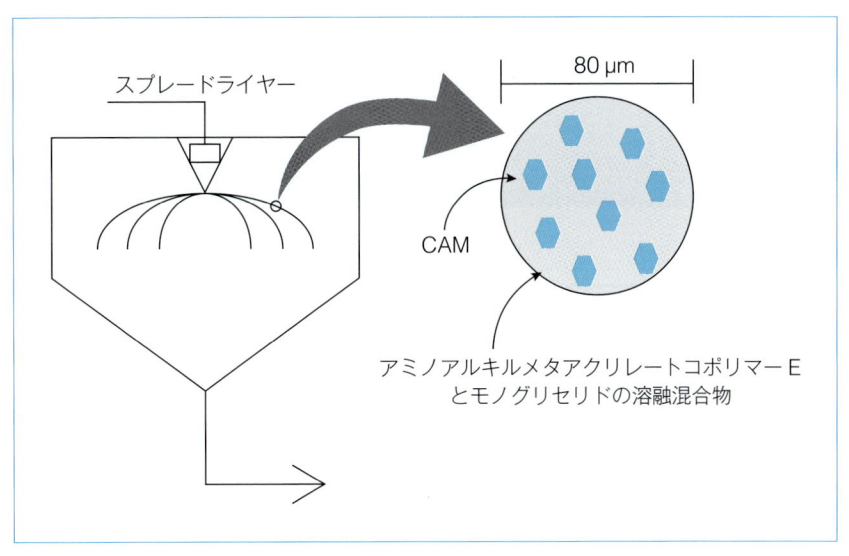

図 3-8　噴霧凝固造粒法によるマトリックスの製造

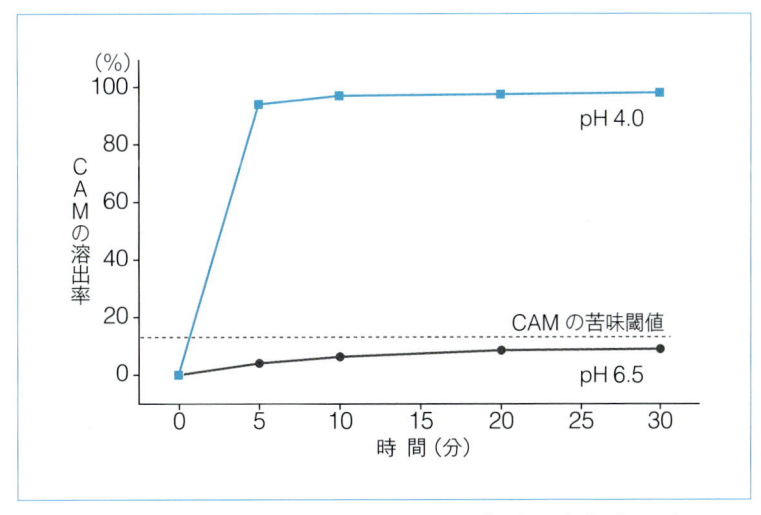

図 3-9　クラリスロマイシンドライシロップからの主薬（CAM）の溶出挙動

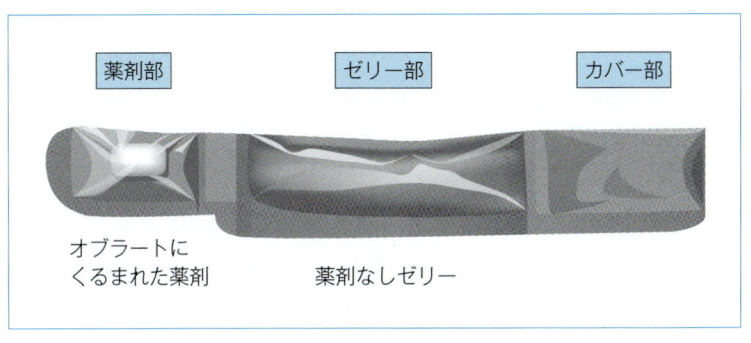

図 3-10　GT 剤

B 口腔内に適用する製剤

1 口腔用錠剤

　口腔内に適用する一定の形状の固形の製剤である．服用後，速やかに崩壊し，消化管から有効成分が吸収されることを企図した**口腔内崩壊錠**と異なり，**口腔用錠剤**は，口腔粘膜からの吸収を目標に設計される．口腔粘膜は，胃腸管・肝の初回通過効果を回避できる薬物吸収部位であり，経口投与でバイオアベイラビリティの低い薬物に対する注射に代わる投与部位として期待できる．局所作用を目的とした製剤として，アフタ性口内炎治療薬のアフタッチ®が使用されている．本剤は支持層と粘膜付着層からなる二層錠で，支持層を指先で支えながら粘膜付着層を口腔粘膜に押し当てて付着させる（図3-11）．付着層は唾液を吸って粘膜に付着し，柔らかい膨潤皮膜を形成して患部を保護するとともに，有効成分トリアムシノロンアセトニドを局所内に徐々に放出する[10]．一方，中枢作用を目的とした製剤として，2011年に口腔粘膜吸収型オピオイド鎮痛薬のアクレフ®口腔粘膜吸収剤（一般名：フェンタニルクエン酸塩）が承認された．本製剤は，がん患者に起こる強い痛み（突出痛）を速やかに止めるために用いられる鎮痛薬であり，薬剤部分を長さ約10 cmの持ち手の先に取り付けた製剤で，棒付き飴のような非常にユニークな形状をしている．使用方法としては，薬剤部分を頬と歯茎の間に含み，口腔粘膜上で15〜30分を目安に溶かして吸収させる．口腔用錠剤は，別に規定するもののほか，溶出試験法に適合する．口腔用錠剤に用いる容器は通例，密閉容器とする．

a. トローチ剤

　口腔内で徐々に溶解または崩壊させ，口腔，咽頭などの局所に適用する口腔内錠剤である．**トローチ剤**を誤って飲み込み気管支に詰まらせて窒息死する事故が多発したため，空気の通り道として穴が空けられた．

b. 舌下錠

　有効成分を舌下で速やかに溶解させ，口腔粘膜から吸収させる口腔用錠剤である．**舌下錠**でよく知られている医薬品には，狭心症の発作時に使うニトログリセリンがある．また，がん疼痛治療用のフェンタニル舌下錠も，承認申請の準備段階にある．

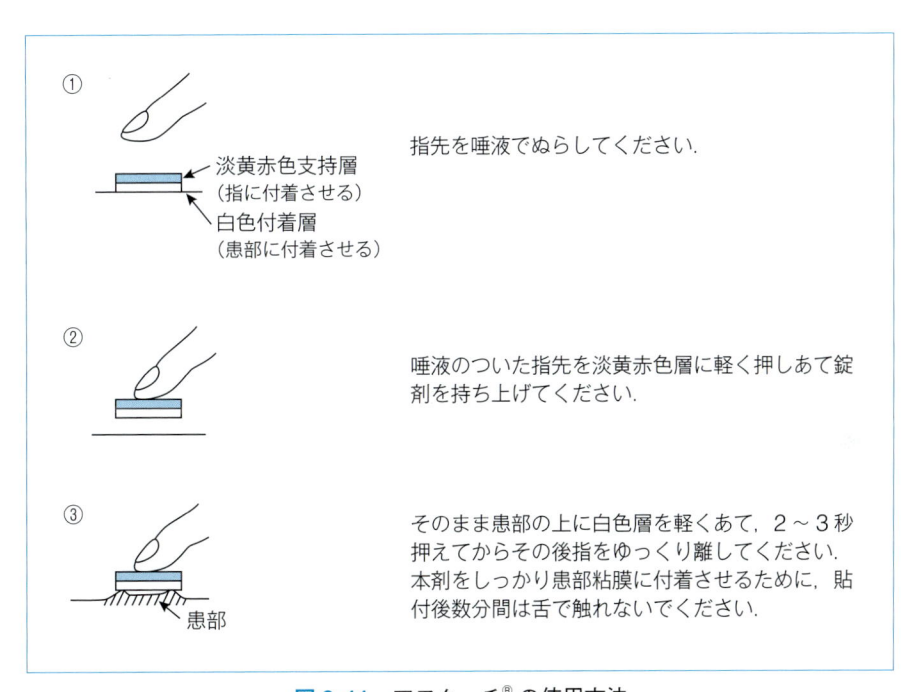

① 指先を唾液でぬらしてください.

淡黄赤色支持層（指に付着させる）
白色付着層（患部に付着させる）

② 唾液のついた指先を淡黄赤色層に軽く押しあて錠剤を持ち上げてください.

③ そのまま患部の上に白色層を軽くあて，2〜3秒押えてからその後指をゆっくり離してください. 本剤をしっかり患部粘膜に付着させるために，貼付後数分間は舌で触れないでください.

患部

図 3-11 アフタッチ® の使用方法
（アフタッチ® 口腔用貼付剤 25μg 添付文書，帝人ファーマ，2009 年 9 月改訂版）

c. バッカル錠

有効成分を臼歯と頬の間で徐々に溶解させ，口腔粘膜から吸収させる口腔用錠剤である．

d. 付着錠

口腔粘膜に付着させて用いる口腔用錠剤である．本剤を製するには，通例，**ハイドロゲル**を形成する親水性高分子を用いる．

e. ガム剤

咀嚼により，有効成分を放出する口腔用錠剤である．本剤を製するには，通例，植物性樹脂，熱可塑性樹脂およびエラストマーなどの適切な物質をガム基剤として用いる．よく知られているガム剤に，ニコチン含有の禁煙補助剤がある．

2　口腔用スプレー剤

口腔内に適用する，有効成分を霧状，粉末状，泡沫状またはペースト状などとして噴霧する製剤である．口腔内殺菌消毒，口腔咽頭薬，口内炎治療薬に主に使用される．有効成分および添加剤を溶剤などに溶解または懸濁させ，必要に応じてろ過したあと，液化ガスまたは圧縮ガスとともに容器に充てんする製法と，調製液を容器に充てん後，スプレー用ポンプを装着する製法がある．定量噴霧式製剤については，噴霧量の均一性が求められる．**口腔用スプレー剤**に用いる容器は通例，気密容器または耐圧性の容器とする．

3　口腔用半固形剤

口腔粘膜に適用する製剤であり，口腔用クリーム剤，口腔用ゲル剤または口腔用軟膏剤があり，製法は，それぞれ「クリーム剤」，「ゲル剤」，「軟膏剤」の製法に準じる．多回投与容器に充てんするものには，微生物の発育を阻止するに足りる量の保存剤を加えることができる．**口腔用半固形剤**に用いる容器は通例，気密容器とする．

4　含嗽剤

　　口腔，咽頭などの局所に適用する液状の製剤である．用時溶解する固形の製剤が含まれる．有効成分に溶剤および添加剤を加えて混和して均質に溶解し，必要に応じてろ過する．用時溶解する固形の製剤の場合は，「錠剤」，「顆粒剤」の製法に準じる．本剤は，別に規定するもののほか，製剤均一性試験法に適合する．本剤に用いる容器は通例，気密容器とする．

C 注射により投与する製剤（注射剤）

注射剤は，日局16において「皮下，筋肉内又は血管などの体内組織・器官に直接投与する，通例，溶液，懸濁液若しくは乳濁液，又は用時溶解若しくは用時懸濁して用いる固形の無菌製剤」と定義される．本剤には，後述する輸液剤，埋め込み注射剤および持続性注射剤も含まれる．

注射剤は，経口以外の投与経路で医薬品を比較的大量かつ迅速に体内に送り込む目的でつくられた製剤である．その利点および留意点を表3-11に示す．体内に直接投与する製剤であることから，糖尿病患者のインスリン自己注射のような例外を除き，医療従事者によって投薬される．注射剤の投与部位は，皮内，皮下，筋肉内，血管内，脊髄腔内に大別される．それぞれの特性を表3-12に示す．

注射剤は，医薬品の化学的，物理化学的および生物薬剤学的性質，ならびにその使用目的により，さまざまな形状で開発されている．それぞれの特性を表3-13に示す．これらのなかで，生産コストや使用性などの観点から，水性注射剤が優先して検討される．

注射剤は，製造管理に不備があるとただちに事故につながるおそれがあることから，ほかの剤形よりも厳格な環境管理下で製造されなければならない．注射剤が備えなければならない要件は次の通りである．

表3-11 注射剤の利点および留意点

	利 点	留意点
臨床現場の観点	・確度の高い血中薬物濃度のコントロール． ・医師の管理下での使用による確実なコンプライアンス． ・非協力患者（意識不明者など）への投薬が可能．	・投与時の痛み． ・感染症／過敏症の発現，急激な作用発現による体調急変のリスク． ・他剤との混合時の配合変化．
製剤設計の観点	・非侵襲的ルート（消化管，鼻腔などの経粘膜ルートおよび経皮ルート）で体内に吸収されない薬物（膜透過性の低い薬物，酵素により分解される薬物など）の製剤化が可能． ・初回通過効果（肝臓や小腸）を受ける薬物の製剤化が可能． ・作用の速効性および遠達性（皮内投与は除く）．	・水溶性の確保（ほとんどの注射剤は水性注射剤あるいは水性溶剤に用時溶解して用いる凍結乾燥注射剤）． ・熱安定性の確保（熱に不安定な薬物は凍結乾燥注射剤として製剤化可能であるが，生産コスト，使用性などを考慮すると水性注射剤が好ましい）． ・製造環境の厳格な管理（無菌性など）．

表 3-12 注射剤の投与部位とその特性

投与部位	特 性
皮内	・表皮と真皮の間に薬液を注入する方法. ・通常の投与量：0.1 mL 以下. ・皮下投与や筋肉内投与に比べ，吸収速度が遅い. ・アレルギー疾患の診断など，局所的な用途が対象（全身作用を期待して用いられることはほとんどない）.
皮下	・皮膚と筋層の間の皮下組織に薬液を注入する方法. ・通常の投与量：0.1～2.0 mL. ・筋肉内投与に比べ，吸収速度が遅い（投与後約 30 分で最高血中濃度に到達）. ・作用の持続化. ・薬物は末梢血管から吸収され，静脈内に入り，全身循環系へ移行.
筋肉内	・筋層内に薬液を注入する方法. ・通常の投与量：5.0 mL 以下. ・薬物は末梢血管から容易に吸収され，全身循環系へ移行. ・水性注射剤以外に，非水性注射剤や懸濁性注射剤にも適用可. ・局所刺激性の強い薬物でも投与可.
血管内	・血管内（主に静脈内）に薬液を直接注入する方法. ・薬液の投与方法：ボーラス投与（急速投与）と点滴投与（持続的投与）. ・ボーラス投与時の通常の投与量：1～10 mL で最大でも 20 mL 程度（小容量注射液）. ・点滴投与時の通常の投与量：100 mL 以上（大容量注射液），輸液剤に適用. ・薬物を直接血管内に投与するため，薬物の全身循環はきわめて速い（速効性）. ・ショック誘発性や血管刺激性のある薬物は投与不可.
脊髄腔内	・脊髄腔内に薬液を直接注入する方法. ・脊髄腔内に作用点があるものの，ほかの投与経路では十分な移行性が確保できない薬物に適用. ・麻酔薬，手術後の疼痛を除去する薬物，痙縮を和らげる薬物など.

表 3-13 注射剤の形態とその特性

形 態	特 性
水性 注射剤	・薬物（有効成分）あるいは薬物を添加剤とともに，注射用水またはほかの水性溶剤に溶解し，容器に充てんし，密封し，滅菌したもの（被滅菌物が最終容器におさまった状態で滅菌する手法を最終滅菌という）. ・最終滅菌を行えない場合，薬物あるいは薬物を添加剤とともに，注射用水または他の水性溶剤に溶解し，無菌ろ過し，容器に充てんし，密封したもの. ・多くの注射剤に該当（生産コストや使用性の観点から優先される形態）. ・投与部位の制限なし.
非水性 注射剤	・上記の水性注射剤の溶剤を"注射用水またはほかの水性溶剤"から"非水性溶剤（通例，植物油を使用）"に置き換えたもの. ・難水溶性薬物に適用. ・主として筋肉内に投与され，静脈内または脊髄腔内に投与しない.
懸濁性 注射剤	・薬物あるいは薬物を添加剤とともに，注射用水，ほかの水性溶剤または非水性溶剤に均一に懸濁し，容器に充てんし，密封し，滅菌したもの. ・最終滅菌を行えない場合，薬物あるいは薬物を添加剤とともに，注射用水，ほかの水性溶剤または非水性溶剤に均一に懸濁したものを無菌ろ過するか無菌的に調製し，容器に充てんし，密封したもの. ・懸濁している粒子の最大粒子径は，通例，150 μm 以下. ・通例，血管内または脊髄腔内に投与しない.
乳濁性 注射剤	・上記の懸濁性注射剤の調製方法を"懸濁"から"乳化"に置き換えたもの. ・乳化している粒子の最大粒子径は，通例，7 μm 以下. ・通例，脊髄腔内に投与しない.
用時溶解 もしくは 用時懸濁 して用い る固形の 無菌製剤	・凍結乾燥注射剤：薬物あるいは薬物を添加剤とともに，注射用水に溶解し，無菌ろ過し，容器に充てんし，凍結乾燥したもの（あるいは専用容器で凍結乾燥したあと，得られた固形物を容器に充てんしたもの）. ・粉末注射剤：無菌ろ過により処理したあと，晶析により得られた粉末またはその粉末に滅菌処理した添加剤を加えて容器に充てんしたもの. ・水中で不安定あるいは最終滅菌（加熱滅菌など）不可の薬物に適用. ・保存時は固形の製剤で，使用時に溶剤に溶解あるいは懸濁.

① 無菌であること
② **発熱性物質（パイロジェン）** を含まないこと
③ **不溶性異物／不溶性微粒子** を含まないこと
④ 浸透圧がなるべく血清に近いこと（特に低張は好ましくない）
⑤ 水素イオン濃度がなるべく血清のpHに近いこと（pH 4～8 程度，特にアルカリ性側は好ましくない）
⑥ 障害性が認められないこと
⑦ 着色のみを目的とする物質を含まないこと

なお，発熱性物質，発熱作用が最も強い発熱性物質である**エンドトキシン**，不溶性異物／不溶性微粒子の特性を**表3-14**に概説する．

図3-12に代表的な注射剤である水性注射剤と凍結乾燥注射剤の製造工程を示す．注射剤は無菌の製剤であるから，微生物（細菌，カビ，ウイルス，酵母など）による汚染に十分に注意し，調製から滅菌に至る操作は注射剤の組成や貯法を考慮して，できるだけ速やかに行わなければならない．さらに注射剤は，微生物の産生産物や非微生物の異物による汚染からも，完全に隔離された環境下で製造されなければならない．

注射剤の製造は，微生物，発熱性物質，不溶性異物／不溶性微粒子を含まない環境という視点に基づいて，空気中に浮遊する粒状物質をコントロールし，清浄化するように設計されたクリーンルーム内で行われる．空気の清浄化は，高性能微粒子除去装置 high efficiency particulate air filter（**HEPAフィルター**）を用いて行われる．HEPAフィルターは0.3 μm以上の粒子を99.97 ％以上除去する能力をもっている．給排気システムの違いから，クリーンルームは**図3-13**に示すように，非一方向流式（非層流型；気流が部屋の中で複雑に流れていく方式）と一方向流式（層流型；気流が部屋全体で一定の方向に流れていく方式）に分けられる．前者はコスト面でメリットがあるため，注射剤のクリーンルームとして広く用いられている．後者の清浄度は前者より高く，注射剤の充てん工程など，高度な清浄化が求められるときに用いられる．

以下，**図3-12**に示す注射剤の製造工程に沿って，それぞれの単位操作を概説する．

1）溶 解

薬物および添加剤を溶剤に撹拌溶解する．注射剤の製造に用いる溶剤とその特性を**表3-15**に示す．通常，薬物の溶解度および溶解速度は高温ほど高いことから，必要に応じて加温しながら溶解する．この工程で，含量，pH，浸透圧などを調整する．なお，本工程で仮に菌が混入しても，その後に滅菌工程があるため，理屈上，完全な無菌条件は必要ない．この点は，発熱性物質との大きな違いである（**表3-14**参照）．しかし，粒子サイズで空気の清浄化をコントロールするクリーンルームの場合，菌数と発熱性物質数は同様に推移する．発熱性物質の混入を防ぐ意味でも，極力清浄さを保ち，溶解から滅菌に至るまでの操作を迅速に行う必要がある．

表 3-14 発熱性物質，エンドトキシン，不溶性異物/不溶性微粒子の特性

	特性
発熱性物質（パイロジェン）	・静脈内投与すると，発熱，悪寒，戦慄などのショック症状を起こす物質の総称. ・本体は微生物の産生産物.
エンドトキシン	・注射剤への混入が問題となる発熱作用が最も強い発熱性物質. ・グラム陰性菌の細胞壁の構成成分. ・化学的にはリポポリサッカライド（二量体として分子量1～2万）であり，水中ではミセル（分子量30～100万）を形成. ・耐熱性の毒素. ・注射剤の製造工程中のろ過滅菌や高圧蒸気滅菌では除去不可. ・超ろ過，蒸留，乾熱滅菌で除去可能.
不溶性異物/不溶性微粒子	・高圧蒸気滅菌などの過酷な製造工程を通して，処方成分（薬物，元来含まれている類縁物質，添加剤）間の反応により生成した溶剤に溶けない物質. ・処方成分と容器との反応による生成物（フレークス）. ・清浄化が不十分な製造環境に由来する混入物.

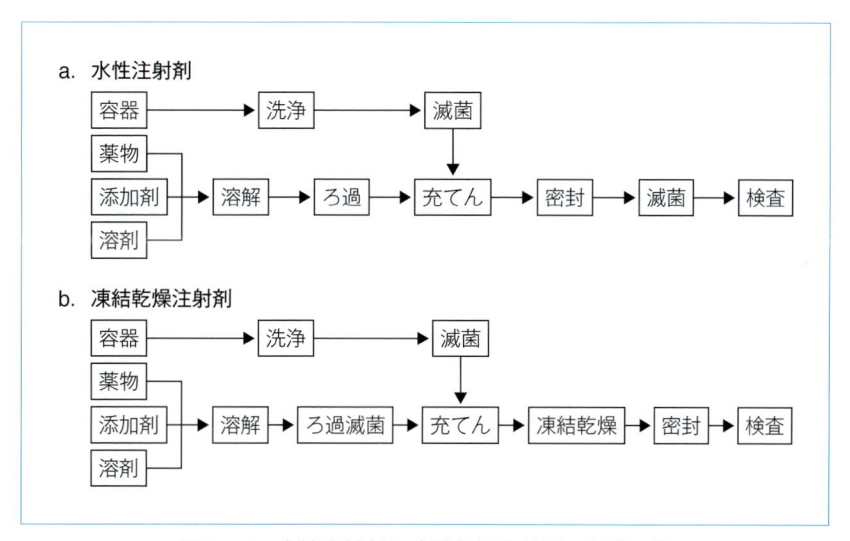

図 3-12 水性注射剤と凍結乾燥注射剤の製造工程

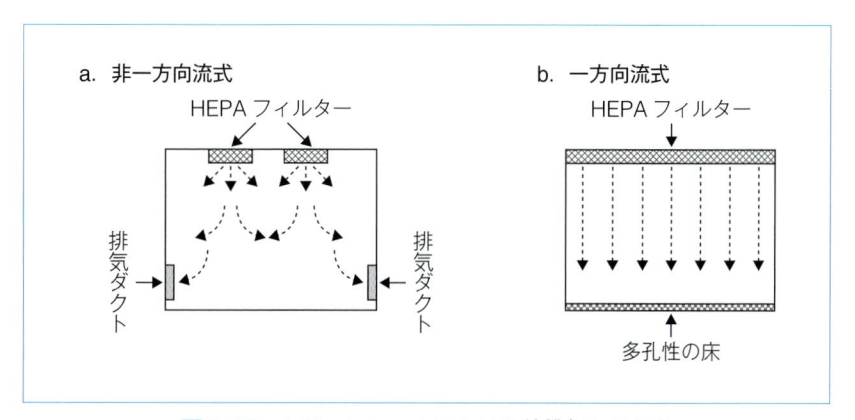

図 3-13 クリーンルームにおける給排気システム

2) ろ過

ろ過の目的は溶液の清浄化と除菌である．異物粒子として肉眼的に確認できる大きさは，通常 50 μm 以上といわれるので，3 μm 以上の粒子を除去すれば，溶液は十分に清浄化できる．一方，除菌は 0.22 μm 以上の粒子を除去することによって達成される．分離物質と対応ろ過フィルターの関係を**図 3-14** に示す．

最終滅菌（薬液が最終容器に充てん・密封された状態で滅菌する手法）を行う場合，ろ過工程で除菌する必要はないが，一般的には，0.22 μm 以下の孔径を有する**メンブランフィルター**を用いて，異物除去とともに除菌も行う（ろ過滅菌）．なお，**表 3-14** に示すように，薬液中にエンドトキシンが含まれている場合，本ろ過滅菌により除去することはできない．

メンブランフィルターを用いたろ過システムを**図 3-15** に示す．凍結乾燥注射剤のように，滅菌を目的としてろ過を行う場合，本工程はきわめて重要である．システム全体は，あらかじめ高圧蒸気法により滅菌する．また，メンブランフィルターの機能がろ過前後に変化していないことを確認するため，**完全性試験**（バブルポイントテストやディフュージョンフローテスト）が行われる．

表 3-15 注射剤の製造に用いる溶剤とその特性

溶剤		特性
水性溶剤	「注射用水」[a]	・水性注射剤の製造に原則用いる水性溶剤． ・イオン交換，逆浸透などの適切な前処理を行った「常水」を蒸留または超ろ過[b]して製したもの． ・「精製水」を蒸留または超ろ過して製したもの． ・「注射用水」を密封容器に入れて滅菌して製したもの，あるいは，あらかじめ滅菌した「注射用水」を無菌的な手法により無菌の容器に入れて密封して製したものを「注射用水（容器入り）」と日局 16 から規定． ・製造後，速やかに使用（高温循環させるなど，微生物の増殖が抑制されるシステムが構築されている場合，一時保存可）． ・エンドトキシン試験法に適合（皮内，皮下および筋肉内投与のみに用いるものを除く）．
	生理食塩液，リンゲル液，その他の適切な水性溶剤	・「注射用水」の代わりに用いることができる水性溶剤． ・エンドトキシン試験法に適合（皮内，皮下および筋肉内投与のみに用いるものを除く）． ・エンドトキシン試験法の適用が困難な場合，発熱性物質試験法でも可．
非水性溶剤	油性溶剤	・オリブ油，ラッカセイ油，ゴマ油，ツバキ油，ナタネ油などの植物油を通例使用（最近は，合成物の脂肪酸モノグリセリド，ジグリセリドや高級脂肪酸エステル（オレイン酸エチル）なども使用）． ・体内で代謝され，常温で液体で，変敗しにくく，生体組織を刺激しないことが要件． ・主として，持続性の注射剤を製するのに使用． ・鉱油試験法（鉱油：流動パラフィンなど）に適合．
	親水性溶剤	・水と混和するエタノール，プロピレングリコール，グリセリン，ポリエチレングリコールなど． ・主として，難水溶性薬物の溶解性改善の目的で使用． ・鉱油試験法に適合．

[a]「 」は日本薬局方に規定された医薬品であることを示す（通則 7）．
[b] 超ろ過とは，すべての種類の微生物およびエンドトキシンを除去する能力をもつ逆浸透膜や分子量約 6,000 以上の物質を除去できる限外ろ過膜，またはこれらの膜を組み合わせた膜ろ過装置を用いて，十字流ろ過方式で水をろ過する方法である．この方式は，①微粒子，細菌，発熱性物質，有機物などの除去が可能，②省エネルギー型の分離技術，③装置がコンパクト，④運転管理が容易，⑤安価な製造コスト，などの利点をもっている．

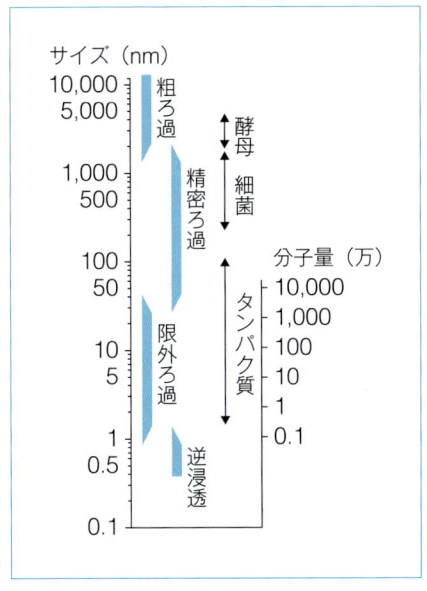

図 3-14　分離物質と対応ろ過フィルターの関係

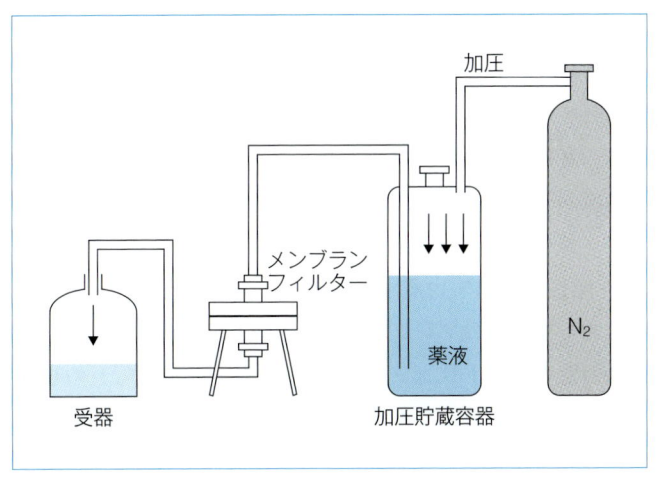

図 3-15　メンブランフィルターを用いたろ過システム

3）容器の洗浄・滅菌

注射剤の容器には，密封容器または微生物の混入を防ぐことのできる気密容器が用いられる．前者はガラスアンプル，ガラスバイアルなどのガラス容器であり，注射剤用ガラス容器試験法の規定に適合する無色のものを用いる（光に不安定性な薬物を含む注射剤などでは，注射剤用ガラス容器試験法の規定に適合する着色容器を用いることもできる）．後者はプラスチック製医薬品容器試験法の規定に適合するプラスチック製水性注射剤容器である．また，輸液剤など，100 mL以上の注射剤用ガラス容器に用いるゴム栓は，輸液用ゴム栓試験法に適合することが定められている．

代表的な注射剤の容器の写真を**図3-16**に示す．ゴム栓には，凍結乾燥注射剤用のものと溶液注射剤用のものがある．これらの容器は，ろ過した精製水あるいは超ろ過した精製水（注射用水に相当）を用いて洗浄したあと，滅菌・乾燥して充てん施設内に搬送される．工業的には一貫製造ラインで人の介在をできるだけ少なくした方法がとられている．ガラス容器（アンプルおよびバイアル）は乾熱法（滅菌法の詳細は後述）により滅菌されるため，エンドトキシンが混入しても滅菌と同時に除去することができる．一方，ゴム栓は高圧蒸気法により滅菌される．この条件でエンドトキシンを除去することはできないため，エンドトキシンの混入を避けなければならない．100 mL以上の注射剤用ガラス容器に用いるゴム栓は，輸液用ゴム栓試験法中で発熱性物質試験法に適合することが規定されている（日局16）．

4）充てんおよび密封

ろ過した薬液は，適当な充てん機を用いて，滅菌・乾燥した容器中に充てん（分注）される．充てんする薬液の実容量は，注射器に移し替えるときの損失を考慮して，表示量よりやや過量とする．過量の程度は，特に薬液の粘性を考慮して決定される．また，空気酸化を受けやすい医薬品（アスコルビン酸注射液，スルピリン注射液など）を充てんする場合，容器内の空気を窒素や二酸化炭素などの不活性ガスで置換し，密封する．

注射剤の容器には，アンプル，バイアル，ボトル（輸液剤），バッグ（輸液剤）のほか，薬液調製時や投薬時の過誤，細菌汚染や異物混入の防止，緊急投与などを目的として，注射器と容器を兼ねたキット製品（プレフィルドシリンジ剤またはカートリッジ剤）も開発されている．顆粒球コロニー刺激因子（G-CSF）のフィルグラスチムを含有する注射液のプレフィルドシリンジ剤（商品名：グラン®），インスリンを含有する注射液のカートリッジ剤（商品名：ヒューマログ®）の写真を**図3-17**に示す．また，近年，成形同時充てん（Blow-Fill-Seal）と呼ばれるプラスチック容器の成形と注射液の充てん・密封を，1台の自動化機械で行うインラインシステムも広く利用されている．ポリプロピレンなどの熱可塑性樹脂が容器の材質として用いられる．その工程および製品例を**図3-18**に示す．輸液剤，点眼剤のほか，通常の注射剤にも用いられる．

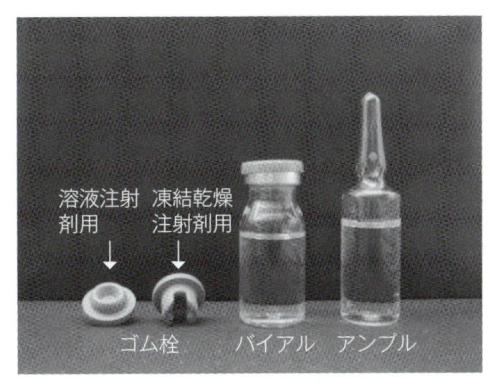

図 3-16　代表的な注射剤の容器

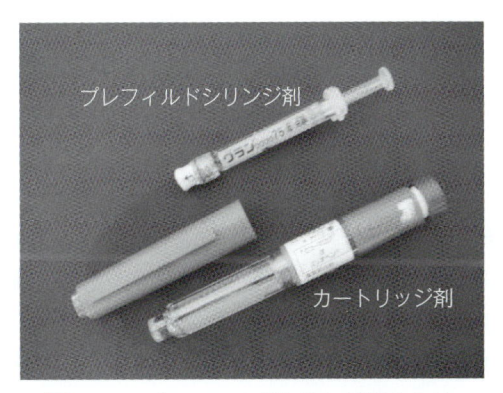

図 3-17　プレフィルドシリンジ剤または
　　　　　カートリッジ剤の製品例

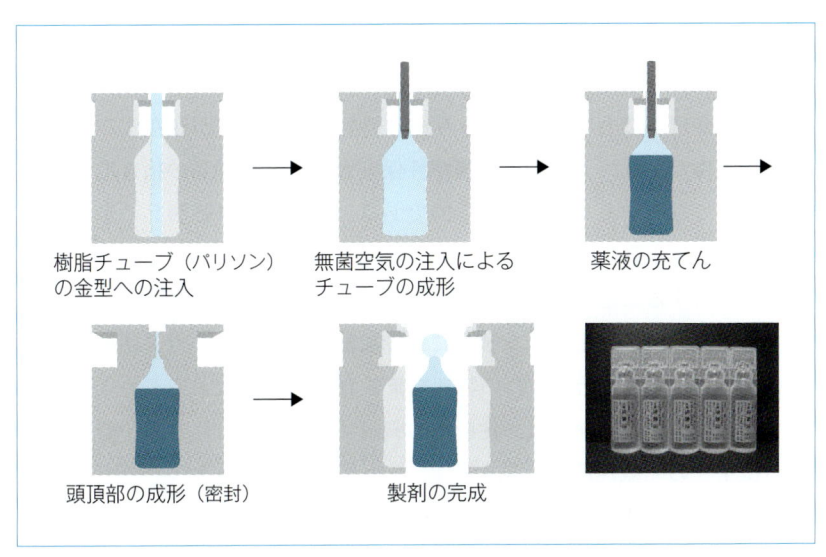

図 3-18　成形同時充てんシステムの工程および製品例
（rommelag 社ウェブサイトより改変）

5）凍結乾燥

凍結乾燥注射剤の場合，容器に充てんしたあと，密封する前に凍結乾燥を行う．一般的には，凍結乾燥後，その容器のまま密封する．凍結乾燥機の機構を**図3-19**に示す．薬液を充てんした容器は，凍結乾燥チャンバー内の棚の上に置かれ，共晶点以下の温度まで下げて凍結される．その際，以後の工程で昇華した水分がバイアルの外に出るように，**図3-20**の左側に示すように，バイアルの口にゴム栓の足をかけ，完全に栓をしない（この状態を半打栓という）．次いで，高度に減圧し，凍結状態のまま温度を上げると，比較的低温度下で水分が昇華して乾燥が進行し，**図3-20**の右側に示すようなケーキ状の固形物が得られる．乾燥終了後，無菌空気を凍結乾燥チャンバー内に入れ（溶剤のバイアル内への注入を容易にするため，陰圧にすることが多い），バイアルが置かれている棚を下げることにより，半打栓状態のゴム栓をバイアル内に押し込み密封する．凍結乾燥により得られた医薬品は無晶形となることが多く，再溶解性は非常によい．また，薬物量が少ないときや固形物の形状を保つなどの目的で，賦形剤（糖や糖アルコールが汎用される）を添加することができる．

6）滅 菌

滅菌とは，物質中のすべての微生物を殺滅または除去することをいう．最終滅菌法とろ過法に大別される．

最終滅菌法とは，薬液がアンプルに充てん・密封された状態など，被滅菌物が最終容器または包装におさまった状態で滅菌を行い，滅菌後の微生物の死滅を定量的に測定または推測できる滅菌法を指す．その適用にあたっては，被滅菌物のバイオバーデン（被滅菌物に生存する微生物の数と種類）を把握しておかなければならない．通例，10^{-6}以下の無菌性保証水準が得られる条件で滅菌を行う．微生物の死滅を定量的に表す用語として D 値（decimal reduction value）が用いられる．D 値は，所定の条件下，そこに存在する微生物を 90 ％死滅させる，すなわち，生菌数が 1/10 に減少するのに必要な作業時間をいう．菌数を 10^{-6} 以下にすることは，菌に 6 D の負荷をかけることである．100 万個の製品中に生存菌が存在する確率が 1 個以下になる条件であり，このような無菌性保証水準を最終製品の抜き取りによる無菌試験を通して証明することは非科学的である．滅菌した最終製品の無菌試験の結果ではなく，滅菌工程のバリデーションの結果をもとに無菌性を保証し，製品の出荷の可否を判断することをパラメトリックリリースという．

最終滅菌法が適用可能な製品には，**加熱法**，**照射法**，**ガス法**のなかから適当な滅菌法を選択する．それぞれの特性を**表3-16**に示す．これらのなかで，熱によって微生物を殺滅する加熱法は，注射剤の製造に広く用いられる．一般に加熱滅菌における微生物の死滅速度は，見かけ上，1 次反応過程に従う．その反応速度定数 k と絶対温度 T との関係は，アレニウスの式で表され，その傾きから活性化エネルギーを求めることができる．通常，医薬品の分解における活性化エネルギーは 20 kcal/mol 程度であるが，細菌の死滅に関する活性化エネルギーは約 70 kcal/mol である．した

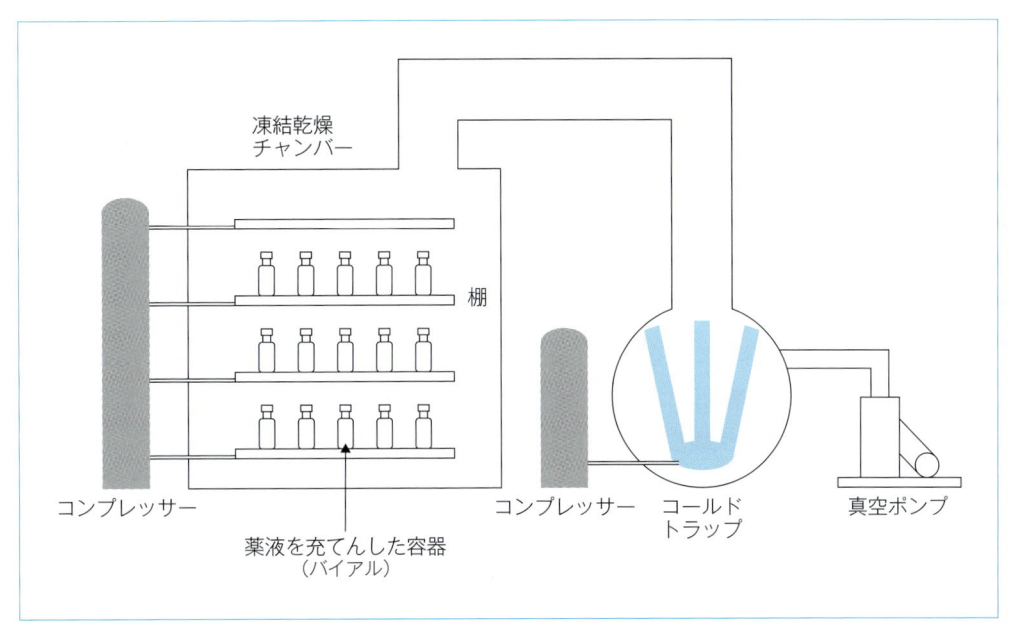

図 3-19　凍結乾燥機の機構

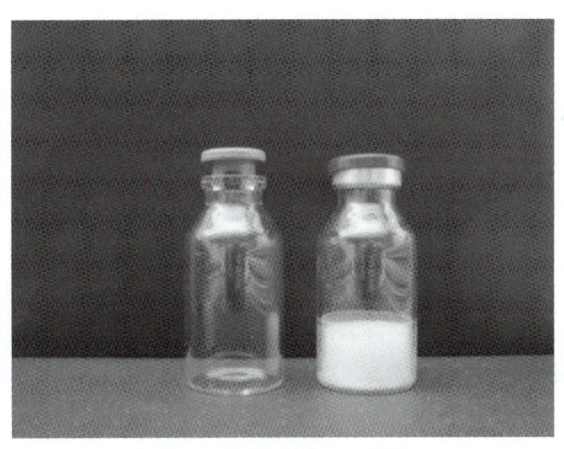

図 3-20　凍結乾燥注射剤

がって，**図 3-21** に示すように，加熱による温度変化が滅菌効果に及ぼす影響は，薬品の分解の場合よりはるかに顕著である．細菌の死滅は温度に対してきわめて敏感であり，薬液を加熱滅菌する場合，低温度長時間より高温度短時間で行うほうが効果的である．

最終滅菌法を適用できない液状製品の滅菌には，**ろ過法**を用いる．ろ過法とは，適切な材質の滅菌用フィルターを用いて，微生物を除去する方法である．凍結乾燥注射剤のろ過滅菌など，熱や水に対して不安定な薬物を注射剤とするときに用いられる滅菌法である．そのほか，可溶性で熱に不安定な物質を含む培地，気体などにも適用される．

7) 検 査

注射剤は体内に直接投与する製剤であることから，特に高い品質が求められる．日局 16 の製剤総則に定められている項目だけでも，① エンドトキシン試験法または発熱性物質試験法，② 無菌試験法，③ 注射剤の不溶性異物検査法，④ 注射剤の不溶性微粒子試験法，⑤ 注射剤の採取容量試験法，⑥ 製剤均一性試験法（用時溶解または用時懸濁して用いる固形の注射剤）に適合しなければならない（これらの試験法の詳細は 4 章を参照）．

a. 輸液剤

輸液剤は，「静脈内投与する，通例，100 mL 以上の注射剤」と定義される．電解質輸液剤（生理食塩液，リンゲル液など），栄養輸液剤（糖質，アミノ酸，脂肪），血漿増量剤（デキストランなど）に大別される．電解質補正，栄養・水分補給などの目的で投与される大容量の注射剤であるが，持続注入（点滴投与）による治療を目的に，ほかの注射剤と混合して用いることもある．

栄養障害のある患者に栄養補給をする方法として，経静脈栄養法と経腸栄養法がある．それぞれの特性を**表 3-17** に示す．完全静脈栄養法 total parenteral nutrition（TPN）に用いる**高カロリー輸液**は，**表 3-18** に示す電解質，糖質，アミノ酸，脂肪，ビタミン，必須微量元素などを含む．液は高張で，酸性に傾いているが，大量の血流で急速に希釈されるため，投与に際して輸液を希釈したり，pH を調整する必要はない．なお，輸液は大量に体内に投与されるため，保存剤は加えない．TPN 製剤の混合やほかの注射剤の混入に際して，① 細菌汚染を避ける，② 異物混入を避ける，③ 配合変化に注意する，などの配慮が必要である．製剤の調製は無菌室あるいはクリーンベンチで行うことが望ましい．異物混入を防ぐため，フィルターの使用などがあげられる．配合変化については，注射剤同士の配合変化に留意する以外，pH の近い注射剤同士から混合するなど配合手順を工夫する，脂肪乳剤の混合を避ける（エマルション粒子の不安定化，ソフトバッグ材質からの溶出の回避），糖液とアミノ酸製剤は使用時に混合する（メイラード反応の防止），などの工夫があげられる．メイラード反応とは，糖液に含まれる還元糖（ブドウ糖あるいは果糖）とアミノ酸と

表3-16 注射剤の製造などに広く用いられる滅菌法およびその特性

滅菌法		特性
加熱法	高圧蒸気法	・適当な温度と圧力の飽和水蒸気中で加熱し，微生物のタンパク質を凝固させて微生物を殺滅する方法（効果が最も確実）． ・汎用滅菌条件：121℃，20分間（オーバーキル，12Dの負荷）． ・水性注射剤の代表的な最終滅菌法． ・ゴム栓，プラスチック容器，ろ過滅菌用メンブランフィルター，無塵衣（クリーンルーム内で着用）などにも適用． ・菌体タンパク質の凝固は相対的に低い温度で起こることや蒸気の気化熱（121℃で524 cal/g）を利用することで，乾熱法（1 cal/g）より効率的な滅菌が可能． ・エンドトキシンの不活化は不可．
	乾熱法	・乾燥空気中で加熱して微生物のタンパク質を主として酸化変性させて殺滅する方法（ガスまたは電気によって直接加熱する方式／加熱した空気を循環させて乾燥高温状態を保つ方式）． ・汎用滅菌条件：250℃，20分間． ・アンプル，バイアルなどのガラス容器に適用． ・エンドトキシンの不活化が可能．
照射法	放射線法	・電離放射線の照射によって微生物を直接的に殺滅する方法． ・放射性同位元素（^{60}Coまたは^{137}Cs）を線源とするγ線，電子加速器から発生する電子線やX線を利用． ・加熱できないプラスチック製の注射器などの器具に適用．
	高周波法	・高周波の照射によって発生する熱で微生物を殺滅する方法． ・高周波電界中の被滅菌物構成分子間の摩擦熱と高周波自体の加熱効果を利用． ・汎用滅菌条件：2,450 ± 50 MHz． ・密封容器に充てんされた液状または水分含量の多い製品に適用．
ガス法		・エチレンオキシドやホルムアルデヒドのガスを用いて滅菌する方法． ・ディスポーザブルの医療器具や衛生材料などに適用． ・低温での滅菌が可能だが，ガスと反応して変質するものには適用不可． ・滅菌後の残留ガスまたはその副産物に注意が必要．

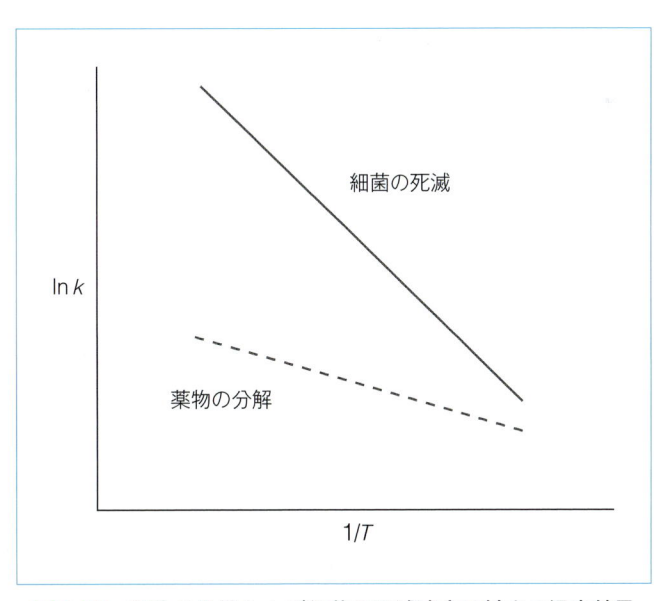

図3-21 薬物の分解および細菌の死滅速度に対する温度効果

の間に起こる着色変化を伴う化学反応であり，それを防止するため，1つのソフトバッグの中央に隔壁を作り，糖液とアミノ酸製剤を分け，使用時に隔壁を圧迫破損して両液を混合するダブルバッグ製剤が開発されている．

b. 埋め込み注射剤

埋め込み注射剤は，「長期にわたる有効成分の放出を目的として，皮下，筋肉内などに埋め込み用の器具を用いて，又は手術により適用する固形又はゲル状の注射剤」と定義される．後述の持続性注射剤とともに，日局16より新たに収載された注射剤の1分類であり，薬物送達システム drug delivery system（DDS）の放出制御技術を利用した製剤である．薬物を生分解性高分子化合物中に分散あるいは溶解させたあと，ペレット，マイクロスフェアまたはゲル状とすることにより製する．通常の注射針を用いた投与手技では投与できない固形物あるいは粘性の高いゲルである．生分解性高分子化合物とは，生体内で酵素的あるいは非酵素的に分解され，生体に無毒な低分子化合物として代謝・排泄される高分子であり，代表的なものとして乳酸・グリコール酸共重合体（PLGA）があげられる．高分子からの薬物の放出性は，高分子中の薬物分子の拡散速度，高分子の分解速度などにより制御されている．剤形の特殊性のため，注射剤の不溶性異物検査法，注射剤の不溶性微粒子試験法および注射剤の採取容量試験法は本剤に適用されない．また，本剤には製剤均一性試験法が適用される．

c. 持続性注射剤

持続性注射剤は，「長期にわたる有効成分の放出を目的として，筋肉内などに適用する注射剤」と定義される．2通りの製剤が示されており，一つは薬物を植物油などに溶解もしくは懸濁させた製剤である．卵胞ホルモンや黄体ホルモンの持続化を目的とした油性注射剤は古くから使用されており，油中から投与周囲組織の水媒体への薬物の分配が遅いことが持続化の機構である．もう一つは生分解性高分子化合物のマイクロスフェアであり，薬物はマイクロスフェア中に内包あるいは分散されている．同様のマイクロスフェアは埋め込み注射剤の製法としても規定されているが，本剤の特徴は，特殊な投与器具を用いることなく通常の注射剤の投与手技で投与できる点である．**図3-22**は，半減期がきわめて短い黄体形成ホルモン放出ホルモン誘導体のリュープロレリン酢酸塩をPLGAマイクロスフェアに内包した製剤（商品名：リュープリン®）である．本品は，用時水性溶剤に懸濁し，一般的な注射器を用いて皮下投与する凍結乾燥注射剤であり，投与後数ヵ月にわたって薬物を放出する徐放性製剤である．DDSのエポックメイキングな発明の一つであり，同様の技術を用いて，統合失調症治療薬のリスペリドンを含有するPLGAマイクロスフェア（商品名：リスパダール コンスタ®筋注用）なども開発されている．

表 3-17　輸液剤を用いた栄養補給法とその特性

栄養補給法		特 性
経静脈栄養法（注射による投与）	末梢静脈栄養法（PPN[a]）	・末梢静脈から栄養剤を注入する方法 ・体液異常の正常化を目的とした 1,000 kcal/day 程度の低カロリー輸液（電解質輸液など）に対して適用
	完全静脈栄養法（TPN[b]／IVH[c]）	・カテーテルを鎖骨下静脈から中心静脈に挿入・留置して栄養剤（高張溶液[d]）を注入する方法 ・生体のエネルギー補給を目的とした高カロリー輸液[e]に対して適用
経腸栄養法（注射によらない投与）	経口栄養法	・患者自ら栄養剤を服用する方法
	経管栄養法	・経鼻的にチューブを胃内に誘導して栄養剤を供給する方法

a) peripheral parenteral nutrition　　b) total parenteral nutrition　　c) intravenous hyperalimentation
d) 成人が1日に必要とするエネルギーは約 2,000 kcal である。これは等張の 5％ブドウ糖溶液 10 L に相当する。過剰にならない範囲で人に投与できる水分量は 1 日 3〜4 L である。ブドウ糖溶液を濃縮する必要があるが，PPN により高張溶液を末梢静脈に多量に投与すると，血栓性静脈炎を起こし，静脈閉塞をもたらす。一方，TPN では，投与した高張溶液は大量の血液で急速に希釈されるため，その浸透圧の影響を最低限に留めることができる。
e) 術中・術後の栄養管理や経口摂取が不良な患者の栄養分補給など，経口あるいは経腸栄養摂取が不可能または不十分な場合に適用される。また，腸管を大量切除するなど，TPN 以外の方法で栄養維持ができない患者には，社会復帰を可能にするため，在宅での中心静脈栄養療法 home parenteral nutrition（HPN）が行われている。

表 3-18　完全静脈栄養法（TPN）に用いる高カロリー輸液に含まれる成分

分 類	成 分
電解質	Na^+，K^+，Mg^{2+}，Ca^{2+}，Cl^-，PO_4^{3-}，HCO_3^- など
糖 質	ブドウ糖[a] 1 g 当たりの熱量：4 kcal（化合物にかかわらず一定）
アミノ酸	ロイシン，イソロイシン，バリン，チロシン，フェニルアラニン，トリプトファン，メチオニン，アラニンなどの生体を構成する約 20 種類のアミノ酸[b] 1 g 当たりの熱量：4 kcal
脂 肪	脂肪乳剤（ダイズ油を卵黄レシチンで乳化した製剤）[c] 1 g 当たりの熱量：9 kcal
ビタミン	総合ビタミン剤
微量元素	Fe，Cu，Mn，Co，Zn，I，Se，Cr，Mo，Sn の必須微量元素 （長期の TPN 施行時の微量元素の欠乏症を防止するために投与）

a) インスリン非依存性の糖尿病患者には，ショ糖，果糖，キシリトール，ソルビトールが用いられる。
b) 必要なアミノ酸の種類は病態により異なる。アミノ酸は体タンパク質の合成の目的で投与されるので，合成に必要なエネルギーは糖などのほかの栄養成分で補給する。その補給が十分でないと，アミノ酸自身が代謝され，エネルギー源として利用されてしまう。
c) 必須脂肪酸のリノール酸，リノレン酸などがエネルギー源の補給の目的で投与される。

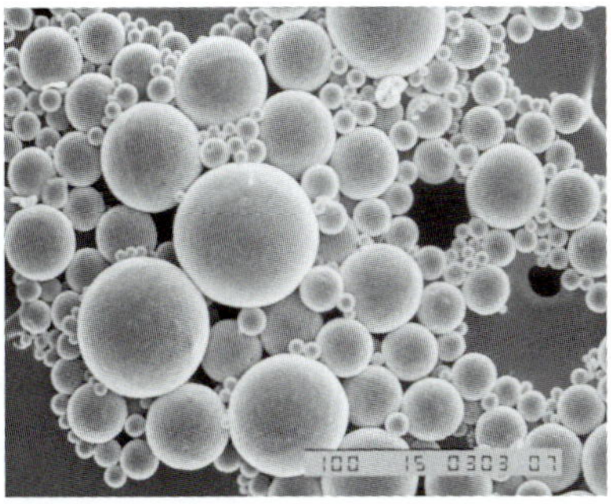

図 3-22　リュープロレリン酢酸塩を含有する PLGA マイクロスフェア

（武田薬品工業株式会社提供／森本雍憲他：みてわかる薬学 図解薬剤学 改訂 5 版，p.241，南山堂，2012）

D 透析に用いる製剤（透析用剤）

　日局16から製剤総則に新たに追加された製剤である．**透析用剤**は，「腹膜透析又は血液透析に用いる液状若しくは用時溶解する固形の製剤」と定義される．**腹膜透析**と**血液透析**は，腎機能が障害を受けて，食事療法，薬物療法などでは体液の恒常性が維持できなくなったときに行われる治療法であり，それぞれに用いる製剤が腹膜透析用剤と血液透析用剤である．

a. 腹膜透析用剤

　腹膜透析用剤は，腹膜透析に用いる無菌の透析用剤である．腹膜透析とは，慢性腎不全患者の腹腔内にカテーテルを使って透析液を注入し，腹膜を介した透析を行うことにより，血中老廃物と余分な水分を透析液側に移行させ，体外に排出する方法である（**図3-23**）．腹膜透析用剤は，腹腔内に直接投与するため，注射剤同様の厳しい品質基準，つまり，無菌試験法，エンドトキシン試験法，注射剤の不溶性異物検査法，注射剤の不溶性微粒子試験法に適合することが求められる．その製法（溶剤に注射用水を用いる）や容器（密封容器または微生物の混入を防ぐことのできる気密容器を用いる）も注射剤に準ずる．なお，容器については，本剤は大容量であることから，輸液剤と同様，プラスチック製水性注射剤容器（気密容器）が主に用いられる．

b. 血液透析用剤

　血液透析用剤は，血液透析に用いる透析用剤である．血液透析とは，ダイアライザーと呼ばれる透析器を用いて，腎不全患者から体外に取り出した血液を透析し，尿毒症物質の除去と不足分の補充を行って体液異常を是正する方法である（**図3-24**）．血液透析用剤は，ダイアライザーの透析膜を介して血液と接する灌流液の原液である．体内に直接投与する製剤ではないため，腹膜透析用剤ほどの厳しい品質は求められていない．しかし，透析膜を透過するエンドトキシンは，膜を介して接する血液中に移行する可能性があるため，血液透析用剤もエンドトキシン試験法に適合しなければならない．また，無菌性の規定はないが，その製法（溶剤に注射用水または透析に適した水を用いる）や容器（微生物の混入を防ぐことのできる気密容器）に微生物の混入に対する対応が図られている．透析に適した水とは，微生物学的に適切に管理された精製水である．

D 透析に用いる製剤（透析用剤）

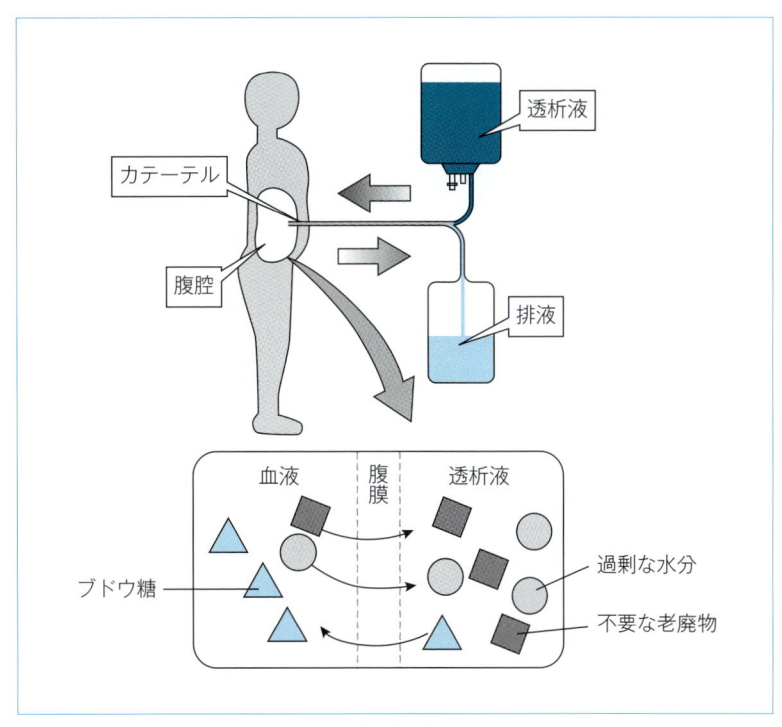

図 3-23　腹膜透析のしくみ

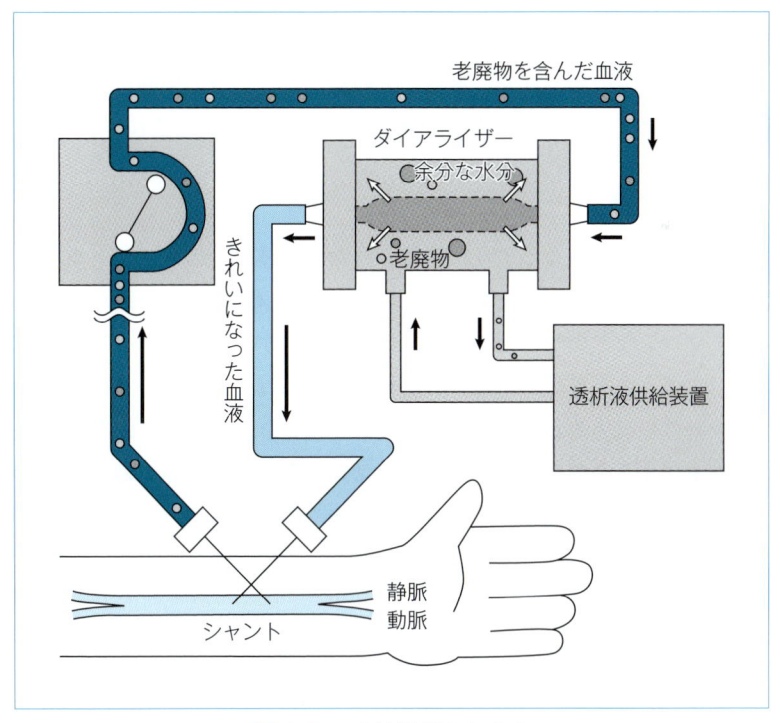

図 3-24　血液透析のしくみ

E 気管支・肺に適用する製剤（吸入剤）

吸入剤は有効成分をエアゾールとして吸入し，気管支または肺に適用する製剤であり，**吸入粉末剤**，**吸入液剤**および**吸入エアゾール剤**の3種類がある．また，吸入投与のために適切な器具や装置を使用するか，または吸入用の器具を兼ねた容器に本剤を充てんする．

主に呼吸器疾患〔気管支喘息，慢性閉塞性肺疾患（COPD），感染症，嚢胞性線維症など〕を対象とした吸入剤が市販されている．また，全身性疾患を対象としたドラッグデリバリーシステムとして，糖尿病治療を目的としたインスリンの吸入剤に関する研究，がん性疼痛の治療を目的とした医療用麻薬の吸入剤に関する研究や，ワクチンなどの研究や臨床試験も行われている．とりわけ喘息の分野では，加圧式定量噴霧式吸入器 pressurized metered dose inhaler（pMDI）やドライパウダー吸入器 dry powder inhaler（DPI）を使用した吸入剤が用いられており，喘息予防の考え方とあわせて，喘息死の急激な減少に大きく寄与していると考えられている[11]．一方でこれら吸入器を適正に使用することが重要である．肺へ粉末薬物粒子を到達させるためには，**空気力学的な平均粒子径**（粒子が気流に乗った際の平均粒子径）を1～5 μm に設計する必要があるといわれており，吸入粉末剤や吸入エアゾール剤では，有効成分の送達量の均一性や，有効成分の粒子は，空気力学的に適切な粒子径を有することとされているが[12]，日局16の一般試験法には設定されていない．

a. 吸入粉末剤

吸入量が一定となるように調製された，固体粒子のエアゾールとして吸入する製剤である．吸入エアゾール剤とは異なり，オゾン層破壊や地球温暖化に悪影響を及ぼすフロンなどの噴射剤を用いずにすむ利点がある．**デバイス**の種類により**表3-19**に示すような3種類がある．製剤化に際しては，有効成分を**微粒子化**するが，粉末の流動性を高めるため乳糖などに吸着させたり，造粒することにより適切な粒子径の粉末にする必要がある．本剤は通常，密閉容器に保存するが，湿度の影響を受けると粒子径が変化しやすくなる場合があるので，防湿性の容器や包装を用いることもある．

表 3-19 吸入粉末剤に用いるデバイス

種類	特徴
ユニットドーズタイプ	カプセルなどに充てんされた粉末を吸入する1回使い切りのデバイス
マルチユニットタイプ	マルチユニットのブリスターに薬剤を充てんしたデバイス
マルチドーズタイプ	ある投与回数分の薬剤が粉末充てんされ，吸入操作時に1回投与量を計量する機構が備わった複数回投与型のデバイス

b. 吸入液剤

ネブライザなどにより適用する液状の吸入剤であり，主に乳幼児や呼吸機能が低下し十分に吸入できない患者などに用いられる．一方で噴霧時間が長い，噴霧されずに残存している薬液が多いなどの短所もある．また，機器使用後の洗浄・煮沸消毒なども必要である．ネブライザには，**コンプレッサー式**（ジェット式），**メッシュ式**および**超音波式**の3種類がある．本剤は通常，気密容器に保存するが，水分の蒸発が品質に影響を与える場合は，低水蒸気透過性の容器，または包装を用いることもある．

c. 吸入エアゾール剤

容器に充てんした噴射剤とともに，一定量の有効成分を噴射する**定量噴霧式吸入剤**であり，多数回使用可能であるとともに，吸入力が弱い患者に適した製剤である．一方，呼気との同調が難しく，肺内到達率が低い欠点もあるため，スペーサーなどが用いられる場合がある．かつては安定性や安全性の観点から噴射剤にフロンガスが広く用いられていたが，オゾン層の破壊が問題となり，現在では使用は認められていない．また，これに代わるものとして開発された代替フロンも地球温室効果ガスとして規制されたが（京都議定書，1997年），これに代わる有用な噴射ガスはまだ見出せておらず，今後開発が進められるものと考えられる．**図3-25**にエアゾール剤の構成を，また，二相系および三相系エアゾールの違いを**表3-20**に示す．製造には原液充てん後，噴射剤を充てんし，バルブを装着する．本剤は高圧ガス保安法の適用を受け，容器は通常，アルミ，ガラス，プラスチックなどの耐圧性の容器が用いられる．

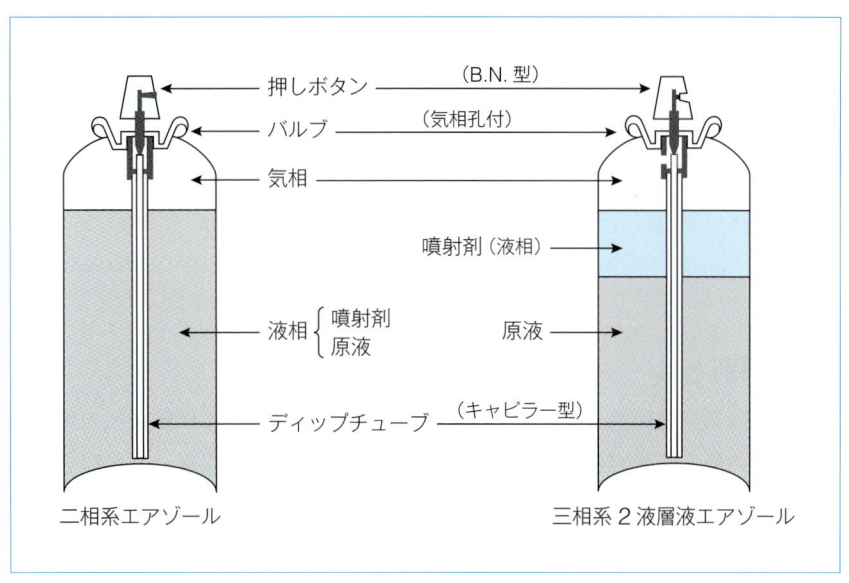

図 3-25　エアゾール剤の構成
（村山　晋：月刊薬事，13（9）：1726，1971 より引用）

表 3-20　二相系と三相系エアゾールの違い

	噴射剤	液相の状態
二相系	液化ガス 圧縮ガス	噴射剤と原液が溶け合い均一な溶液となっている． ほとんど原液で占められている．
三相系	液化ガス	噴射剤および処方中の非極性成分が油分として o/w 型エマルションを形成．
	液化ガス	噴射剤および処方中の非極性成分が油分として w/o 型エマルションを形成．
	液化ガス	微細粉末が液化ガス中に懸濁されている．

（仲井由宜 編：製剤の単位操作と機械，医薬品の開発 第 11 巻．p.339，廣川書店，1989 より改変）

F 目に投与する製剤

1 点眼剤

a. 点眼剤とは

　点眼剤は結膜嚢などの眼組織に適用する，液状もしくは懸濁状の**無菌製剤**で，透明性のある気密容器に充てんされている．洗眼剤も点眼剤として取り扱われることが多い．結膜嚢は眼瞼と眼球の間の空間を指し，結膜で囲まれた嚢状の部分である（**図 3-26**）．

　眼は鋭敏な器官で，炎症時には感受性が高まるため，点眼剤は以下に示す要件を備えなければならない．

① 細菌などの微生物によって汚染されないこと
② 涙液は 0.9 w/v％塩化ナトリウム溶液に相当するため，刺激を軽減する意味からできるだけ等張であること（ただし，0.6〜2.0 w/v％塩化ナトリウム溶液相当の浸透圧範囲では不快感はほとんどない）
③ 液性は pH 5〜8.5 程度の範囲であること（涙液には緩衝能力があるため，必ずしも pH 7.4 である必要はない）
④ 物理的および化学的に安定であること
⑤ 異物を含まないこと（白色光源で 3,000〜5,000 ルクスの明るさで，肉眼でたやすく検出される不溶性異物があってはならない．また，顕微鏡を用いた点眼剤の不溶性微粒子試験法によれば，不溶性微粒子の限度は 300 μm 以上のものは 1 mL 中に 1 個以下である）
⑥ 懸濁性点眼剤中の粒子は，通例，最大粒子径 75 μm 以下であること

b. 薬物の移行性

　点眼された薬物が眼の内部に移行する経路は主として角膜からであり，そのほかに眼球結膜などからの透過も考えられる（**図 3-27**）．また，一般に点眼された薬物が角膜内に移行する量は点眼した薬物量の 0.1〜0.5％であり，さらに房水に移行する薬物量は 0.01〜0.1％である[13]．

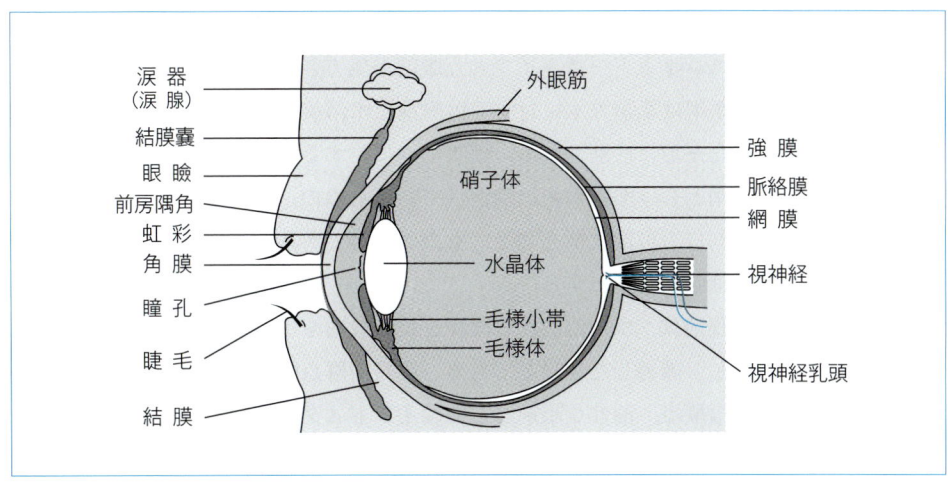

図 3-26　眼の構造

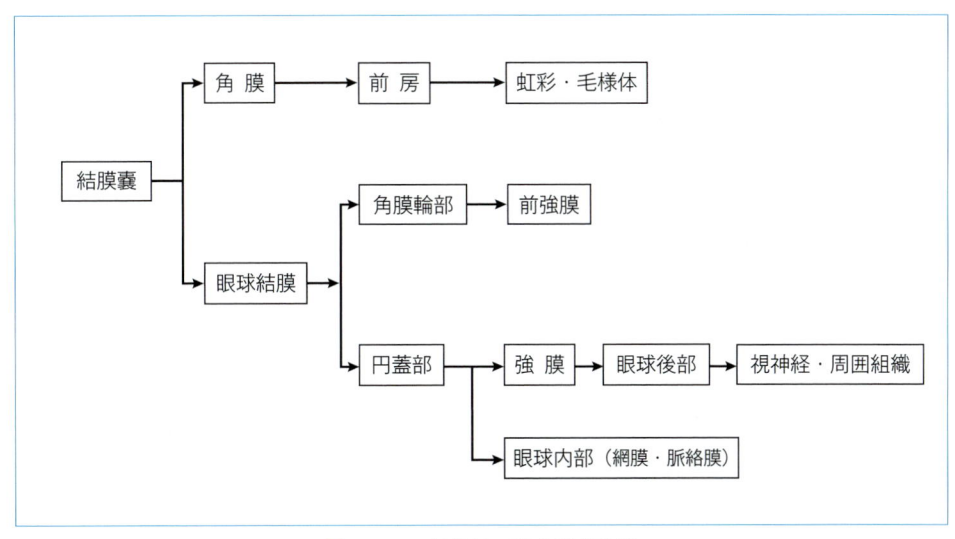

図 3-27　点眼剤の眼内移行経路

c. 点眼剤の種類

点眼剤の種類には，複数回使用できるマルチドーズ multi-dose タイプの製剤と，1回使用に限定されたユニットドーズ unit-dose タイプの製剤がある（**図 3-28**）．両製剤の違いは使用回数と**二次汚染**を防ぐ防腐剤の有無であり，防腐剤に対して過敏な患者にはユニットドーズタイプの点眼剤が処方される．

また，点眼剤は薬物の水に対する溶解性と水溶液中での安定性に応じて，**表 3-21** に示すような剤形に区別される．薬物の水に対する溶解性，安定性に問題がなければ水性点眼剤とし，薬物が水に易溶性であるものの，水溶液中で不安定なときは用時溶解点眼剤に，可溶化剤を加えてもなお難溶であるときは懸濁性あるいは油性点眼剤，または眼軟膏剤とする．

懸濁性点眼剤は，水に難溶性の薬物を懸濁化剤を用いて精製水または適当な水性溶剤に懸濁し，調製した点眼剤である．用時溶解点眼剤としてはピレノキシンやジピベフリン塩酸塩，油性点眼剤としてはインドメタシン配合の点眼剤が市販されている．熱応答性ゲルや涙液でゲル化する素材を利用し，点眼後に粘度が増加することによって作用時間の延長と全身副作用の軽減を狙ったチモロールマレイン酸塩配合の1日1回点眼剤も市販されている．

洗眼剤は炎症眼の結膜囊の洗浄に用いるもので，精製水に医薬品を溶解した無菌製剤である．院内調製品としては2％ホウ酸液が，市販品としては生理食塩液，オキシグルタチオン液などが知られている．

特殊眼科用剤は手術時に眼組織保護を目的として用いられるもので，ヒアルロン酸ナトリウム配合の手術補助剤が知られている．

d. 添加剤

点眼剤には，薬物の安定性や溶解性向上，さし心地の改善，防腐効果の付加のために緩衝剤，等張化剤，防腐剤，可溶剤，安定剤，粘稠化剤などの各種添加剤が用いられる．

1）緩衝剤

健康なヒトの涙液は覚せい時で pH 7.45 ± 0.16（平均値±標準偏差）を示し，眼瞼を長時間閉じた状態では約 pH 7.25 とわずかに低下する．涙液には緩衝作用があり，しかも点眼液に対しては涙液による希釈が急速に行われるので，点眼剤は必ずしも涙液の性状に一致させる必要はない．しかし，長期にわたり1日数回連続して使用する場合や，1回に多量に用いる洗眼剤では注意が必要である．点眼剤のpHの調整には眼組織への移行性，薬効，薬液の安定性と眼組織の安全性を考慮しなければならない．緩衝剤としては，**表 3-22** の眼科用等張緩衝液が知られている．

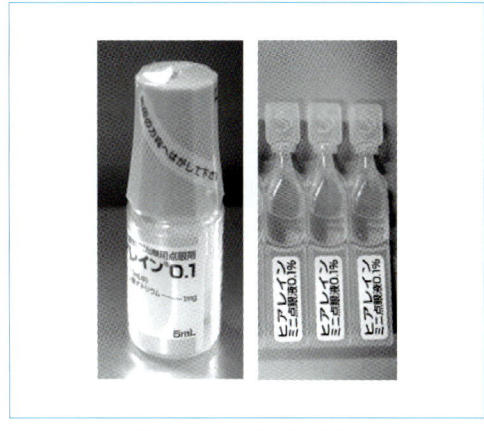

図 3-28　点眼剤の種類
左：マルチドーズタイプ，右：ユニットドーズタイプ

表 3-21　薬物の溶解性および安定性と剤形

	易溶性	難溶性
安　定	水性点眼剤	懸濁性点眼剤
不安定	用時溶解点眼剤	油性点眼剤・眼軟膏剤

表 3-22　眼科用等張緩衝液

Hind-Goyan 緩衝液	第1群ホウ酸緩衝液（Hind-Goyan 緩衝液 A および B：いずれも pH 5.0）と第2群リン酸緩衝液（Hind-Goyan 緩衝液 C：pH 6.5）がある． Hind-Goyan 緩衝液 A 　　ホウ酸　　1.9 g 　　滅菌精製水（適当な保存剤添加）　全量 100.0 mL Hind-Goyan 緩衝液 B 　　ホウ酸　　1.9 g 　　無水亜硫酸ナトリウム　0.1 g 　　滅菌精製水（適当な保存剤添加）　全量 100.0 mL Hind-Goyan 緩衝液 C　　　　　　　　pH 6.8　　　pH 6.5 　　リン酸二水素ナトリウム（無水）　0.40 g　　　0.56 g 　　リン酸一水素ナトリウム（無水）　0.47 g　　　0.284 g 　　塩化ナトリウム　　　　　　　　　0.47 g　　　0.50 g 　　滅菌精製水（適当な保存剤添加）　全量　100.0 mL
Palitzsch 改良緩衝液	0.2 M ホウ酸と 0.05 M ホウ砂を適当量混合し，等張化のために塩化ナトリウムを必要量加えた等張緩衝液で，pH 6.8〜9.1 の範囲で調製され，安定性に優れている．
Gifford 緩衝液	0.2 M ホウ酸と 0.2 M 炭酸ナトリウムを適当量混合した pH 5.0〜8.5 の緩衝液である．pH 8.0 より酸性側のものは徐々にアルカリ性側に移行する傾向がある．1.4 % 食塩水溶液と等張であるので，やや高張だが刺激が少なく，洗眼液としてよく用いられる．

2) 等張化剤

　涙液の浸透圧は血清と等しく，0.9 w/v％塩化ナトリウム溶液に相当する．塩化ナトリウムに換算して 0.6〜2.0 w/v％ の範囲では浸透圧の差にもとづく不快感はあまり感じられないが，等張に近いほうが望ましい．一度に多量の液を使用する洗眼剤では，十分な等張化への配慮が必要である．塩化ナトリウム以外の等張化剤として塩化カリウム，濃グリセリン，マンニトールなどが用いられる．

　ある溶液が涙液と等張であるかどうかを定めるには，その溶液の**氷点降下度，蒸気圧降下度**を測定するのが比較的簡単である．日局には主として注射剤の浸透圧測定のために**氷点降下度法**が収載されている〔**表 3-23**，詳細は「浸透圧と等張化」の項（p.142）を参照〕．

3) 保存剤

　点眼剤は患者自身が長期にわたって少量ずつ使用することが多く，使用中に汚染されるおそれがきわめて高いため，適当な保存剤を加える必要がある．通常，第四級アンモニウム塩系の防腐剤，例えば塩化ベンザルコニウムがよく用いられるが，パラベン類やクロロブタノールなどの保存剤も使用される（**図 3-29，表 3-24**）．防腐剤は一般的に刺激性があるので，配合量には十分注意する．また，緩衝剤として用いられているホウ酸，ホウ砂にも防腐効力があり，保存剤だけではなく，主薬，添加剤の組み合わせで防腐効力を担保することも重要となる．

表 3-23 各種浸透圧測定法

氷点降下度法 freezing point depression method	血清や涙液の氷点降下は 0.52℃ なので，等張にする溶液の氷点降下と等張化のために加える物質による氷点降下の和が 0.52℃ となるように組成を計算する方法． $$x = \frac{0.52 - a}{b}$$ x：等張にするため溶液 100 mL に加えるべき医薬品の量（g） a：与えられた溶液の氷点降下度 b：等張にするために加える医薬品の 1 w/v％ 溶液の氷点降下度
食塩当量法 sodium chloride equivalent method	食塩当量とは，ある医薬品の一定量と同等の浸透圧を示す塩化ナトリウムの量（g）を意味する．例えば硫酸アトロピンの食塩当量は 0.13 であるが，これは 1 w/v％ の硫酸アトロピン水溶液が 0.13 w/v％ の塩化ナトリウム水溶液と同じ浸透圧を示す． $x = 0.9 - a$ x：加えるべき塩化ナトリウムの量（g） a：溶液に含まれる医薬品の食塩当量
等張容積法 isotonic solution value method	医薬品 1 g を溶かして等張にするために必要な水の量（等張容積）を算出する方法．
グラフ法 graphical method	各医薬品の氷点降下度曲線と塩化ナトリウムの氷点降下度曲線の逆曲線から，等張化に必要な塩化ナトリウムの量を求める方法．

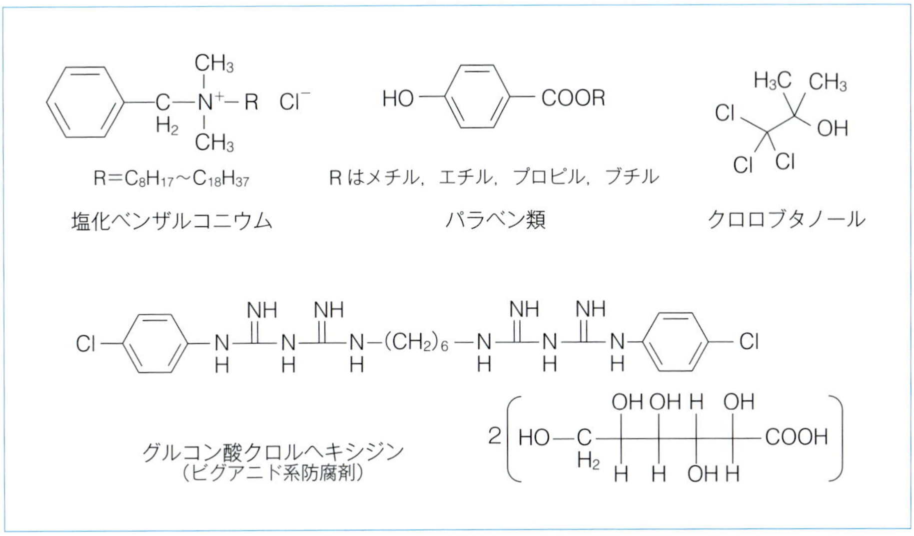

図 3-29 各種保存剤の構造式

表 3-24 各種保存剤の特性

分類	種類	有効濃度	保存効力	備考
逆性石ケン類	BAKmix*	0.002〜0.01	・広範囲 ・グラム陽性菌や真菌に特に強い	・水への溶解は良好 ・耐熱性，安定性は良好 ・陰イオンと配合変化を起こす
	グルコン酸クロルヘキシジン	0.01	・BAKより効果が弱い ・緑膿菌や芽胞には効きにくい	・水への溶解は良好 ・安定性：不明 ・陰イオンと配合変化を起こす
パラベン類	メチルパラベン	0.05〜0.1	・広範囲だがBAKより効果が弱い ・遅効性 ・2剤併用が有効	・水に溶けにくい ・耐熱性，安定性は良好 ・吸着するためポリエチレン容器の使用不可 ・界面活性剤で効力減弱 ・一過性の眼刺激があるため，無痛化剤クロロブタノール併用
	エチルパラベン	0.05〜0.1		
	プロピルパラベン	0.3		
	ブチルパラベン	0.01		
アルコール誘導体	クロロブタノール	0.25〜0.5	・BAKより効果が弱い ・真菌類，緑膿菌に対し特に有効なため，補助的に用いられる	・水に溶けにくい ・加熱下で分解 ・pH 5.0以上で分解 ・無痛化剤として用いられる ・容器吸着に注意

*炭素鎖の異なるBAKの混合物

e. 点眼剤の製造方法

　点眼剤は無菌製剤のため，無菌的な環境下（**クリーンルームやクリーンベンチ内**）で製造されなければならない．**ろ過滅菌**が可能な溶解液タイプの点眼剤の製造は，一般的に秤量工程→調製工程→ろ過滅菌工程→充てん工程の順である．**図3-30**に示すろ過滅菌工程に用いられるメンブランフィルターの選択にあたっては，薬物と添加剤の吸着が少なく，薬液との反応性のない 0.22 μm のフィルターを用いる．懸濁液タイプの点眼剤は最終滅菌としてろ過滅菌が利用できないために，例えば基剤だけをろ過滅菌し，その基剤に無菌原薬を分散させるという工程で製造される．

f. 容　器

　点眼剤用の容器にはプラスチック製のものとガラス製のものがあるが，破損しにくく，軽量で耐薬品性があり，アルカリ溶出の心配もないプラスチック製のものが広く使われている．一般にプラスチック製の容器は**加熱滅菌**が難しく，**ガス滅菌**や**γ線滅菌**が用いられる．さらに容器選択には透湿性，透ガス性，薬物や添加剤の吸着あるいは収着，成形性，透明性，薬液の光安定性，さらには可塑性添加剤の溶出，プラスチックから発生するラジカルによる薬物の酸化分解などにも十分な注意が必要である．点眼剤に用いられる容器素材はポリエチレン，ポリプロピレン，ポリエステル（ポリエチレンテレフタレート，ポリアリレート），ポリカーボネートで，ピロー包装を用いて**低水蒸気透過性**を担保することもある．

2　眼軟膏剤

a. 眼軟膏とは

　眼軟膏剤は結膜嚢などの眼組織に適用する半固形の無菌製剤で，微粉末または懸濁液を混和する場合，眼に対する刺激を避けるために，その粒子の大きさは 75 μm 以下でなければならない．必要に応じて安定化剤やパラオキシ安息香酸メチル，パラオキシ安息香酸プロピル，パラオキシ安息香酸ブチル，クロロブタノールなどの保存剤を加える．眼軟膏の特徴を**表3-25**に示す．

　基剤の主成分としては，通例 mp 42～50℃ の軟稠良質のワセリンが主に用いられており，必要に応じて流動パラフィンが加えられる．眼軟膏基剤に要求される条件は以下の通りである．

　　① 良質で，無刺激性であること（異物を含まず，アレルギー性のないもの）
　　② 眼粘膜から吸収されないこと
　　③ 柔軟性に富み，のびがよいこと

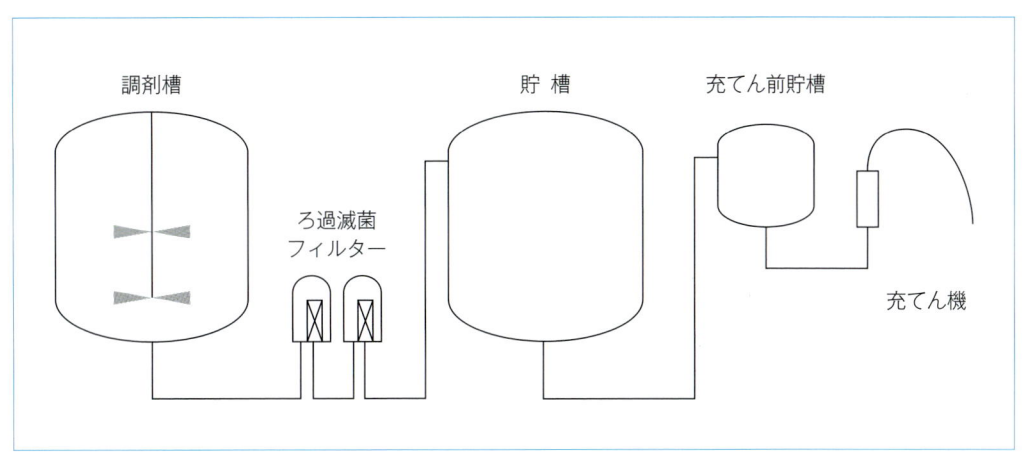

図 3-30 溶解液タイプの点眼剤の製造工程（調製工程から充てん工程）

表 3-25 眼軟膏の特徴

利 点	欠 点
・局所に滞留するため，持続効果が期待され，投与回数を少なくできる ・創面などを保護する ・水溶液中で不安定な薬物にも適用できる	・適用後の違和感，一過性の視力障害（霧視） ・基剤として用いられることの多いラノリンによるアレルギー反応〔遊離酸をまったく含まない無刺激で良質の眼科用白色ワセリン（プロペト®）なども市販されている〕 ・投与が難しい

④ 化学的に安定で，酸敗せず，加熱滅菌に耐えうること
⑤ 涙液や分泌物とよく混和し，迅速かつ均等に結膜嚢内に分布すること
⑥ 適当な薬物放出性を有すること
⑦ 多くの医薬品を配合しうること
⑧ 温度変化に対してその稠度が安定で，しかも経時変化を起こさないこと

基剤例を **図3-31** に示す．ワセリン以外にプラスチベースも基剤として用いられる．また，薬物の基剤中への分散を目的として，薬物を濃厚水溶液で基剤に加える場合や，主薬を微粉末で加える場合は，ポリソルベート80などの界面活性剤などを添加する．容器は，微生物の混入を防ぐことのできる気密容器を用い，製剤の品質に水分の蒸散が影響を与える場合は，低水蒸気透過性の容器または包装を用いる．容器に金属製チューブを使用する場合，チューブからの異物混入防止のために眼軟膏剤の金属性異物試験法を実施しなければならない．

眼軟膏の投与には，滅菌した点眼棒（ガラス製）の使用が推奨されるが，チューブ入りのものは，眼球を上方に向けさせ，下まぶたを下方に引き，その内側に，チューブの先端が局所に触れないように注意しながら軟膏を横に細長く入れ，まぶたを閉じて軽くマッサージする（**図3-32**）．

b. 眼軟膏剤の製造方法

眼は敏感な組織のため，薬物，添加剤の純度が高く，基剤は精製された良質なもので，あらかじめろ過後，加熱滅菌されたものを使用する．製造は点眼剤と同じように無菌的な環境下（**クリーンルームやクリーンベンチ内**）で，通常，次の方法によって行う．

1）薬物が水に溶け，かつ薬物が水溶液中で安定な場合

できるだけ少量の水に薬物を溶かし滅菌したものを，滅菌し融解した基剤に徐々に加え，冷却するまで持続的にかき混ぜる．できた眼軟膏は滅菌した容器に充てんし，密栓する．

2）薬物が水に溶けない場合，または薬物が水溶液中で不安定な場合

無菌的操作により滅菌済みの薬物を微細末とし，滅菌済みの基剤の少量を融解したものに加えて十分に混和したあと，残りの基剤を加えて混和する．その後，滅菌した容器に充てんし，密栓する．

<処 方>

精製ラノリン	100 g
黄色ワセリン	800 g
流動パラフィン	適 量
全 量	1,000 g

<調製法>
　精製ラノリンと黄色ワセリンを合せて加熱融解し，これに流動パラフィンを加え，熱混合物を保温ロートを用いて目の粗いろ紙でろ過し，150℃以上で1時間以上滅菌後，放冷する．

図 3-31　眼軟膏基剤例

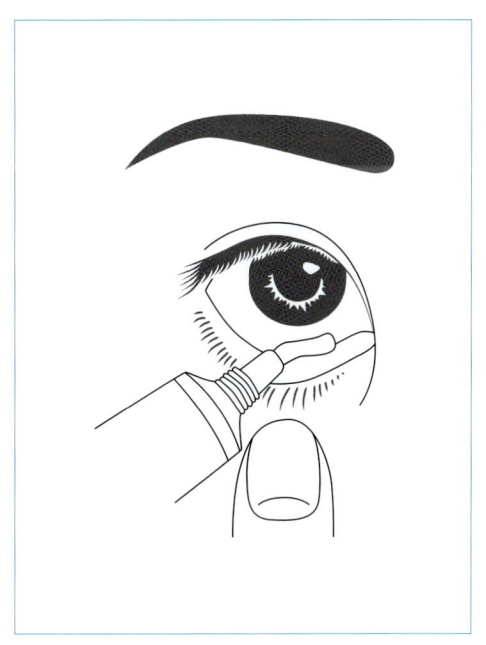

図 3-32　眼軟膏の上手なつけ方

G 耳に投与する製剤
（点耳剤）

　点耳剤は外耳または内耳に投与する，液状，半固形または用時溶解もしくは用時懸濁して用いる固形の製剤である．点耳剤は無菌製剤ではないが，生物による汚染に十分注意を払い，必要に応じて薬物に等張化剤，pH調整剤，溶解補助剤，懸濁剤，保存剤などの添加剤を加え，溶剤などに溶解もしくは懸濁して一定容量とする，または薬物に添加剤を加えたものを容器に充てんするという方法で調製する．無菌製剤として調製する場合は，点眼剤に準じて調製する．用時溶解または用時懸濁して用いる場合，名称に「点耳用」の文字を冠すれば溶解液または懸濁液を添付できる．本剤に用いる溶剤，または添付する溶解液にも水性溶剤と非水性溶剤があり，前者は精製水または滅菌精製水が，後者には植物油がよく用いられる．図3-33に耳垢栓塞の軟化のために，病院内でよく調製される耳垢水（ていねい水）の調製方法を記載する．

　抗菌薬含有点耳剤やステロイド点耳剤がよく使われるが，点耳剤を使用する場合には，患耳を上にして点耳剤を滴下したあと，そのまま10分程度安静にして十分患部に薬液を浸らせる耳浴が大切である．また，冷所保存していた点耳剤を使用する際は，容器を手で握り，体温まで温めてから使用することで，点耳によるめまいの誘発を軽減させることができる．

G 耳に投与する製剤（点耳剤）

＜処方＞

炭酸水素ナトリウム	5 g
グリセリン	25 mL
精製水（滅菌精製水）	適量
全量	100 mL

＜調製法＞

炭酸水素ナトリウムを精製水に混和し，グリセリンを加え，振とう混和し，精製水を加えて全量を 100 mL とする．ミリポアフィルター(0.22 μm)でろ過し，ガス滅菌したポリ容器に分注する．

図 3-33 耳垢水（ていねい水）

旭川医大，石川県立中央ほか多数の病院での院内処方．
（日本病院薬剤師会 監修：病院薬局製剤 第 6 版，p.90，薬事日報社，2008 より改変）

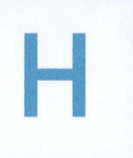

H 鼻に適用する製剤（点鼻剤）

点鼻剤は鼻腔または鼻粘膜に投与する製剤である．古くはエフェドリンやナファゾリンなどのうっ血除去剤としてよく用いられていたが，現在はアレルギー性鼻炎の患者増加に伴い，局所治療薬として抗アレルギー薬や抗炎症薬を含む点鼻剤が多い．さらに，デスモプレシン点鼻薬のように鼻腔粘膜から吸収され，**全身循環**に移行して効果を発現する製剤もある．鼻粘膜は吸収がよいので，局所治療に用いる場合でも，ステロイドなどは全身への影響を考慮しなければならない．

点鼻剤には点鼻粉末剤と点鼻液剤があり，点鼻液剤は鼻腔内に液を滴下するタイプと液を噴霧するスプレータイプの2つに分けられる．日局では，定量噴霧式点鼻剤の噴霧量の均一性が要求されている．

a. 点鼻粉末剤

点鼻粉末剤は微粉状の点鼻剤である．薬物を適度に微細な粒子とし，スプレーポンプなどの噴霧用の器具を用いた製剤である．薬物の用量が少ないときや物理化学的特性が定量的噴霧に向かない場合は，一定の投与量が確保できるように適切な添加物と混合する場合もある．図3-34の製剤では患者の利便性を考え，薬剤を噴霧するたびにノズル上部にあるカウンターが動き，残りの噴霧可能回数を数字で確認できるような構造になっている．

粉末の物理学的特性は水分含量に大きく影響を受け，吸湿し粒子が塊状になると定量的な噴霧ができなくなるために，吸湿性の薬物の場合，処方段階で何らかの工夫を加えるか，防湿性の容器，あるいは防湿性の包装を用いる．

b. 点鼻液剤

点鼻液剤は鼻腔に投与する液状，または用時溶解，もしくは用時懸濁して用いる固形の点鼻剤である．点鼻液剤には，鼻腔内に液を滴下するタイプと，液を噴霧するスプレータイプの2つに分けられ，スプレータイプの剤形は，さらに噴射剤（プロペラント）を用いたものと機械的にスプレーできるタイプに分けられる．現在は，機械的にスプレーできるタイプが多い．

点鼻液剤は，薬物に溶剤および溶解補助剤，界面活性剤，等張化剤，pH調整剤などを加え，溶解または懸濁し，必要に応じてろ過をして調製する．微生物の発育を阻止するために保存剤を加える場合もある．点鼻剤の容器は気密容器で，水分の蒸散が問題になるときには低水蒸気透過性の容器または包装を用いる．

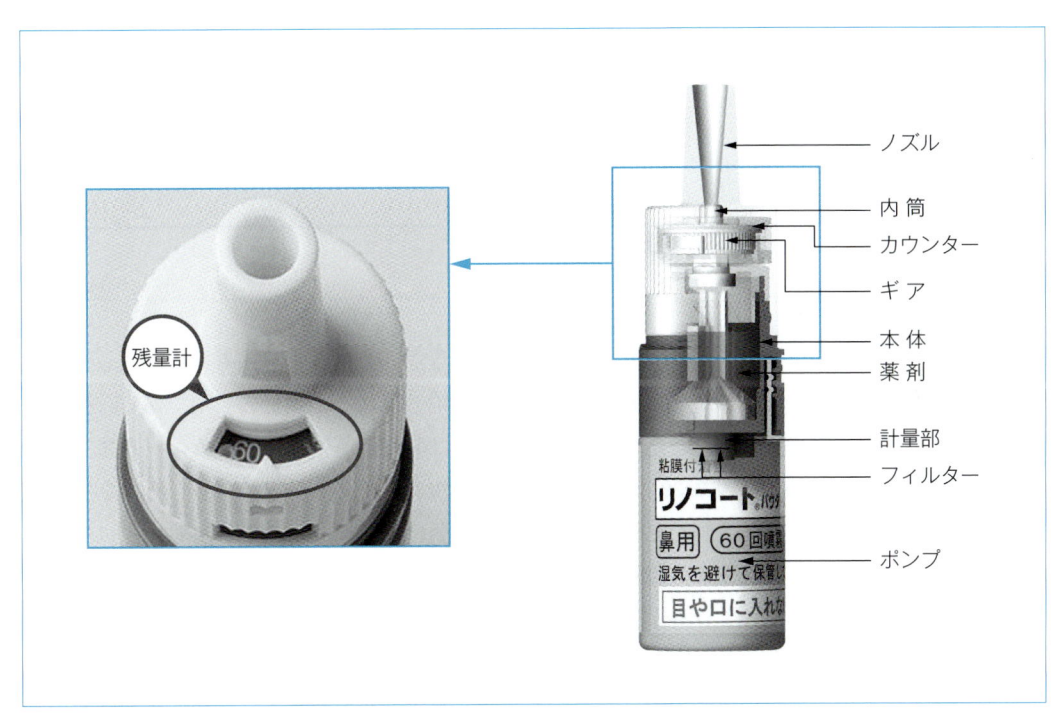

図 3-34　点鼻粉末用製剤の構造ならびに噴霧可能回数確認用カウンター
（帝人ファーマ株式会社 Medical Web Site の図を改変）

I 直腸に適用する製剤

直腸に適用する製剤としては，**坐剤**，**直腸用半固形剤**および**注腸剤**がある．
主に投与部位である肛門や大腸などの治療に用いられる製剤として，痔疾治療薬，抗炎症薬，局所麻酔薬，収れん薬のほか，便秘，腸内清掃，潰瘍性大腸炎治療薬などがある．全身作用を目的としたものでは，小児用の解熱鎮痛薬がある．直腸投与の特徴としては，初回通過効果を受けにくい，経口投与に比べ吸収が速やかである，胃腸障害を回避できる，乳幼児や経口投与が困難な患者へも投与できるなどがあげられる．

1 坐 剤

直腸内へ適用する，体温によって溶融するか，または水に徐々に溶解もしくは分散することにより，有効成分を放出する一定の形状の半固形の製剤である．坐剤の基剤としては**水溶性基剤**，**油脂性基剤**または**乳剤性基剤**などがある．坐剤基剤の分類とその特徴を**表 3-26** に示す．水溶性基剤は分泌液によって溶解し薬物を放出する．このため，融解点を体温以下にする必要はないが，基剤成分として主に用いられるマクロゴールの直腸粘膜への刺激については注意する必要がある．一方，油脂性基剤は体温により溶融し，薬物を放出する．したがって基剤は融解点が体温以下になるようなものを選択する．この場合，油脂性基剤の酸化安定性や，経時的な融解点の上昇や放出性の低下などにも十分注意する必要がある．乳剤性基剤は水中油型（o/w型）または油中水型（w/o型）のエマルションからなる基剤であり，水を含んでいるため防腐剤が必要である．これらの基剤は配合する薬物の物性なども勘案して選択する．

坐剤の製造法には，**表 3-27** に示すように**冷圧法**と**溶融法**とがある．なお，主薬は必ずしも基剤中に溶解する必要はなく，均一に分散すればよい．このようにして成形された坐剤の代表的な形状を**図 3-35** に示す．

製剤試験として，製剤均一性試験法に適合する．また，適切な放出性を有することが求められているが，日局16の一般試験法には設定されていない．容器は通常，気密容器に保存されるが，湿度が品質に影響を与える場合は，防湿性の容器あるいは包装を用いる場合もある．

| 直腸に適用する製剤

表 3-26 坐剤基剤の分類

分類	基剤	特徴
水溶性基剤	マクロゴール基剤 グリセロゼラチン	・溶解に個人差あり ・製造が容易
油脂性基剤	カカオ脂 半合成基剤	・安全性が高い ・製造が容易
乳剤性基剤	水中油型（o/w型）または油中水型（w/o型）エマルション	・硬度がやや低い ・防腐剤が必要
その他	中空坐剤	・製造コストが高い ・製造が難しい ・薬物にあった分散剤を使用できる
	レクタルカプセル	・使用感が悪い ・溶解に個人差あり ・剤皮の溶解に手間
	軟膏	・製造が容易 ・1回量ごとに容器への充てんが必要

（仲井由宣 編：製剤の単位操作と機械. 医薬品の開発 第11巻, p.313, 廣川書店, 1989 より改変）

表 3-27 坐剤の製造法

製造法	内容
冷圧法	粉末にした基剤に薬物を加え混和し均一な粉末としたあと, 坐剤圧入機により成形する方法である.
溶融法	最も一般的な方法であり, 基剤を溶融し主薬と混和したあと, コンテナに充てんするか, 金型を使用して鋳造成形する方法である.

（長嶋新一：製剤機械技術ハンドブック 第2版, 製剤機械技術研究会 編, 地人書館, p.689, 2010）

2　直腸用半固形剤

　肛門周囲または肛門内に適用する製剤で，**クリーム剤**，**ゲル剤**または**軟膏剤**がある．肛門周辺に投与する場合は，そのまま塗布するか，ガーゼなどに塗布して適用する．肛門内に適用する場合は，何らかの注入容器を用いて投与する．本剤に用いる容器は通常，気密容器とする．なお，品質に水分の蒸散が影響を与える場合は，低水蒸気透過性の容器または包装を用いる．

3　注腸剤

　肛門を通して適用する液状または粘稠なゲル状の製剤であり，**局所作用**（便秘，腸内清掃，潰瘍性大腸炎治療薬）および**全身作用**（睡眠・鎮静）を期待した製剤がある．肛門内に投与する場合，本剤に用いる容器は通常，気密容器とする．なお，品質に水分の蒸散が影響を与える場合は，低水蒸気透過性の容器または包装を用いる．

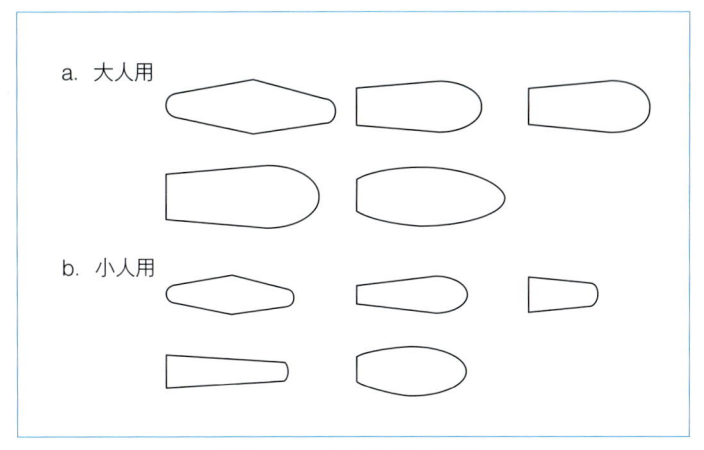

図 3-35　主な坐剤の形状

J 腟に適用する製剤

 腟に適用する製剤としては**腟錠**と**腟用坐剤**がある．主に，抗真菌薬，抗がん薬（子宮がんなど），抗生物質，子宮筋収縮薬，抗炎症薬などがある．直腸に適用する製剤と異なり，本剤は局所の治療が目的とされる場合がほとんどである．

1 腟 錠

 腟に適用する，水に徐々に溶解または分散することにより有効成分を放出する一定の形状の固形の製剤である．腟錠では製剤試験として，製剤均一性試験法に適合する．容器は通常，密閉容器に保存されるが，湿度が品質に影響を与える場合は，防湿性の容器あるいは包装を用いる場合もある．

2 腟用坐剤

 腟に適用する，体温によって溶融するか，または水に徐々に溶解もしくは分散することにより有効成分を放出する一定の形状の半固形の製剤である．基剤〔**表 3-26**（p.119）参照〕や製造法〔**表 3-27**（p.119）参照〕は坐剤の項に準じる．また**図 3-36**に腟用坐剤の形状を示す．腟用坐剤では，製剤試験として製剤均一性試験法に適合する．また，適切な放出性を有することが求められているが，日局16の一般試験法には設定されていない．容器は通常，気密容器に保存されるが，湿度が品質に影響を与える場合は，防湿性の容器あるいは包装を用いる場合もある．

J 腟に適用する製剤

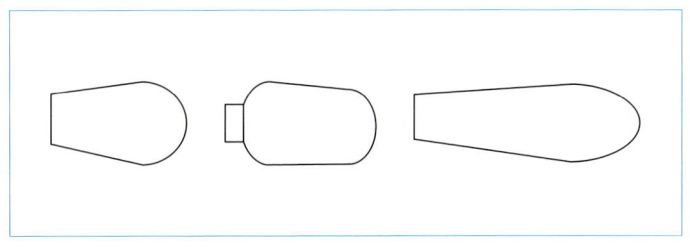

図 3-36　腟用坐剤の形状
（村西昌三 編：坐剤 製剤から臨床応用まで 3，南山堂，1985 より改変）

K 皮膚などに適用する製剤

　皮膚などに適用する製剤としては，局所の疾患の治療を目的とした**局所製剤**と，全身性作用を目的とした**経皮吸収型製剤**とがある．**図3-37**に皮膚などに適用する製剤を示す．

　局所製剤の場合，有効成分が皮膚あるいは皮膚のすぐ下の患部に送達させる必要がある．局所製剤のなかでも，**軟膏剤**や**パップ剤**は紀元前が起源といわれている．軟膏剤では動物油や植物油などを塗り薬としたことに始まり[14]，また，パップ剤はバビロニアの粘土板にパップ剤を意味する文字が記載されているといわれており，江戸時代には湿布として民間療法で使用されていた．**図3-37**の多くの製剤は局所作用を期待した製剤である．これに対し経皮吸収型製剤は，有効成分を皮膚から透過させたあと，全身循環血流に送達させ，経口剤や注射剤などと同様の全身性作用を期待した製剤で，主に**貼付剤**や**軟膏剤**などで実用化されている．

1 外用固形剤

　皮膚（頭皮を含む）や爪に，塗布または散布する固形の製剤で，日局16で新たに設けられた製剤である．本剤には**外用散剤**が含まれる．

　通常適切な医薬品添加剤と混合し，均質にしたもので，皮膚や頭皮に塗布または散布するのに適する粒度を有する必要がある．炎症，皮膚潰瘍や褥瘡などの皮膚疾患に用いられることが多い．製剤試験法として，本剤の分包品は製剤均一性試験法に適合する．本剤は通常，密閉容器に保存されるが，湿度が品質に影響を与える場合は，防湿性の容器あるいは包装を用いる場合もある．

a. 外用散剤

　粉末状の外用固形剤で，有効成分に賦形剤などの医薬品添加剤を加えて混和し均質としたあと，粉末状とした製剤である．

2 外用液剤

　皮膚（頭皮を含む）や爪に，塗布または散布する液状の製剤で，**リニメント剤**と

ローション剤が含まれる．1種あるいはそれ以上の有効成分を，乳化剤，可溶化剤，分散剤，防腐剤，香料などの医薬品添加剤とともに，水などの溶媒に溶解あるいは分散させることにより製した製剤である．製剤試験法として，本剤の分包品は乳化または懸濁したものを除き，製剤均一性試験法に適合する．本剤は通常，気密容器に保存されるが，水分などの蒸散が品質に影響を与える場合は，低水蒸気透過性の容器あるいは包装を用いる場合もある．

a. リニメント剤

皮膚にすり込んで用いる液状または泥状の外用液剤で，エタノールを含むエタノール性溶液型の製剤と，ラッカセイ油などの油を含む油性溶液型の製剤がある．近年では使用感や外観などの観点からあまり汎用されていない．主に角質溶解，寄生性皮膚炎，鎮痔，鎮痛，鎮痒などに用いられている．本剤は通常，刺激作用があるため，損傷のある皮膚には用いない．

b. ローション剤

有効成分を水性の液に溶解または乳化もしくは微細に分散させた外用液剤で，**溶液性ローション**，**懸濁性ローション**および**乳剤性ローション**の3種類に分類される．リニメント剤に比べ水分含量が高く，粘度も低いため流動性が大きい．医薬品添加剤としては，エタノール，グリセリンなどの多価アルコール類，メチルセルロースなどの高分子，乳化剤などを添加する．主に皮膚疾患，鎮痛，鎮痒，殺菌，抗菌，育毛などに用いられている．保存中に成分が分離する場合であっても，その本質が変化していない場合は用時混和して均質として用いることができる．

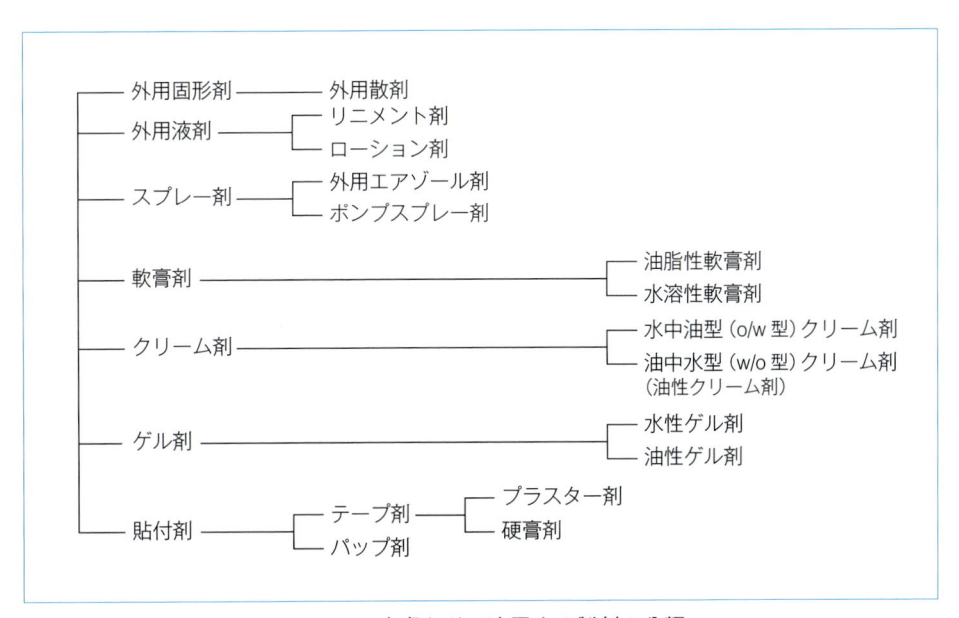

図 3-37 皮膚などに適用する製剤の分類

3　スプレー剤

有効成分を霧状，粉末状，泡沫状，またはペースト状などとして**皮膚に噴霧する製剤**で，噴出機構の違いから**外用エアゾール剤**と**ポンプスプレー剤**に分類される．主に表面局所麻酔，殺菌，鎮痛消炎などに用いられている．本剤のうち定量噴霧式製剤では，適切な噴霧量の均一性が求められているが，日局16の一般試験法には設定されていない．

a. 外用エアゾール剤

容器に充てんした液化ガスまたは圧縮ガスとともに有効成分を噴霧するスプレー剤で，通常耐圧性の容器を用いる．吸入エアゾール剤の項（p.102）もあわせて参照されたい．

b. ポンプスプレー剤

ポンプにより容器内の有効成分を噴霧するスプレー剤で，溶解または懸濁した有効成分や医薬品添加剤を充てん後の容器にポンプを装着したものである．このため，エアゾール剤と異なり内圧を有しないため，通常，樹脂やガラスなどの気密容器に保存されるが，水分などの蒸散が品質に影響を与える場合は，低水蒸気透過性の容器あるいは包装を用いる場合もある．

4　軟膏剤

皮膚に塗布する，有効成分を基剤に溶解または分散させた半固形の製剤で，**油脂性軟膏剤**と**水溶性軟膏剤**とがある．油脂性軟膏剤は白色ワセリンなどの炭化水素などを加温融解して，有効成分を加え溶解または分散させて均質にしたものである．これに対し，水溶性軟膏剤はマクロゴールなどの水溶性基剤を加温して融解し，有効成分を加え均質にしたものである．主に皮膚疾患，鎮痛，鎮痒，殺菌，抗菌などに用いられており，皮膚に適用するうえで適切な粘性を有することとされている．

本剤は通常，気密容器に保存されるが，水分などの蒸散が品質に影響を与える場合は，低水蒸気透過性の容器あるいは包装を用いる場合もある．**表3-28**に軟膏剤，クリーム剤，ゲル剤の基剤の特徴を示す〔基剤については**表3-35**（p.141）もあわせて参照のこと〕．

表 3-28 軟膏剤，クリーム剤，ゲル剤の基剤の特徴

分類		基剤の種類		機能特性
疎水性	油脂性基剤	鉱物性	プラスチベース	保湿性 創面保護
			ワセリン	
		動植物性	単軟膏	
親水性	水溶性基剤	マクロゴール軟膏		吸水性
	乳剤性基剤	油中水型（w/o型）	吸水クリーム コールドクリーム 親水ワセリン ラノリン	保水性
		水中油型（o/w型）	親水クリーム バニシングクリーム	保水性
	懸濁性基剤	ハイドロゲル基剤		弱い吸水性
		FAPG基剤（リオゲル基剤）		吸水性

FAPG：Fatty Acid Propylene Glycol

（高野正彦：今日の皮膚外用剤，p.164，南山堂，1981 より改変）

5　クリーム剤

　皮膚に塗布する，水中油型（o/w 型）または油中水型（w/o 型）に乳化した半固形の製剤であり，油中水型に乳化した親油性の製剤については**油性クリーム剤**と称することもある．白色ワセリンや高級アルコール，乳化剤などを油相に，多価アルコール，乳化剤，防腐剤，精製水などを水相に用いて加温し，油相および水相を合わせて均質になるまで撹拌し乳化して製する．**図 3-38** に乳化機の一例を，また**図 3-39**，**3-40** に日局 16 に掲載されている**吸水クリーム**と**親水クリーム**の処方を示す．主に皮膚疾患，鎮痛，鎮痒，殺菌，抗菌などに用いられており，皮膚に適用するうえで適切な粘性を有することとされている．

　本剤は通常，気密容器に保存されるが，水分などの蒸散が品質に影響を与える場合は，低水蒸気透過性の容器あるいは包装を用いる場合もある．

6　ゲル剤

　皮膚に塗布するゲル状の製剤で，**水性ゲル剤**と**油性ゲル剤**がある．水性ゲル剤は有効成分に高分子化合物（カルボキシビニルポリマーなど），防腐剤のほか，医薬品添加剤と精製水を加えて溶解または懸濁させ，必要に応じて架橋などにより製する．これに対し油性ゲルは，有効成分にグリコール類などの液状の油性基剤，そのほかの医薬品添加剤を加えて混和することにより製する．軟膏剤やクリーム剤に比べ，薬物の吸収性は比較的高いと考えられている一方，皮膚刺激などには留意する必要がある．

K 皮膚などに適用する製剤

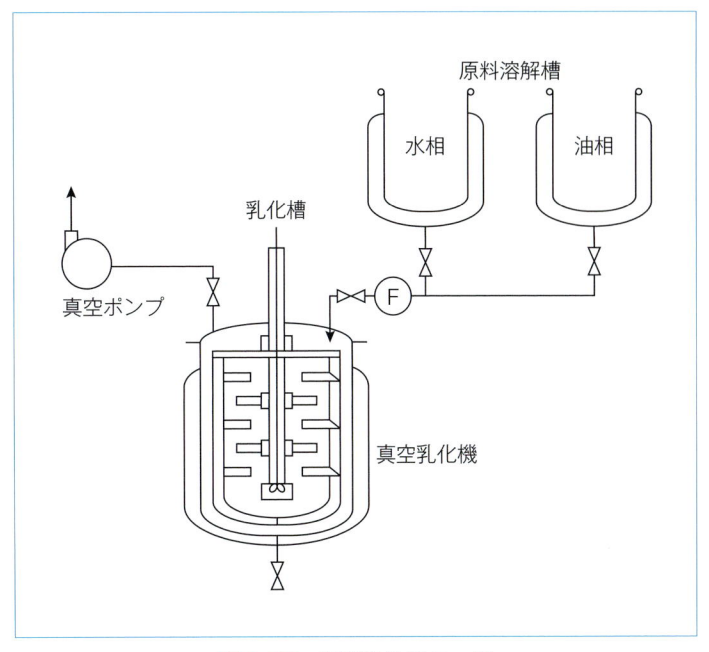

図 3-38 真空乳化機の一例
（仲井由宣 編：製剤の単位操作と機械．医薬品の開発 第 11 巻，p.159，廣川書店，1989 より改変）

白色ワセリン	400 g
セタノール	100 g
サラシミツロウ	50 g
ソルビタンセスキオレイン酸エステル	50 g
ラウロマクロゴール	5 g
パラオキシ安息香酸メチル	1 g
パラオキシ安息香酸プロピル	1 g
全量	1,000 g

図 3-39 吸水クリーム

白色ワセリン	250 g
ステアリルアルコール	200 g
プロピレングリコール	120 g
ポリオキシエチレン硬化ヒマシ油 60	40 g
モノステアリン酸グリセリン	10 g
パラオキシ安息香酸メチル	1 g
パラオキシ安息香酸プロピル	1 g
全量	1,000 g

図 3-40 親水クリーム

7 貼付剤

皮膚に貼付する製剤で，**テープ剤**と**パップ剤**がある．本剤は1種または数種の高分子化合物を基剤とし，これに有効成分，必要に応じて粘着付与剤やそのほかの医薬品添加剤を混和し均質として，支持体またはライナーに展延して成形する．**図3-41**に貼付剤の模式図を示す．**経皮吸収型製剤**の場合，**放出調節膜**を用いることもある．**図3-42**に代表的な経皮吸収型製剤の模式図を，また**表3-29**に日本および海外で市販されている全身作用を目的とした経皮吸収型製剤の一覧を示す．局所作用を目的とした製剤は，主に鎮痛消炎薬として用いられている．**表3-30**に経皮吸収型製剤のメリット，デメリットを示す．新たな可能性を秘めた経皮投与システムとして，電気を用いた経皮吸収型製剤であるイオントフォレーシス型の製剤や，微小な針を有するマイクロニードル型の製剤の開発も進められている〔詳細は6章（p.215）を参照のこと〕．

経皮吸収型製剤の製剤試験法では，製剤均一性試験法に適合する．また，皮膚に適用するうえで適切な粘着性を有するとともに，放出速度を調節した製剤では，適切な放出特性を有することとされている．日局16の一般試験法にはないが，粘着性

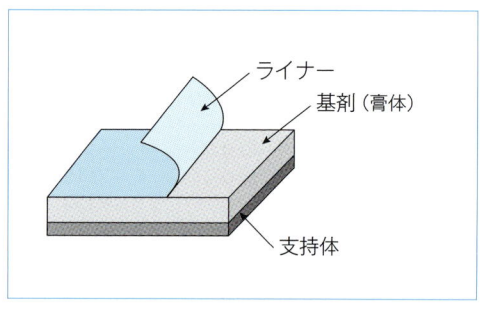

図3-41 貼付剤の模式図

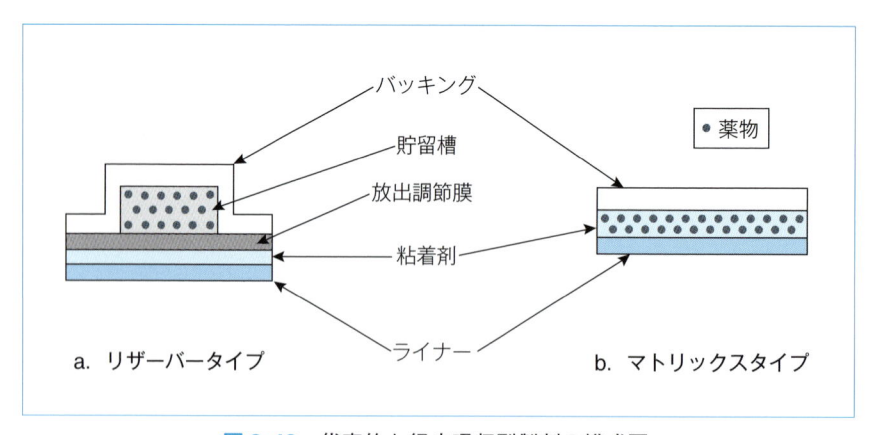

図3-42 代表的な経皮吸収型製剤の模式図

K 皮膚などに適用する製剤

表 3-29　日本および海外で市販されている経皮吸収型製剤

領域	薬物	主な製品	製剤のタイプ
狭心症	ニトログリセリン	ニトロダーム®TTS® ミリス®テープ	リザーバー マトリックス
	硝酸イソソルビド	フランドル®テープ	マトリックス
酔い止め	スコポラミン	Transderm-Scop®	リザーバー
鎮痛	フェンタニル	デュロテップ®MTパッチ	マトリックス
	フェンタニルクエン酸塩	フェントス®テープ	マトリックス
	ブプレノルフィン	ノルスパン®テープ	マトリックス
ホルモン補充療法	エストラジオール	エストラーナ®テープ	マトリックス
	エストラジオール 酢酸ノルエチステロン	メノエイド®コンビパッチ	マトリックス
	テストステロン	Testoderm®	リザーバー
高血圧	クロニジン	Catapres-TTS®	リザーバー
禁煙補助	ニコチン	ニコチネル®TTS®	リザーバー
喘息	ツロブテロール	ホクナリン®テープ	マトリックス
パーキンソン病	ロチゴチン	Neupro®	マトリックス
うつ病	セレギリン	EMSAM®	マトリックス
排尿障害	オキシブチニン	OXYTROL®	マトリックス
注意欠陥多動性障害（ADHD）	メチルフェニデート	Daytrana®	マトリックス
制吐	グラニセトロン	Sancuso®	マトリックス
アルツハイマー型認知症	リバスチグミン	イクセロン®パッチ	マトリックス

表 3-30　経皮吸収型製剤のメリット，デメリット

メリット	・一定の薬物濃度を長時間維持できる ・経口投与時の肝臓での初回通過効果を回避できる ・経口投与できない患者にも適用できる ・食事の影響を受けにくい ・副作用発現時には，投与の中断が容易 ・投与回数を減少させ，コンプライアンスが改善できる
デメリット	・薬物の吸収率が悪い（特に水溶性薬物） ・皮膚の損傷などにより吸収が異なる可能性がある ・何回も同じ部位に貼付することにより，皮膚がかぶれることがある

試験には**ボールタック試験**や**プローブタック試験**などが用いられている．**図3-43**に医薬品製造販売指針に示されているボールタック試験器の概略を示す．この方法は適当な粘着テープで貼付剤を固定し，種々の大きさのスチールボールを転がし，粘着面上に止まる最大のボールナンバーを決めることにより粘着力を求める．

a. テープ剤

ほとんど水を含まない基剤を用いる貼付剤であり，**プラスター剤**と**硬膏剤**がある．本剤に用いる高分子化合物は，樹脂，プラスチックやゴムなどの非水性の天然または合成高分子化合物である．本剤は通常，密閉容器に保存されるが，湿気が品質に影響を与える場合は，防湿性の容器あるいは包装を用いることもある．

b. パップ剤

水を含む基剤を用いる貼付剤である．本剤に用いる高分子化合物は，ポリアクリル酸類，ゼラチン，メチルセルロースなどの水溶性の天然または合成高分子を用い，これに架橋剤を加えてゲル構造を形成する．**図3-44**に成型パップ剤の製造工程の概要を示す．本剤は通常，気密容器に保存されるが，水分などの蒸散が品質に影響を与える場合は，低水蒸気透過性の容器あるいは包装を用いることもある．

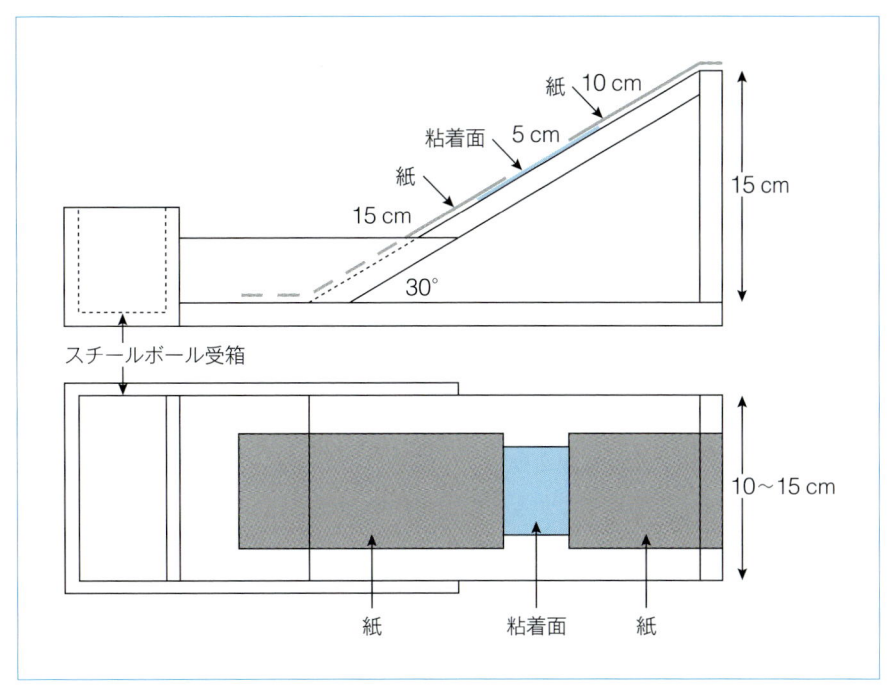

図 3-43 ボールタック試験器の概略図
（レギュラトリーサイエンス学会 編：医薬品製造販売指針 2010, p.117, じほう, 2012 より改変）

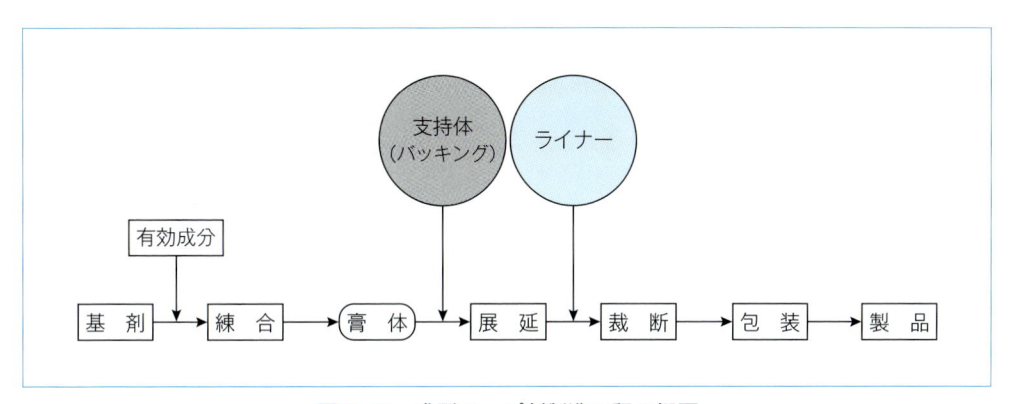

図 3-44 成型パップ剤製造工程の概要
（日本薬局方解説書編集委員会 編：第十六改正日本薬局方解説書, A-149, 廣川書店, 2011）

L 生薬関連製剤

主として生薬を原料とする製剤であり，**エキス剤**，**丸剤**，**酒精剤**，**浸剤・煎剤**，**茶剤**，**チンキ剤**，**芳香水剤**および**流エキス剤**を含む．生薬は古くから伝統医療で用いられている．また，香辛料などの食品やサプリメントなどでも用いられている．

生薬は天然物由来であるため，栽培される産地，採取時期，季節や気象条件，処理方法などにより品質が変動し，一様ではない．また，化学薬品のように微量成分まで同定・定量することがきわめて困難である．したがって，生薬の選別やそれを用いた製法や試験法はその特性を十分考慮するべきである．**表3-31**に原料生薬の品質試験項目例を示す．

a. エキス剤

生薬の浸出液を濃縮して製したもので，濃縮の程度により**軟エキス剤**と**乾燥エキス剤**に分類される．**図3-45**に製造法の概略を示す．とりわけ乾燥エキス剤では，凍結乾燥や噴霧乾燥により粉末や粒状などに製造することが多い．本剤は，エキス剤の重金属試験法の検液および比較液の調製を行ったあと，**重金属試験法**に適合する．また，本剤は通常，気密容器に保存する．

b. 丸剤

経口投与する球状の製剤で，古代中国やエジプトなどで以前から用いられてきた．最近では服用のしやすさや大量生産などの観点から，本剤よりもカプセル剤や錠剤などが多く用いられるようになったものの，現在でも一般用医薬品，漢方薬や配置薬などには多く用いられている．**図3-46**に丸剤の製造方法の概略を示す．本剤は，有効成分に賦形剤，結合剤や適切な医薬品添加剤を加え，**図3-46**に示すような製造方法により製する．

製剤試験としては，**崩壊試験法**に適合する．また，本剤は通常，密閉容器または気密容器に保存する．

c. 酒精剤

揮発性の有効成分（主に揮発性精油が多い）をエタノールまたはエタノールと水の混液に溶解して製した液状の製剤であり，火気を避けて保存する．チンキ剤と異なり，酒精剤は単に揮発性の有効成分を溶媒に溶かした製剤である．本剤は通常，気密容器に保存する．

L 生薬関連製剤

表 3-31 原料生薬の品質試験項目例

試験項目	試験内容
形態学的試験	外観試験（形，大きさ，色） 官能試験（臭い，味，堅さ，重さ） 植物形態学的観察（顕微鏡観察）
理化学的試験	成分定量 確認試験 エキス含量 乾燥減量 灰分，酸不溶性成分 重金属，ヒ素 残留溶媒 精油含量

（森下勇夫：製剤機械技術ハンドブック 第2版，製剤機械技術研究会 編，p.727，地人書館，2010）

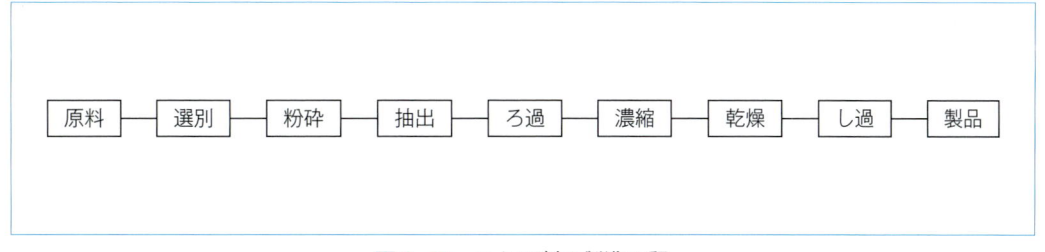

原料 → 選別 → 粉砕 → 抽出 → ろ過 → 濃縮 → 乾燥 → し過 → 製品

図 3-45 エキス剤の製造工程

（仲井由宣 編：製剤の単位操作と機械．医薬品の開発 第11巻，p.304，廣川書店，1989）

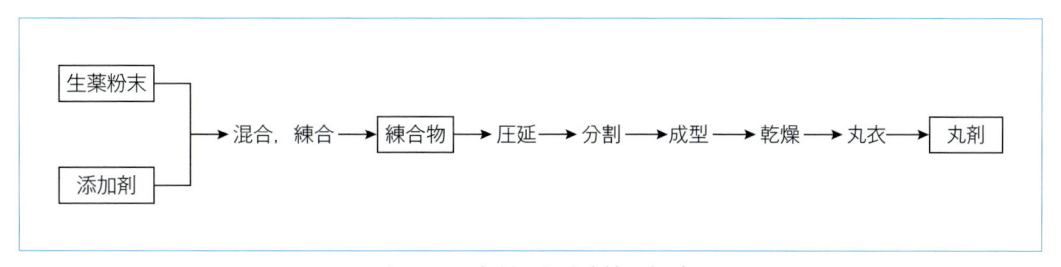

生薬粉末＋添加剤 → 混合，練合 → 練合物 → 圧延 → 分割 → 成型 → 乾燥 → 丸衣 → 丸剤

図 3-46 丸剤の製造方法の概略

（仲井由宣 編：製剤の単位操作と機械．医薬品の開発 第11巻，p.295，廣川書店，1989）

d. 浸剤・煎剤

いずれも生薬を常水で浸出して製した液状の製剤である．本剤を製するには，生薬を**粗切**（葉，花，全草），**中切**（材，茎，皮，根，根茎），**細切**（種子，果実）の大きさとし，その適量を浸煎茶器に入れ，常水で熱時抽出した製剤で，主に内服用に用いられる．抽出条件などは生薬の種類により適切に決める必要がある．本剤は通常，気密容器に保存する．

e. 茶剤

生薬を粗末から粗切の大きさとし，1日量または1回量を紙または布の袋に充てんした製剤である．日局16に新たに設けられた剤形で，いわゆるティーバッグ状の製剤であり，用時調製が簡単にできるように設計されている．製造法は，前述の浸剤・煎剤に準じて製する．本剤は通常，密閉容器または気密容器に保存する．

f. チンキ剤

生薬をエタノールまたはエタノールと精製水の混液で浸出して製した液状の製剤である．本剤は生薬を粗末または細切とし，**浸出法**または**パーコレーション法**により製する．**表3-32**にそれぞれの方法の概要を示す．本剤は火気を避けて，気密容器に保存する．

g. 芳香水剤

精油または揮発性物質を飽和させた，澄明な液状の製剤である．現在では矯臭の目的で，ほかの薬剤に配合して用いられている．本剤は通常，気密容器に保存する．

h. 流エキス剤

生薬の浸出液で，その1 mL中に生薬1 g中の可溶性成分を含むように製した液状の製剤である．ただし，成分含量に規定のあるものはその規定を優先する．製造法は，前述のチンキ剤と同様に生薬を粗末または細切として，浸出法またはパーコレーション法により製する（**表3-32**）．また，チンキ剤やシロップ剤のための濃厚製剤としても使われる．本剤は，流エキス剤の重金属試験法の検液および比較液の調製を行ったあと，重金属試験法に適合する．また，本剤は通常，気密容器に保存する．

表 3-32 浸出法とパーコレーション法の概要

方法	概要
浸出法	生薬を適切な容器に入れ，相当量の浸出液を加え，密閉後ときどきかき混ぜながら，可溶性成分が十分溶けるまで室温で放置したあと，遠心分離などにより固液分離し，放置後，上澄液をとるか，ろ過して澄明な液とする．
パーコレーション法	生薬にあらかじめ浸出液を少量ずつ加え，よく混和して潤し，室温放置後，浸出器に入れ，さらに浸出剤を加えて一定速度で浸出液を得る．放置後，上澄液をとるか，ろ過して澄明な液とする．

M 製剤に用いる添加剤

1 添加剤

　添加剤とは，製剤に含まれる薬物以外の物質であり，薬物および製剤の有用性を高める，製剤化を容易にする，品質の安定化を図る，使用性を向上させるなどの目的で添加される．添加剤は，その製剤の投与量において薬理作用を示さず，無害であり，薬物の治療効果を妨げるものであってはならない．製剤に含まれる添加剤は，医療用医薬品添付文書に表示することが義務づけられており，それらを参考にすることで，製剤の特性（例えば腸溶性など）を把握することができる．また，ドラッグデリバリーシステムを適用した製剤では，持続放出性，吸収性の改善，標的指向化などの目的で開発された新しい添加剤が利用されている．

　剤形に応じて，さまざまな添加剤が用いられている．錠剤，カプセル剤，顆粒剤などの固形製剤に用いられる添加剤を**表 3-33** に，注射剤，点眼剤などの液剤に用いられる添加剤を**表 3-34** に，軟膏剤，クリーム剤，坐剤などの半固形製剤に用いられる基剤を**表 3-35** にまとめる．

表 3-33　固形製剤に用いられる添加剤

名　称	使用目的	例
賦形剤	主薬のかさ増し，形状の付与，服用性の向上など	乳糖（水和物および無水物），D-マンニトール，でんぷん，結晶セルロース，無水リン酸水素カルシウム，白糖など
結合剤	造粒時における粉末同士の結合性の確保	ヒドロキシプロピルセルロース，ヒプロメロース，メチルセルロース，カルメロースナトリウム，ポビドン，でんぷん糊など
崩壊剤	製剤の崩壊性の確保	カルメロースカルシウム，クロスカルメロースナトリウム，低置換度ヒドロキシプロピルセルロース，結晶セルロース，でんぷんなど
滑沢剤	打錠時におけるスティッキングの防止，粉体の流動性の確保など	ステアリン酸マグネシウム，ステアリン酸カルシウム，タルクなど
流動化剤	粉体の流動性の確保	無水ケイ酸，メタケイ酸アルミン酸マグネシウムなど
溶解補助剤	難水溶性である主薬の溶出性の改善	ポリソルベート 80，ラウリル硫酸ナトリウムなど
着色剤	着色による含量が異なる製剤の識別化など	黄色三二酸化鉄など
コーティング剤	外観の改善，不快な味や臭いのマスキング，主薬の安定化，主薬の放出性制御など	ヒプロメロース[a]，ヒプロメロースフタル酸エステル[b]，ヒプロメロース酢酸エステルコハク酸エステル[b]，メタアクリレートコポリマー[b]，エチルセルロース[c]，酸化チタン[d]，カルナウバロウ[e]，ポリエチレングリコール[f]，プロピレングリコール[f]，タルク[g]など
カプセル基剤	カプセル剤の剤皮	ゼラチン，ヒプロメロース，グリセリン[h]，ソルビトール[h]など

a）フィルムコーティング剤
b）腸溶性コーティング剤
c）徐放性コーティング剤
d）遮光剤（主薬の光安定性の確保）
e）光沢化剤（特に錠剤表面の光沢化による外観の改善）
f）可塑剤（コーティング剤の製膜性の改善）
g）付着防止剤（コーティング時の製剤同士の付着防止）
h）軟カプセル剤の剤皮中に添加する可塑剤

表 3-34 液剤に用いられる添加剤

名 称	使用目的	例
溶 剤	主薬および添加剤の溶解	注射用水[a]，精製水[a]，滅菌精製水[a]，生理食塩液[a]，植物油[b]，エタノール[b] など
賦形剤[c]	主薬のかさ増し，形状の付与	乳糖，D-マンニトール，D-ソルビトールなど
等張化剤	浸透圧の調整（体液との等張化）	塩化ナトリウム，ブドウ糖，グリセリン，ホウ酸[d] など
緩衝剤	pH の調整[e]	塩酸，水酸化ナトリウム，クエン酸塩，リン酸塩，酢酸塩など
安定剤	主薬の安定化	亜硫酸水素ナトリウム[f]，ピロ亜硫酸ナトリウム[f]，アスコルビン酸[f]，トコフェロール[g]，エデト酸ナトリウム水和物[h]，チオグリコール酸[h] など
保存剤[i]	微生物の発育阻止	パラオキシ安息香酸エステル類，ベンジルアルコール，クロロブタノール，ベンザルコニウム塩化物，ベンゼトニウム塩化物など
溶解補助剤	難水溶性の主薬の可溶化	エタノール，プロピレングリコール，ポリオキシエチレン硬化ヒマシ油誘導体など
粘稠剤	粘性の付与による患部での滞留性の向上	メチルセルロース[j]，カルメロースナトリウム，ポリビニルアルコールなど
乳化剤	乳剤の分散安定化	ポリソルベート 80[k]，ポリオキシエチレン硬化ヒマシ油，レチシンなど
懸濁化剤	懸濁剤の分散安定化	アラビアゴム[l]，カルメロースナトリウム[l]，モノステアリン酸アルミニウム[m] など

a）水性溶剤
b）非水性溶剤
c）凍結乾燥注射剤に添加
d）溶血性があるため，注射剤には使用不可
e）生理的条件（血清の pH：約 7.2，涙液の pH：約 7.4）にできるだけ近づけることが好ましいが，薬物の安定性，溶解性，薬理作用への影響も鑑みて pH を決定（注射剤であれば pH 4～8 程度，点眼剤であれば pH 5～8.5 程度の製剤が人体に適用可）
f）水溶性の抗酸化剤
g）油溶性の抗酸化剤
h）水溶性のキレート剤
i）水性溶剤，輸液剤，洗眼剤に添加不可，分割使用の注射剤には原則添加
j）高圧蒸気滅菌可
k）溶血性の問題から，注射剤での使用回避
l）水性懸濁剤に使用
m）油性懸濁剤に使用

表 3-35 半固形製剤に用いられる基剤

分類			例	特性
疎水性基剤	油脂性基剤		白色・黄色ワセリン，パラフィン，流動パラフィン，プラスチベース，シリコン，植物油，豚脂，ロウ類，白色軟膏，単軟膏など	・乾燥型／湿潤型皮膚疾患に適用． ・皮膚非浸透性（良好な皮膚保護作用）／低刺激性． ・不良な使用感（分泌液の低い吸収性やべたつき感）． ・水洗除去が困難．
親水性（クリーム）基剤	水溶性基剤		マクロゴール軟膏	・びらんに適用（分泌物の吸収・除去が可能）． ・皮膚非浸透性． ・水洗除去が容易．
	乳剤性基剤	油中水型（w/o型） 水相を欠くもの[a]	親水ワセリン，精製ラノリンなど	・乾燥型皮膚疾患に適用（湿潤型皮膚疾患に不適）． ・皮膚浸透性（低い皮膚保護作用） ・水洗除去が困難． ・ほかの軟膏剤との混合性不良（乳化の破壊）．
		油中水型（w/o型） 水相を有するもの	吸水クリーム（吸水軟膏），加水ラノリンなど	
		水中油型（o/w型）	親水クリーム（親水軟膏）など	・乾燥型皮膚疾患に適用（湿潤型皮膚疾患に不適）． ・皮膚浸透性（低い皮膚保護作用）． ・水洗除去が容易． ・ほかの軟膏剤との混合性不良（乳化の破壊）． ・保存剤の添加要（防カビ）．
	懸濁性（ゲル）基剤	ヒドロゲル	ベントナイトやビーガム（無機物），メチルセルロースやカルボキシビニルポリマー（有機物）を混合	・脂漏性皮膚疾患に適用（ヒドロゲル基剤の場合）． ・皮膚非浸透性（ヒドロゲル）／浸透性（リオゲル）． ・皮膚表面でフィルム形成． ・水洗除去が容易．
		リオゲル	FAPG [b]	

a) 水分を加えると乳剤となる
b) 高級脂肪族アルコールをプロピレングリコールに懸濁させた基剤

2 浸透圧と等張化

　薬物を水に溶かすと濃度に応じた一定の浸透圧を示す．しかし，一般に薬物だけでは浸透圧が低い（低張）．注射剤や点眼剤では，調製された薬液の浸透圧が体液（血清や涙液）と著しくかけ離れている場合，投与部位に与える刺激が強く，疼痛などの不快感を伴う．等張化剤は，体液の浸透圧と等しくする目的で薬液中に加える添加剤である．生理食塩液や5％ブドウ糖注射液はいずれも等張である．以下，等張化に必要な等張化剤の添加量を求める計算方法を概説する．また，同じ処方について，それぞれの方法で求めた等張化剤の添加量も示す．

a. 氷点降下度法（氷点法）

　体液の氷点降下度は 0.52 ℃であるので，同じ値をもつ薬液を調製すれば体液と等張になる．**表 3-36** に種々の薬物や添加剤の氷点降下度を示す．式（3-1）を用いて等張化剤の添加量を計算する〔**例題 1a**（p.145）参照〕．

$$a + bx = 0.52 \qquad x = \frac{0.52 - a}{b} \qquad (3\text{-}1)$$

　x：薬液 100 mL 当たりに添加する等張化剤の量（g）
　a：薬物のみを溶解した水溶液の氷点降下度
　b：等張化剤の 1 w/v ％水溶液の氷点降下度

b. 食塩当量法（食塩価法）

　ある薬物1gと同じ浸透圧を示す塩化ナトリウムの量（g）を，その薬物の食塩当量という．**表 3-36** に種々の薬物や添加剤の食塩当量を示す．例えば，アンピシリンナトリウムの食塩当量は，**表 3-36** より 0.16 であるが，これは，1 w/v ％アンピシリンナトリウム水溶液が 0.16 w/v ％の塩化ナトリウム水溶液と同じ浸透圧を示すことを意味する．塩化ナトリウムの 0.9 w/v ％水溶液がちょうど体液と等張であり，0.9 を等張食塩当量という．式（3-2）を用いて等張化剤の添加量を計算する〔**例題 1b**（p.145）参照〕．

$$x = 0.9 - a \qquad (3\text{-}2)$$

　x：薬液 100 mL 当たりに添加する塩化ナトリウムの量（g）
　a：薬液 100 mL に含まれる薬物の処方量（g）と食塩当量との積

表 3-36 氷点降下度，食塩当量および等張容積

薬品名	1.0 w/v %溶液の氷点降下度 (℃)	食塩当量 (g)	薬品 1.0 g の等張容積 (mL)	薬品名	1.0 w/v %溶液の氷点降下度 (℃)	食塩当量 (g)	薬品 1.0 g の等張容積 (mL)
アトロピン硫酸塩水和物	0.073	0.13	14.3	尿酸	0.341	0.59	65.5
亜硫酸水素ナトリウム	0.353	0.61	62.2	ピロカルピン塩酸塩	0.134	0.24	26.7
アンピシリンナトリウム	0.09	0.16	19.2	ピロカルピン硝酸塩	0.131	0.23	25.7
エチルモルヒネ塩酸塩水和物	0.088	0.16	17.8	フィゾスチグミンサリチル酸塩	0.090	0.16	17.7
エフェドリン塩酸塩	0.169	0.30	33.3	フェノール	0.199	0.35	38.9
塩化カリウム	0.439	0.76	92.8	ブドウ糖（無水）	0.100	0.18	20.0
塩化カルシウム水和物（$2H_2O$）	0.298	0.51	—	フルオレセインナトリウム	0.182	0.31	34.3
				プロカイン塩酸塩	0.122	0.21	23.3
塩化ナトリウム	0.578	1.00	111.1	プロピレングリコール	0.262	0.45	—
塩酸エピネフリン	0.165	0.29	32.3	ペニシリン G カリウム	0.104	0.18	20.0
塩酸ペノキシネート	0.104	0.18	20.0	ベンザルコニウム塩化物	0.091	0.16	—
塩酸リドカイン	0.125	0.22	—	ベンジルアルコール	0.095	0.17	18.9
オキシテトラサイクリン塩酸塩	0.081	0.14	15.6	ベンゼトニウム塩化物	0.028	0.05	—
				ホウ砂	0.241	0.42	46.7
カルベニシリンナトリウム	0.118	0.20	—	ホウ酸	0.283	0.50	55.7
クエン酸ナトリウム水和物	0.178	0.31	34.4	ホマトロピン臭化水素酸塩	0.096	0.17	19.0
グリセリン	0.202	0.35	38.8	ホマトロピン臭化メチル酸塩	0.106	0.19	21.0
クロラムフェニコールコハク酸エステルナトリウム	0.078	0.14	15.7	ポリソルベート 80	0.010	0.02	—
クロロブタノール	0.069	0.24	20.0	ポリミキシン B 硫酸塩	0.049	0.09	10.0
ゲンタマイシン硫酸塩	0.030	0.05	5.2	メチルプレドニゾロンコハク酸ナトリウム	0.051	0.09	—
コカイン塩酸塩	0.091	0.16	17.7				
ジブカイン塩酸塩	0.076	0.13	14.3	モルヒネ塩酸塩水和物	0.086	0.15	16.7
硝酸カリウム	0.323	0.56	62.2	ヨウ化カリウム	0.205	0.34	37.8
硝酸銀	0.190	0.33	36.7	硫酸亜鉛水和物	0.085	0.15	16.7
スコポラミン臭化水素酸塩水和物	0.068	0.12	13.3	硫酸マグネシウム（無水）	0.184	0.32	—
ストレプトマイシン硫酸塩	0.038	0.07	7.7	硫酸マグネシウム水和物（$7H_2O$）	0.094	0.17	—
スルベニシリンナトリウム	0.124	0.22	23.9	リン酸一水素ナトリウム（$7H_2O$）	0.307	0.53	55.5
セファロチンナトリウム	0.095	0.17	—				
炭酸水素ナトリウム	0.381	0.65	72.3	リン酸一水素ナトリウム（$12H_2O$）	0.126	0.22	—
炭酸ナトリウム（無水）	0.404	0.70	—				
チオ硫酸ナトリウム水和物	0.18	0.31	34.4	リン酸二水素カリウム（無水）	0.252	0.44	48.9
テトラカイン塩酸塩	0.109	0.18	20.0				
テトラサイクリン塩酸塩	0.078	0.14	15.7	リン酸二水素ナトリウム（無水）	0.263	0.46	51.1
ナファゾリン塩酸塩	0.155	0.27	25.5				
ニコチン酸アミド	0.148	0.26	28.9	リン酸二水素ナトリウム水和物（$2H_2O$）	0.202	0.36	40.0

氷点降下度，食塩当量については，Merck Index 11th ed.（1989），等張容積については U.S.P. XXII（1990）を主として参照した．

（日本薬剤師会 編：第十改訂調剤指針，p.144，薬事日報社，1996 より改変）

c. 等張容積法（容積価法）

薬品1gを溶かして等張液とするために必要な水の量（mL）を，等張容積（容積価）という．**表 3-36** に種々の薬物や添加剤の等張容積を示す．式（3-3）を用いて等張化剤の添加量を計算する（**例題 1c** 参照）．

$$x = \frac{a-b}{c} \qquad (3\text{-}3)$$

x：処方中に添加する等張化剤の量（g）
a：処方の液量（mL）
b：薬物の処方量（g）と等張容積との積
c：等張化剤の等張容積

> **例題 1**
>
> 次の処方を等張化するためには何 g のホウ酸が必要か．
>
> | Rp. | ピロカルピン塩酸塩 | 0.60 g |
> |---|---|---|
> | | ホウ酸 | 適宜 |
>
> 精製水を加え，全量を 30 mL とする．
>
> a. 氷点降下度法
>
> ピロカルピン塩酸塩およびホウ酸の 1.0 w/v％水溶液の氷点降下度は，それぞれ 0.134 および 0.283 である．処方中のピロカルピン塩酸塩の濃度は，2.0 w/v％である．これらの数値を式（3-1）に代入する．
>
> $$x = \frac{0.52 - (0.134 \times 2.0)}{0.283} = 0.890 \qquad (3\text{-}4)$$
>
> 0.890 g は薬液 100 mL 当たりに添加するホウ酸の量であることから，30 mL 当たりのホウ酸の添加量は 0.267 g（0.890×30/100）となる．
>
> b. 食塩当量法
>
> ピロカルピン塩酸塩およびホウ酸の食塩当量は，それぞれ 0.24 および 0.50 である．ピロカルピン塩酸塩の処方量は 0.60 g である．ここで，30 mL の水を等張化するのに必要な塩化ナトリウムは 0.27 g（0.9×0.3）である．これらの数値を式（3-2）に代入する．
>
> $$x = 0.27 - (0.60 \times 0.24) = 0.126 \qquad (3\text{-}5)$$
>
> 0.126 g は薬液 30 mL 当たりに添加する塩化ナトリウムの量である．ホウ酸の食塩当量は 0.50 であることから，ホウ酸の添加量は 0.252 g（0.126/0.50）となる．
>
> c. 等張容積法
>
> ピロカルピン塩酸塩およびホウ酸の等張容積は，それぞれ 26.7 および 55.7 である．処方の液量は 30 mL である．また，ピロカルピン塩酸塩の処方量は 0.60 g である．これらの数値を式（3-3）に代入する．
>
> $$x = \frac{30 - (0.60 \times 26.7)}{55.7} = 0.251 \qquad (3\text{-}6)$$
>
> 等張化するのに必要なホウ酸の添加量は 0.251 g となる．

Essential Point

A 経口投与する製剤
- 錠剤は「経口投与する一定の形状の固形の製剤」と定義される．
- 錠剤の製造方法として，直接打錠法，乾式顆粒圧縮法，湿式顆粒圧縮法がある．
- 打錠障害には，キャッピング，ラミネーション，ダイフリクション，バインディング，スティッキングがある．
- カプセル剤は「経口投与する，カプセルに充てん又はカプセル基剤で被包成形した製剤」と定義される．
- ゼラチンに代わるカプセル基剤として，ヒプロメロースやプルランが，使用されている．
- 顆粒剤の定義は「経口投与する粒状に造粒した製剤」，散剤の定義は「経口投与する粉末状の製剤」で，製造工程における造粒の有無で分類される．
- 経口液剤の定義は「経口投与する，液状又は流動性のある粘稠なゲル状の製剤」である．
- シロップ用剤は，水を加えるとき，シロップ剤となる顆粒状または粉末状の製剤であり，ドライシロップ剤と称することができる．

B 口腔内に適用する製剤
- 消化管から有効成分が吸収されることを企図した口腔内崩壊錠と異なり，口腔用錠剤は，口腔粘膜からの吸収を目標に設計される．
- 口腔用錠剤にはトローチ剤，舌下錠，口腔用スプレー剤，口腔用半固形剤，含嗽剤がある．

C 注射により投与する製剤（注射剤）
- 注射剤は，皮下，筋肉内または血管などの体内組織・器官に直接投与する，通例，溶液，懸濁液もしくは乳濁液，または用時溶解もしくは用時懸濁して用いる固形の無菌製剤である．
- 注射剤は，医師の管理下での使用による確実なコンプライアンス，初回通過効果の回避，作用の速効性などの利点がある一方，製造コストは高く，投与時に痛みを伴い，感染症／過敏症の発現リスクもある．
- 注射剤は，無菌性，脱発熱性物質（パイロジェン），脱不溶性異物／不溶性微粒子を特に考慮した厳格な環境管理下で製造されなければならない．

D 透析に用いる製剤（透析用剤）
- 透析用剤は，腹膜透析または血液透析に用いる液状もしくは用時溶解する固形の製剤（腹膜透析用剤と血液透析用剤）である．
- 腹腔内に直接投与する腹膜透析用剤は，注射剤同様の厳しい品質基準が求められる無菌の透析用剤である．
- 血液透析用剤は，透析器の透析膜を介して血液と接する灌流液の原液であり，体内には直接投与しない．

E 気管支・肺に適用する製剤（吸入剤）
- 気管支・肺に適用する製剤には，吸入剤として，吸入粉末剤，吸入液剤および吸入エアゾール剤がある．
- 本剤は吸入投与のために適切な器具または装置を使用する．
- 吸入粉末剤や吸入エアゾール剤では，適切な有効成分の送達量の均一性や空気力学的に適切な粒子径を有する．
- 吸入液剤はネブライザなどにより適用する液剤である．

F 目に投与する製剤
- 点眼剤は眼組織に適用する液状もしくは懸濁状の無菌製剤で，透明性のある気密容器に充てんされている．
- 点眼剤は等張で，液性はpH 5～8.5程度の範囲であることが望ましい．
- 点眼剤の不溶性微粒子試験法によれば，不溶性微粒子の限度は300 μm以上のものは1 mL中に1個以下で，懸濁性点眼剤中の粒子は通例，最大粒子径75 μm以下である．
- 眼軟膏剤は結膜嚢などの眼組織に適用する半固形の無菌製剤で，微粉末または懸濁液を混和する場合，その粒子の大きさは75 μm以下でなければならない．

Essential Point

G 耳に投与する製剤（点耳剤）
- 点耳剤は外耳または内耳に投与する，液状，半固形または用時溶解もしくは用時懸濁して用いる固形の製剤である．
- 点耳剤は無菌製剤でないが，生物による汚染に十分注意を払う必要がある．
- 患耳を上にして点耳剤を滴下したあと，そのまま10分程度安静にして十分患部に薬液を浸らせる耳浴が大切である．
- 点耳によるめまいの誘発を軽減させるために，点耳剤を体温まで温めて使用する．

H 鼻に適用する製剤（点鼻剤）
- 点鼻剤は鼻腔または鼻粘膜に投与する製剤で，点鼻粉末剤と点鼻液剤がある．
- 局所治療薬として，抗アレルギー薬や抗炎症薬を含む点鼻剤が多い．
- 鼻腔粘膜から吸収され，全身循環に移行して効果を発現する製剤もある．
- 鼻粘膜は吸収がよいので，局所治療に用いる場合でもステロイドなどは全身への影響を考慮する．

I 直腸に適用する製剤
- 直腸に適用する製剤には，坐剤，直腸用半固形剤および注腸剤がある．
- 坐剤は，直腸内に投与する，体温によって溶融するか，または水に徐々に溶解もしくは分散することにより有効成分を放出する一定の形状の半固形製剤である．
- 直腸用半固形剤には，クリーム剤，ゲル剤または軟膏剤がある．
- 注腸剤は肛門を通じて適用する液状または粘稠なゲル状の製剤である．

J 腟に適用する製剤
- 腟に適用する製剤には，腟錠および腟用坐剤がある．
- 腟錠は腟に適用する，水に徐々に溶解または分散することにより有効成分を放出する一定の形状の固形の製剤である．
- 腟用坐剤は，腟に適用する，体温によって溶融するか，または水に徐々に溶解，もしくは分散することにより有効成分を放出する一定の形状の半固形製剤である．

K 皮膚などに適用する製剤
- 皮膚などに適用する製剤には，外用固形剤，外用液剤，スプレー剤，軟膏剤，クリーム剤，ゲル剤および貼付剤があり，さらに外用散剤，リニメント剤，ローション剤，外用エアゾール剤，ポンプスプレー剤，テープ剤およびパップ剤に細分類される．
- 外用散剤は，皮膚（頭皮を含む）または爪に，塗布または散布する固形の製剤で，日局16で新たに設けられた製剤である．本剤には外用散剤が含まれる．
- 外用液剤は，皮膚（頭皮を含む）または爪に，塗布または散布する液状の製剤で，リニメント剤とローション剤が含まれる．
- スプレー剤は，有効成分を霧状，粉末状，泡沫状，またはペースト状などとして皮膚に噴霧する製剤で，噴出機構の違いから外用エアゾール剤とポンプスプレー剤に分類される．
- 軟膏剤は，皮膚に塗布する，有効成分を基剤に溶解または分散させた半固形の製剤で，油脂性軟膏剤と水溶性軟膏剤とがある．
- クリーム剤は，皮膚に塗布する水中油型（o/w型）または油中水型（w/o型）に乳化した半固形の製剤であり，油中水型（w/o型）に乳化した親油性の製剤については油性クリーム剤と称することもある．
- ゲル剤は，皮膚に塗布するゲル状の製剤で，水性ゲル剤と油性ゲル剤がある．
- 貼付剤は，皮膚に貼付する製剤で，テープ剤とパップ剤がある．
- 経皮吸収型製剤は，皮膚などに適用する製剤に含まれる．

L 生薬関連製剤
- 生薬関連製剤は，エキス剤，丸剤，酒精剤，浸剤・煎剤，茶剤，チンキ剤，芳香水剤および流エキス剤を含む．

Essential Point

- エキス剤は，生薬の浸出液を濃縮して製したもので，軟エキス剤と乾燥エキス剤がある．
- 丸剤は，経口投与する球状の製剤である．
- 酒精剤は，揮発性の有効成分をエタノールまたはエタノールと水の混液に溶解して製した液状の製剤である．
- 浸剤・煎剤は，いずれも生薬を常水で浸出して製した液状の製剤である．
- 茶剤は，生薬を粗末から粗切の大きさとし，1日量または1回量を紙または布の袋に充てんした製剤である．
- チンキ剤は，生薬をエタノールまたはエタノールと精製水の混液で浸出して製した液状の製剤である．
- 芳香水剤は，精油または揮発性物質を飽和させた，澄明な液状の製剤である．
- 流エキス剤は，生薬の浸出液で，その1 mL 中に生薬1 g 中の可溶性成分を含むように製した液状の製剤である．

M 製剤に用いる添加剤

- 添加剤は，製剤に含まれる薬物以外の物質で，薬物および製剤の有用性を高める，製剤化を容易にする，品質の安定化を図る，使用性を向上させるなどの目的で用いられる．
- 製剤には，必要に応じて，適切な添加剤を加えることができる．
- 添加剤は，その製剤の投与量において薬理作用を示さず，無害であり，薬物の治療効果を妨げるものであってはならない．

4章 製剤に関連する試験法

　各原薬または製剤の特性に応じて，製剤の品質を保証するための適切な規格試験項目，試験方法および規格値が設定される必要がある．ここでは，これらの重要な各種試験法を日本薬局方に基づいて解説する．

A 製剤均一性試験法

　製剤均一性試験法とは，個々の製剤の間での有効成分含量均一性の程度を示すための試験法である．したがって，本試験は，別に規定される場合を除き，単剤または配合剤に含まれる個々の有効成分に対して適用される．

　錠剤，カプセル剤，散剤または顆粒剤の分包品，アンプル入り注射剤は，個々の製剤中に有効成分の1回服用量，あるいは複数個で1回用量になるように有効成分を含有している．そのような製剤の有効成分の含量均一性を保障するには，ロット内の個々の製剤中の有効成分が，表示量を中心とした狭い範囲内にあることを確認する必要がある．ただし，懸濁剤，乳剤またはゲルからなる外用の皮膚適用製剤へは本試験を適用しない．

　製剤の有効成分の含量均一性は，**表4-1**に示したように含量均一性試験または質量偏差試験のいずれかの方法で試験される．

　含量均一性試験は，製剤個々の有効成分の含量を測定し，それぞれの成分の含量が許容域内であるかどうかを確認する試験で，すべての製剤に適用できる．

　質量偏差試験は次の場合に適用できる．

① 成分が完全に溶解した液を個別容器に封入した製剤（軟カプセルを含む）．
② ほかの有効成分および添加剤を含まず，単一の成分のみからなる散剤，顆粒および用時溶解の注射剤などの固形製剤を個別容器に封入したもの．
③ 成分が完全に溶解した液を，最終容器内で凍結乾燥することにより製した用時溶解の注射剤などの固形製剤で，その調整法がラベルまたは添付文書に記載されているもの．
④ 硬カプセル，素錠またはフィルムコーティング錠で，有効成分含量が25 mg以上で，かつ製剤中の有効成分の割合が質量比で25 %以上のもの．ただし，有効成分を含まない部分（コーティング部カプセル殻など）を除いて計算する．
　25 %より低い成分がある場合，その成分は含量均一性で試験する．

　上記の条件を満たさない製剤は，含量均一性で試験する．ただし，④に示された製剤で，25 mg/25 %の閾値に達しなかった場合でも，製造工程のバリデーションおよび製剤開発のデータから最終製剤の有効成分の濃度の相対標準偏差 relative standard deviation（RSD）が2 %以下であることが示され，試験法の変更が認められた場合には，質量偏差試験を適用できる．有効成分濃度 RSD は，個々の製剤に対する有効成分濃度（w/w, w/v）の RSD で，個々の製剤中の有効成分含量を製剤質量で除することにより求められる．RSD の一般式は**表4-2**を参照．

表 4-1　含量均一性試験および質量偏差試験の各製剤への適用

剤形	タイプ	サブタイプ	含量／有効成分濃度	
			25 mg 以上 かつ 25 %以上	25 mg 未満 または 25 %未満
錠剤	素錠	－	MV	CU
	コーティング錠	フィルムコーティング剤	MV	CU
		その他	CU	CU
カプセル剤	硬カプセル	－	MV	CU
	軟カプセル	懸濁剤，乳化剤，ゲル	CU	CU
		液剤	MV	MV
個別容器に入った固形製剤（分包品，凍結乾燥製剤など）	単一組成	－	MV	MV
	混合物	最終容器内で溶液を凍結乾燥した製剤	MV	MV
		その他	CU	CU
個別容器に入った製剤（完全に溶解した液）	－	－	MV	MV
その他	－	－	CU	CU

CU：含量均一性試験，MV：質量偏差試験

1　含量均一性試験

試料30個以上をとり，下記に示す方法に従って試験する．定量法と含量均一性試験とで異なる測定法を用いた場合には，補正係数が必要となる場合もある．

1）固形製剤

試料10個について，個々の製剤中の有効成分含量を適切な方法で測定し，**表 4-2** を参照して判定値を計算する（**計算 4-1**）．

2）液　剤

試料10個について，個々の容器から通常の使用法に従ってよく混合した内容物を取り出し，有効成分含量を測定し，**表 4-2** を参照して判定値を計算する（**計算 4-1**）．

2　質量偏差試験

本試験は，有効成分濃度（有効成分質量を製剤質量で割ったもの）が均一であるという仮定で行われる試験である．

適当な方法によりロットを代表する試料について測定し，有効成分の平均含量を求める．この値を A とし，**計算 4-2**（p.155）で示したように，表示量に対するパーセント（%）として表す．試料30個以上をとり，下記に示す方法に従って試験する．

1）素錠またはフィルムコーティング錠

試料10個について，個々の質量を精密に量り，定量法により求めた平均含量から，計算により個々の試料の含量推定値を求め，表示量に対するパーセント（%）で表す．判定値を計算する（**計算 4-2**）．

2）硬カプセル

試料10個について，試料と質量の対応性に留意しながら，個々の質量をカプセルごと精密に量る．カプセルから内容物を適切な方法で除去し，個々のカプセルの質量を精密に量る．個々の試料の質量から対応する空のカプセルの質量を差し引いて，それぞれの試料の内容物質量を求める．内容物の質量と定量法により求めた平均含量から，計算により個々の試料の含量推定値を求め，表示量に対するパーセント（%）で表す．判定値を計算する（**計算 4-2**）．

3）軟カプセル

試料10個について，試料と質量の対応性に留意しながら，個々の質量をカプセルごと精密に量る．カプセルを切り開き，内容物を適切な溶媒で洗い流す．室温に30分間放置し，残存している溶媒を蒸発させて除去する．このとき，カプセルが吸湿または乾燥することを避けなければならない．個々のカプセルの質量を精密に量り，個々の試料の質量から対応する空のカプセルの質量を差し引いて，それぞれの

A 製剤均一性試験法

表 4-2 含量均一性試験の判定値

変数	定義	条件	値
$\bar{X}$	表示量に対する％で表した個々の含量の平均 ($x_1, x_2 \cdots x_n$)	—	—
$x_1, x_2, \cdots, x_n$	試験した個々の試料に含まれる有効成分含量（表示量に対する％）	—	—
n	試料数（試験した試料の全個数）	—	—
k	判定係数	試料数 n が 10 のとき	2.4
		試料数 n が 30 のとき	2.0
s	標準偏差	—	$\sqrt{\dfrac{\sum_{i=1}^{n}(X_i-\bar{X})^2}{n-1}}$
RSD	相対標準偏差（平均値に対し，％で表した標準偏差）	—	$\dfrac{100s}{\bar{X}}$
M（ケース1） ($T \leqq 101.5$ の場合に適用)	基準値	$98.5\% \leqq \bar{X} \leqq 101.5\%$	$M=\bar{X}$ ($AV=ks$)
		$\bar{X} < 98.5\%$	$M=98.5\%$ ($AV=98.5-\bar{X}+ks$)
		$\bar{X} > 101.5\%$	$M=101.5\%$ ($AV=\bar{X}-101.5+ks$)
M（ケース2） ($T > 101.5$ の場合に適用)	基準値	$98.5\% \leqq \bar{X} < T$	$M=\bar{X}$ ($AV=ks$)
		$\bar{X} < 98.5\%$	$M=98.5\%$ ($AV=98.5-\bar{X}+ks$)
		$\bar{X} > T$	$M=T\%$ ($AV=\bar{X}-T+ks$)
判定値（AV）	—	—	一般式： $\|M-\bar{X}\|+ks$
$L1$	判定値の最大許容限度値	—	$L1=15.0$ 他に規定する場合を除く
$L2$	個々の含量の M からの最大許容偏差	個々の含量の下限値は $0.75M$，上限値は $1.25M$（$L2=25.0$ とする）	$L2=25.0$ 他に規定する場合を除く
T	目標含量．各条で別に規定する場合を除き，T は 100.0% とする．	—	—

計算 4-1　含量均一性試験の判定値の計算

次の式（4-1）に従って判定値を計算する．記号は**表 4-2** で定義される．

$$\text{判定値} = |M-\bar{X}| + ks \tag{4-1}$$

$|M-\bar{X}|$：$(M-\bar{X})$ の絶対値

試料の内容物質量を求める．内容物の質量と定量法により求めた平均含量から，計算により個々の試料の含量推定値を求め，表示量に対するパーセント（％）で表す．判定値を計算する（**計算 4-2**）．

4) 錠剤とカプセル剤以外の固形製剤

前述の「硬カプセル」の項に記載された方法と同様に個々の製剤を処理する．判定値を計算する（**計算 4-2**）．

5) 液 剤

試料 10 個について，個々の質量を精密に量り，定量法により求めた平均含量から，計算により個々の試料の含量推定値を求め，表示量に対するパーセント（％）で表す．判定値を計算する（**計算 4-2**）．

3　判定基準

別に規定するもののほか，次の判定基準を適用する．

1) 固形製剤および液剤

初めの試料 10 個について判定値を計算し，その値が 15.0 ％を超えないときは適合とする．もし判定値が 15.0 ％を超えるときは，さらに残りの試料 20 個について同様の試験を行い，判定値を計算する．2 回の試験を併せた 30 個の試料の判定値が 15.0 ％を超えず，かつ個々の製剤の含量が，含量均一性試験または質量偏差試験の「判定値の計算」（**計算 4-1，4-2**）で示した $0.75\,M$ 以上で，かつ $1.25\,M$ を超えることがないときは適合とする．

計算 4-2　質量偏差試験の判定値の計算

「含量均一性試験」の項に従って判定値を計算する．ただし，'X は A' に，また個々の試料の有効成分量は適当な方法で測定して求めた有効成分含量に置き換える．

　　$x_1, x_2, \cdots, x_n$：試料 1 個に含まれる有効成分含量の推定値

$$x_i = w_i \times \frac{A}{\overline{W}} \tag{4-2}$$

　　$w_1, w_2, \cdots, w_n$：試験した個々の試料の質量
　　　　　　　　A：適当な方法で測定して求めた有効成分含量
　　　　　　　　　　（表示量に対する％）
　　　　　　　　$\overline{W}$：個々の質量（$w_1, w_2, \cdots, w_n$）の平均値

B 製剤の粒度の試験法

製剤の粒度の試験法は，製剤総則中の製剤の粒度の規定を試験する方法である．本試験法は造粒製剤の粒度を試験するものであり，製剤総則中で適用されるのは，顆粒剤のうち細粒剤または散剤と称する製剤のみである．

a. 試験方法と判定

18号（850 μm）および30号（500 μm）のふるいを用いて試験を行う．ただし，この試験に用いるふるいの枠の内径は75 mmとする．

試料10.0 gを正確に量り，前記のふるいおよび受器を重ね合わせた容器の上段のふるいに入れ，上ふたをし，3分間水平に揺り動かしながら，ときどき軽くたたいてふるったあと，各々のふるいおよび受器の残留物の質量を量る（**図4-1**）．

1) 細粒剤

製剤の粒度の試験法を行うとき，18号（850 μm）ふるいを全量通過し，30号（500 μm）のふるいに残留するものは全量の10％以下のものを細粒剤と称することができる．

2) 散 剤

微粒状に造粒したもので，製剤の粒度の試験法を行うとき，18号（850 μm）ふるいを全量通過し，30号（500 μm）のふるいに残留するものは全量の5％以下のものを散剤と称することができる．

B 製剤の粒度の試験法

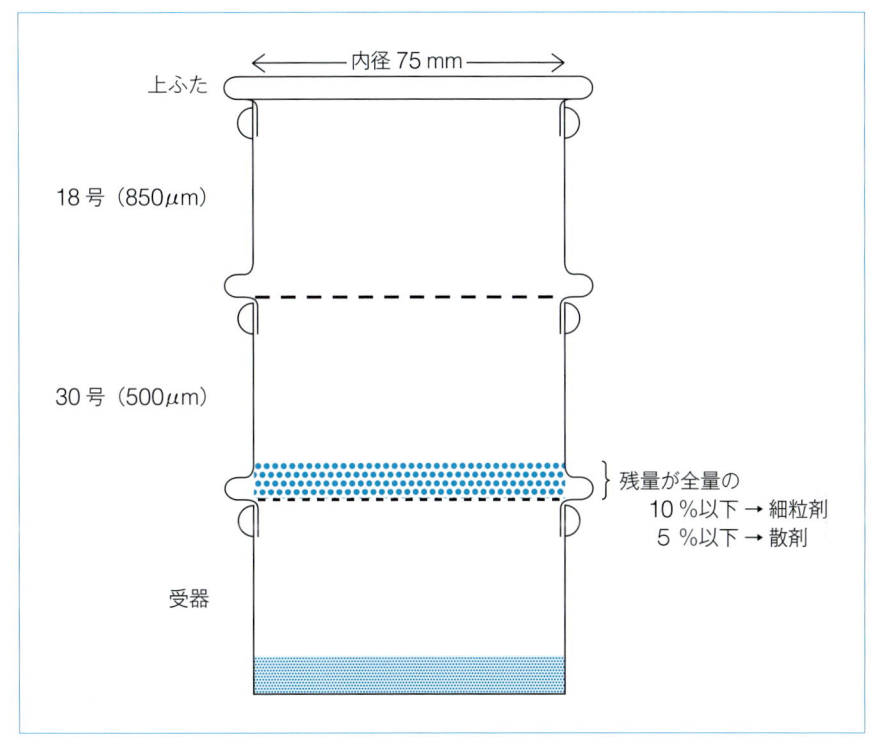

図 4-1 製剤の粒度の試験法概要図

C 崩壊試験法

崩壊試験法は，錠剤，カプセル剤，顆粒剤，丸剤が試験液中，定められた条件で規定時間内に崩壊するかどうかを確認する試験法である．崩壊試験法は，製剤中の有効成分が完全に溶解するかどうかを確認することを目的としていない．

a. 試験方法と判定

用いる装置は**図4-2**に示すように，1,000 mL低形ビーカー（高さ138～160 mm，浸漬部の内径97～115 mm），37±2℃で温度調節可能な恒温槽，1分間29～32往復，振幅53～57 mmで上下する試験器および電動機から構成されている．操作法に従い別に補助盤または補助筒を用いる．

液の温度は37±2℃に保ち，ビーカー剤形別の試験条件（試験液の種類と試験時間）および適合条件と再試験適合条件は**表4-3**に示すように各製剤ごとに異なっている．

医薬品各条に方法が指定されている医薬品（舌下に用いるニトログリセリン錠，硝酸イソソルビド錠）では，試験液として水を用い，補助盤を用いないで試験を行い，2分間で判定する．ピペラジンリン酸塩錠は，試験液として水を用い，10分間で判定する．

b. 試験液

試験液は水（精製水），第1液および第2液のうち，水あるいは"第1液および第2液をあわせて"のいずれかを用いる．第1液および第2液はそれぞれ人工胃液および人工腸液を想定している．

① 第1液：塩化ナトリウム2.0 g，塩酸7.0 mLおよび精製水で全量を1,000 mLとして調整．pHは約1.2．
② 第2液：0.2 mol/Lリン酸二カリウム試液250 mLに0.2 mol/L水酸化ナトリウム118 mLおよび精製水で全量を1,000 mLとして調整．pHは約6.8．

c. 適用医薬品

崩壊試験法を適用する医薬品は，硝酸イソソルビド錠，ニトログリセリン錠，ピペラジンリン酸塩錠の3種である．

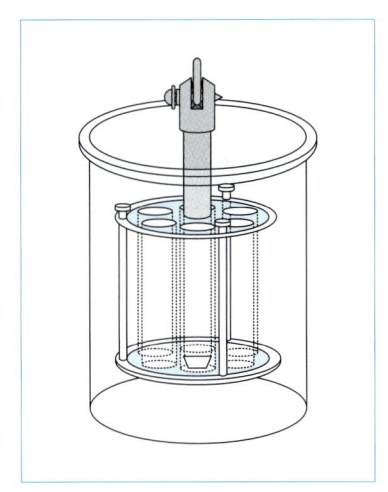

図 4-2 崩壊試験法試験器

表 4-3 崩壊試験の測定条件と試験時間一覧表

	剤 形	試料数	試験液	補助盤	補助筒	試験時間	判 定
即放性製剤	錠剤（素錠）	6個	水	規定による	−	30分	残留物をガラス管内にまったく認めないか，または認めても明らかに原形をとどめない軟質の物質であるとき，あるいは不溶性の剤皮またはカプセル皮膜の断片であるとき，試料は崩壊したものとする．
	カプセル剤	6個	水	規定による	−	20分	同上
	適当なコーティング剤で剤皮を施した錠剤	6個	水	規定による	−	60分	同上
	丸剤	6個	水	規定による	−	60分	同上
	舌下剤（ニトログリセリン錠，硝酸イソソルビド錠）	−	水	−	−	2分	−
	ピペラジンリン酸塩錠	−	水	−	−	10分	試料の残留物を補助筒内にまったく認めないか，または認めても明らかに原形をとどめない軟質の物質であるとき，あるいは剤皮の断片であるとき，試料は崩壊したものとする．
	剤皮を施していない顆粒剤	0.1g × 6	水	−	+	30分	試料の残留物を補助筒内にまったく認めないか，または認めても明らかに原形をとどめない軟質の物質であるとき，あるいは剤皮の断片であるとき，試料は崩壊したものとする．
	剤皮を施した顆粒剤					60分	
腸溶性製剤	腸溶性製剤および腸溶性カプセル	第1液 第2液 各々6個	第1液	規定による	−	120分	腸溶錠および腸溶性カプセルが壊れた場合，または腸溶性皮膜が開口，破損した場合，崩壊したものとする．すべての試料が崩壊しない場合，適合とする．
			第2液	規定による	−	60分	即放性製剤の操作法に従って試験を行い，崩壊の判定を行う．
	腸溶性顆粒および腸溶性顆粒を充てんしたカプセル剤	第1液 第2液 各々 0.1g × 6	第1液	−	+	60分	即放性製剤の操作法に従って試験を行う．試験器の網目から落ちる顆粒が15粒以内のとき，適合とする．
			第2液	−	+	30分	即放性製剤の操作法に従って試験を行い，崩壊の適否判定を行う．

D 溶出試験法

　溶出試験法は，経口製剤について溶出試験規格に適合しているかどうかを判定するために行うものであるが，併せて著しい生物学的非同等性を防ぐことを目的としている．本試験における試料とは，最小投与量に相当するもので，錠剤では1錠，カプセルでは1カプセル，そのほかの製剤では規定された量を意味する．

1　装　置

a. 回転バスケット法の装置

　本装置はふたができるガラスまたは透明で化学的に不活性な材質の容器，モーター，回転軸および円筒形のバスケットからなる．容器は適当な大きさの恒温水槽に設置するかまたは恒温ジャケットなどに入れ，加温する．恒温水槽または恒温ジャケットは，試験中の容器内温度が37 ± 0.5℃となるように，また，恒温水槽内の液体が滑らかに動くように調整する．容器は底部が半円球の円筒形で，容積は1 L，高さ160〜210 mm，内径は98〜106 mmで容器の上部には出縁がある（**図4-3a**）．**図4-3b**に示すように回転軸とバスケットは，ステンレス製，あるいはそれと同等の不活性な材質を使用する．試験中は容器の内底とバスケットの下端との距離は25 ± 2 mmに固定する．

b. パドル法の装置

　本装置は，回転バスケット法の装置と同様のものを用いるが，撹拌部には撹拌翼と回転軸からなるパドルを用いる（**図4-4**）．試験中は容器の内底と撹拌翼の下端との距離は25 ± 2 mmに固定する．

c. フロースルーセル法の装置

　本装置は試験液の貯槽と送液用ポンプ，フロースルーセル，試験液を37 ± 0.5℃に保つための恒温水槽からなる（**図4-5**）．フロースルーセルは医薬品各条で規定された大きさのものを使用する．

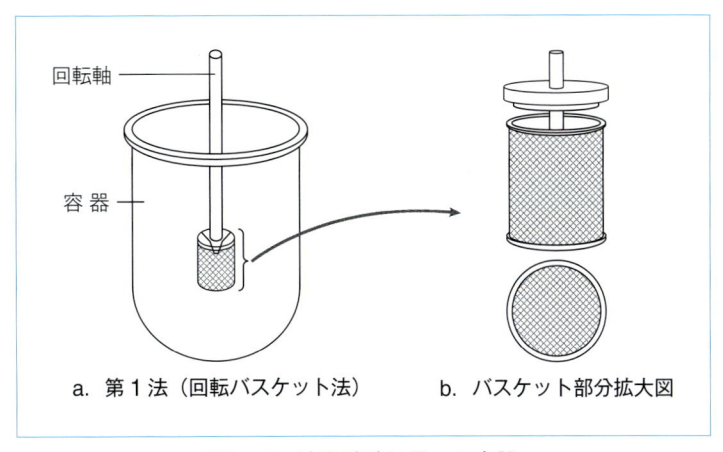

図4-3 溶出試験に用いる容器

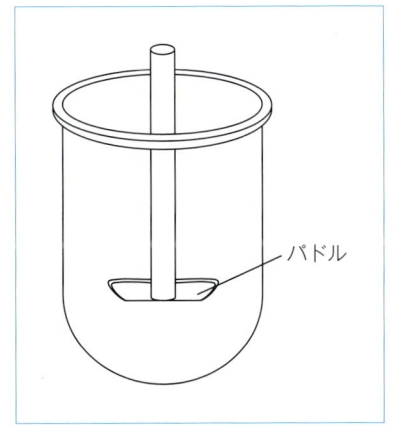

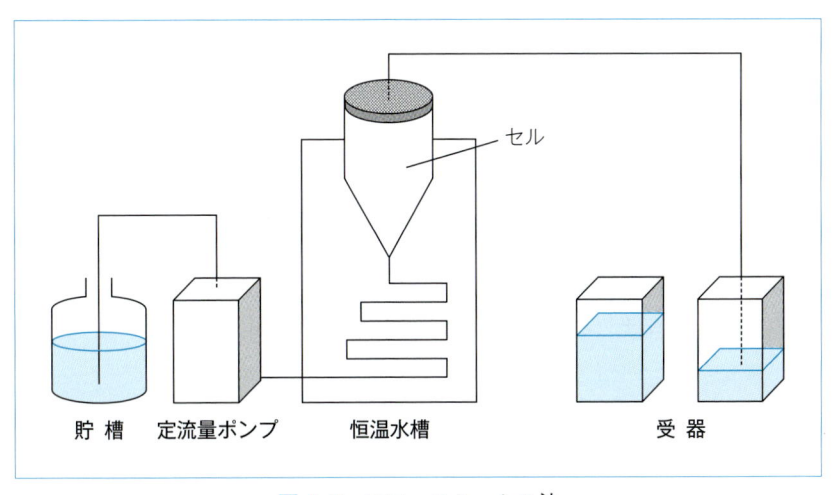

a. 第1法（回転バスケット法）　　b. バスケット部分拡大図

（回転軸、容器）

図4-4 パドル法

（パドル）

図4-5 フロースルーセル法

貯槽　定流量ポンプ　恒温水槽　　　　受器

（セル）

2 試験方法と判定

a. 即放性製剤

医薬品各条で Q 値が規定されている場合は判定法1に従い，そのほかの場合は判定法2に従う．

1）判定法1

別に規定するもののほか，試料からの有効成分の溶出率が判定基準表（**表4-4**）を満たすときに適合とする．S1またはS2を満たさない場合には，S3までの試験を行う．Q は規定された有効成分の溶出率であり，表示量に対する百分率で表す．**表4-4**中の5％，15％，25％は，Q と同様に，有効成分の表示量に対する百分率で表されている．

2）判定法2

別に規定するもののほか，試料6個について試験を行い，個々の試料からの溶出率がすべて医薬品各条に規定する値のときは適合とする．規定する値から外れた試料が1個または2個のときは，新たに試料6個をとって試験をくり返す．12個中10個以上の試料の個々の溶出率が規定する値のときに適合とする．

b. 徐放性製剤

1）判定法1

別に規定するもののほか，試料からの有効成分の溶出率が判定基準表（**表4-5**）を満たすときに適合とする．L1またはL2を満たさない場合には，L3まで試験を行う．各時点の溶出率の限度は，表示量に対する百分率で表されている．限度値は，規定された（場合によっては投与間隔を区切った）各試験液採取時間でのそれぞれの溶出率 Q_i の値である．各条に複数の範囲が示されている場合は，それぞれの範囲で判定基準を適用する．

2）判定法2

別に規定するもののほか，試料6個について試験を行い，個々の試料からの溶出率がすべて医薬品各条に規定する値のときは適合とする．規定する値から外れた試料が1個または2個のときは，新たに試料6個をとって試験をくり返す．12個中10個以上の試料の個々の溶出率が規定する値のときに適合とする．複数の範囲が示されている場合は，それぞれの範囲で判定基準を適用する．

表 4-4 即放性製剤の判定基準表

水準	試験個数	判定基準
S1	6	個々試料からの溶出率が $Q+5$ ％以上．
S2	6	12 個（S1 + S2）の試料の平均溶出率 $\geqq Q$, $Q-15$ ％未満のものがない．
S3	12	24 個（S1 + S2 + S3）の試料の平均溶出率 $\geqq Q$, $Q-15$ ％未満のものが 2 個以下, $Q-25$ ％未満のものがない．

表 4-5 徐放性製剤の判定基準表

水準	試験個数	判定基準
L1	6	すべての個々の溶出率が，それぞれの規定範囲内（限度値も含む）であり，かつ，最終試験時間では，すべての個々の溶出率が規定された値以上である．
L2	6	12 個（L1 + L2）の試料の平均溶出率が規定された範囲内（限度値も含む）であり，かつ，試験終了時の 12 個（L1 + L2）の試料の平均溶出率が規定された値以上である．また，個々の試料からの溶出率は，規定された範囲からの表示量の ± 10 ％を超えて外れるものがなく，かつ，試験終了時に規定された値より表示量の 10 ％を超えて下まわるものがない．
L3	12	24 個（L1 + L2 + L3）の試料の平均溶出率が規定された範囲内（限度値も含む）であり，かつ，試験終了時の 24 個（L1 + L2 + L3）の試料の平均溶出率が規定された値以上である．規定された範囲から表示量の 10 ％を超えて外れるものが，24 個のうち 2 個以下であり，かつ，試験終了時に規定された値より表示量の 10 ％を超えて下まわるものが，24 個のうち 2 個以下である．さらに，規定された範囲から表示量の 20 ％を超えて外れるものがなく，かつ，試験終了時に規定された値よりも表示量の 20 ％を超えて下まわるものがない．

c. 腸溶性製剤

医薬品各条において，溶出試験第2液による試験でQ値が規定されている場合は判定法1に従い，そのほかの場合は判定法2に従う．

1) 判定法1

① 溶出試験第1液による試験：別に規定するもののほか，溶出試験第1液による試験においては，有効成分の溶出率が判定基準表（**表4-6**）を満たすときに適合とする．A2で25％を超えるものがなく平均溶出率が適合しない場合には，A3まで試験を行う．

② 溶出試験第2液による試験：別に規定するもののほか，有効成分の溶出率が判定基準表（**表4-7**）を満たすときに適合とする．B1またはB2を満たさない場合には，B3まで試験を行う．Qは，各条に規定された有効成分の溶出率であり，表示量に対する百分率で表す．**表4-7**中の5％，15％，25％は，Qと同様に，有効成分の表示量に対する百分率で表されている．

2) 判定法2

別に規定するもののほか，溶出試験第1液，溶出試験第2液による試験とも，試料6個について試験を行い，個々の試料からの溶出率がすべて医薬品各条に規定する値のときは適合とする．規定する値から外れた試料が1個または2個のときは，新たに試料6個をとって試験をくり返す．12個中10個以上の試料の個々の溶出率が規定する値のとき適合とする．

表 4-6 腸溶性製剤の判定基準表（第1液）

水準	試験個数	判定基準
A1	6	個々試料からの溶出率が 10 % 以下.
A2	6	12 個（A1 ＋ A2）の試料の平均溶出率が 10 % 以下で，かつ，25 % を超えるものがない.
A3	12	24 個（A1 ＋ A2 ＋ A3）の試料の平均溶出率が 10 % 以下で，かつ，25 % を超えるものがない.

表 4-7 腸溶性製剤の判定基準表（第2液）

水準	試験個数	判定基準
B1	6	個々試料からの溶出率が $Q＋5$ % 以上
B2	6	12 個（B1 ＋ B2）の試料の平均溶出率 $\geq Q$，$Q－15$ % 未満のものがない.
B3	12	24 個（B1 ＋ B2 ＋ B3）の試料の平均溶出率 $\geq Q$，$Q－15$ % 未満のものが 2 個以下，$Q－25$ % 未満のものがない.

E 注射剤に関する試験法

1 注射剤の採取容量試験法

　注射剤の採取容量試験法は，表示量よりやや過剰に採取できる量が容器に充てんされていることを確認する試験法である．アンプル，プラスチックバッグなどの単回投与容器または分割投与容器で提供される注射剤は，通常，表示量を投与するのに十分な量の注射液で充てんされており，過量は，製品の特性に応じて決まる．

　懸濁性注射剤および乳濁製注射剤では，内容物を採取する前および密度を測定する前に振り混ぜる．非水性注射剤および粘性を有する注射剤では，必要ならば表示された方法に従って加温し，内容物を移し替える直前に振り混ぜてもよい．測定は，20～25℃に冷やしたあとに行う．

a. 試験方法

　試験法は，容量法と質量法に大別される．容量法は排出された内容物を直接メスシリンダーで読み取るのに対して，質量法は内容物を質量として測定したあと，別途内容物の密度を測定して容量に換算する方法である．具体的な方法は，**表 4-8** に示した 4 種に大別される．

b. 適用医薬品

　注射剤の採取容量試験法を適用する医薬品名は以下の 4 種類である．
　① 単回投与注射剤
　② 分割投与注射剤
　③ カートリッジ剤または充てん済みシリンジ剤
　④ 輸液剤

2　注射剤の不溶性異物検査法

注射剤の不溶性異物検査法は，注射剤中の不溶性異物の有無を調べる検査法である．

a. 試験方法

1）第1法

溶液である注射剤および用時溶解して用いる注射剤の溶剤はこの方法による．

容器の外部を清浄にし，白色光源の直下，約 1,000 lx の明るさの位置で，肉眼で観察するとき，澄明で，たやすく検出される不溶性異物を認めてはならない．ただし，プラスチック製水溶性注射剤容器を用いた注射剤にあっては，上部および下部に白色光源を用いて，8,000～10,000 lx の明るさの位置で，肉眼で観察するものとする．

2）第2法

用時溶解して用いる注射剤はこの方法による．

容器の外部を清浄にし，異物が混入しないよう十分に注意して添付された溶解液または注射用水を用いて溶解し，白色光源の直下，約 1,000 lx の明るさの位置で，肉眼で観察するとき，澄明で，明らかに認められる不溶性異物を含んではならない．

表 4-8　注射剤の容量試験法

方　法	測定の内容
第1法	内容液の全容量を測定する．
第2法	注射器で取り出せる容量を測定する．
第3法	注射器で取り出したあと，注射器から排出できる容量を測定する．
第4法	直接排出できる容量を測定する．

3 注射剤の不溶性微粒子試験法

注射剤(輸液剤を含む)**の不溶性微粒子**とは,これらの製剤中に意図することなく混入した,気泡でない容易に動く外来性,不溶性の微粒子である.不溶性微粒子を測定する方法は2種あり,第1法(光遮蔽粒子計数法)または第2法(顕微鏡粒子計数法)で試験する.第1法での試験を優先するが,場合によってはまず第1法で試験し,次に第2法で試験する必要がある.すべての注射剤が両法で試験できるとは限らず,透明性が低いもしくは粘性の高い乳剤,コロイド,リポソームまたはセンサー内で気泡を生じる注射剤など,第1法で試験できない場合は第2法で試験する.

注射剤の粘度が高く試験に支障をきたす場合は,必要に応じて適当な液で希釈し,粘度を下げて試験する.

本試験は一部のサンプルを対象として行われる抜取試験であるため,母集団の微粒子数を正しく推定するには,統計学的に適切なサンプリング計画のもとで試験が行われなければならない.

a. 試験方法と判定

1) 第1法 光遮蔽粒子計数法

微粒子の粒径および各粒径の粒指数を自動的に測定できる光遮蔽原理にもとづいた装置を用いる.校正,試料容量精度,試料流量および計数精度の検証を少なくとも1年に1回以上行うことが必要である.

微粒子の平均微粒子数が**表4-9**に規定する値のときは適合とする.規定する値を超えたときは,第2法で試験する.

2) 第2法 顕微鏡粒子計数法

双眼顕微鏡,微粒子補集用ろ過器およびメンブランフィルターを用いる.

顕微鏡は,対物測微計で検定した接眼測微計,メンブランフィルターを保持し,ろ過部位すべてにわたって動かすことができる可動ステージおよび照明装置を備えたもので,100 ± 10倍に調節する.

平均微粒子数が**表4-9**に規定する値のときは適合とする.

表 4-9　光遮蔽粒子計数法および顕微鏡粒子計数法による判定

	表示量が 100 mL 以上の注射剤	表示量が 100 mL 未満の注射剤
第 1 法 光遮蔽粒子計数法	10 μm 以上：25 個以下 /mL	10 μm 以上：6,000 個以下 / 容器
	25 μm 以上：　3 個以下 /mL	25 μm 以上：　 600 個以下 / 容器
第 2 法 顕微鏡粒子計数法	10 μm 以上：12 個以下 /mL	10 μm 以上：3,000 個以下 / 容器
	25 μm 以上：　2 個以下 /mL	25 μm 以上：　 300 個以下 / 容器

4 無菌試験法

無菌試験法は，無菌であることが求められている原薬または製剤に適用される．本試験に適合する結果が得られても，それは単なる本試験条件下で調べた検体中に汚染微生物が検出されなかったことを示すだけである．

a. 製品の無菌試験

試験はメンブランフィルター法または直接法によって行われる．試験には適切な陰性対照を置くこと．メンブランフィルター法は，ろ過可能な製品に適用する．

1) メンブランフィルター法

メンブランフィルターは，微生物の捕集効率が確立されている公称孔径が 0.45 µm 以下のものを用いる．

2) 直接法

別に規定するほか，**表 4-10** に示す量の製品を，その容量が培地容量の 10 % を超えないように培地に直接接種する．被験製品が抗菌活性を有する場合は，適切な中和剤で中和したあとに，または十分な量の培地で希釈することによって試験を行う．

① 油性液剤：手法の適合性試験において適切であることが証明された，適切な乳化剤を適切な濃度に加えた培地を用いる．

② 軟膏剤およびクリーム：1 g/L 肉製またはカゼイン製ペプトン中性溶液のような適切な無菌希釈液中で，選択された乳化剤で乳化することにより約 1：10 に希釈する．この希釈物を乳化剤を含まない培地に移植する．

接種した培地は 14 日間以上培養する．培養を培養期間中に数回観察する．油性製品を含む培養は毎日穏やかに振る．ただし，嫌気性菌の検出のために液状チオグリコール酸培地を用いている場合は，嫌気条件を維持するために振とうや混合は最小限に保つ．

b. 判 定

微生物の増殖が観察されない場合は，被験製品は無菌試験に適合する．微生物の増殖が観察された場合は，当該被験製品に無関係な原因により試験が無効であったことを明確に証明できなければ，被験製品は無菌試験に適合しない．

5　発熱性物質試験法

発熱性物質試験法は，発熱性物質の存在をウサギを用いて試験する方法である．

a. 発熱性物質

発熱性物質（パイロジェン）は動物に投与したとき体温の異常上昇をもたらす物質の総称で，外界から体内に侵入して発熱を起こす外因性発熱物質と，体内で生産される内因性発熱物質に大別されるが，発熱性物質試験法の検出対象となるのは外因性発熱物質である．外因性発熱物質には，グラム陰性菌外膜の構成成分であるエンドトキシン（内毒素），グラム陰性菌および陽性菌共通の細胞壁構成成分であるポリペプチドグリカン，グラム陽性菌により菌体外に産生される外毒素，ウイルス，病原性真菌，抗原および抗原抗体複合体，腫瘍または炎症組織由来成分，ある種のステロイドホルモン，そのほかの化学的発熱物質などがある．これらのなかで注射液を汚染する可能性の最も高い発熱性物質は環境中のいたるところに存在し，しかも熱に対してきわめて安定なエンドトキシンである．このエンドトキシンを完全に失活させるには，250 ℃で，30 分以上の乾熱処理が必要である．

表 4-10　各培地当たりの最少試料採取量

容器の内容量	ほかに規定されていない限り それぞれの培地に接種する最少量
液剤 　1 mL 未満 　1 mL 以上　40 mL 以下 　40 mL 超　100 mL 以下 　100 mL 超 抗生物質の液剤	全量 半量，ただし 1 mL 以上 20 mL 10 %，ただし 20 mL 以上 1 mL
懸濁または乳化して用いる非水溶性医薬品，クリームまたは軟膏剤	200 mg 以上
固形剤 　50 mg 未満 　50 mg 以上　300 mg 未満 　300 mg 以上　5 g 以下 　5 g 超	全量 半量，ただし 50 mg 以上 150 mg 500 mg

b. 試験動物

体重 1.5 kg 以上の健康的なウサギで，使用前 1 週間以上は一定試料で飼育し，体重の減少をみなかったものを試験動物として使用する．ウサギは個別ケージに入れ，興奮させないよう刺激のない環境で飼育する．

試験前 48 時間以上および試験中は室温を 20～27 ℃の範囲内で一定に保つ．初めて試験に用いるウサギは，試験前 1～3 日間以内に注射を除く全操作を含む偽試験を行い，試験に訓化する．試験に用いたウサギを再使用する場合には，48 時間以上休養させる．ただし，発熱性物質陽性と判定された試料を投与されたウサギ，または以前に被験試料と共通な抗原物質を含む試料を投与されたウサギは再使用しない．

c. 試験方法および判定

3 匹の試験動物を用いて試験を行い，3 匹の体温上昇度の合計により判定する．ただし，試験結果により試験動物を 3 匹単位で追加する．始めの 3 匹の体温上昇度の合計が 1.3 ℃以下のとき発熱性物質陰性，2.5 ℃以上のとき発熱性物質陽性とする．体温上昇度の合計が 1.3～2.5 ℃の間にあるとき，3 匹による試験を追加する．計 6 匹の体温上昇度の合計が 3.0 ℃以下のとき発熱性物質陰性，4.2 ℃以上のとき発熱性物質陽性とする．6 匹の体温上昇度の合計が 3.0～4.2 ℃の間にあるとき，さらに 3 匹による試験を追加する．計 9 匹の体温上昇度の合計が 5.0 ℃未満のとき発熱性物質陰性，5.0 ℃以上のとき発熱性物質陽性とする（**表 4-11**）．

発熱性物質陰性のとき，被検試料は発熱性物質試験に適合する．

d. 適用医薬品

日局 14 から，注射剤および水性溶剤には皮内，皮下および筋肉内投与のみに用いるものを除いて，容器容量にかかわらず，原則としてエンドトキシン試験法が適用されることとなった．これに伴って発熱性物質試験法は「容器に 10 mL を超えて充てんされた注射剤あるいは水性溶剤で，エンドトキシン試験法の適用が困難な場合に用いることができる」とされ，エンドトキシン試験法が適用できない場合の補助的な位置づけとされた．このような試験法の世代交代の背景には動物愛護の問題があるが，科学的根拠として，① エンドトキシン以外の発熱性物質による注射剤汚染の可能性はきわめて低いと考えられること，② 検出対象をエンドトキシンに限定した場合，エンドトキシン試験法のほうが検出効率および検出感度に優れていることなどがあげられる．

6 エンドトキシン試験法

　エンドトキシン試験法は，カブトガニ（*Limulus polyphemus* または *Tachypleus tridentatus*）の血球抽出成分より調製されたライセート試薬を用いて，グラム陰性菌由来のエンドトキシンを検出または定量する方法である．本法には，エンドトキシンの作用によるライセート試液のゲル形成を指標とするゲル化法および光学的変化を指標とする光学的測定法がある．光学的測定法には，ライセート試液のゲル化過程における濁度変化を指標とする比濁法，および合成基質の加水分解による発色を指標とする比色法がある．

　エンドトキシン試験は，ゲル化法，比濁法または比色法によって行う．ただし，その結果について疑義がある場合または係争が生じた場合は，別に規定するもののほか，ゲル化法によって最終の判定を行う．

　本法はエンドトキシンによる汚染を避けて行う．

a. 試験方法

1) ゲル化法

　エンドトキシンの存在によるライセート試液の凝固反応にもとづいて，エンドトキシンの検出または定量する方法である．本法の精度と有効性を保証するために，予備試験としてライセート試液の表示感度確認試験および反応干渉因子試験を行う．

2) 光学的測定法

① 比濁法：ライセート試液のゲル化に伴う濁度の変化を測定することにより，被検試料のエンドトキシン濃度を測定する方法である．エンドポイント-比濁法とカイネティック-比濁法がある．試験は，通例37±1℃で行い，濁度は吸光度または透過率で示される．

② 比色法：エンドトキシンのライセート試液との反応により，発色合成基質から遊離される発色基の量を吸光度または透過率で測定することにより，エンドトキシンを定量する方法である．エンドポイント-比色法とカイネティック-比色法がある．試験は，通例37±1℃で行う．

表 4-11　発熱性物質試験法の判定基準

試験回数	試験動物数	体温上昇度の合計による判定基準	
		陰性	陽性
1	3匹	1.3℃以下	2.5℃以上
2（再試験）	3匹	累計3.0℃以下	累計4.2℃以上
3（再々試験）	3匹	累計5.0℃未満	累計5.0℃以上

F 眼科用剤に関する試験法

1 眼軟膏剤の金属性異物試験法

眼軟膏剤の金属性異物試験法は，製剤総則中の眼軟膏剤の金属性異物を試験する方法である．

a. 試験方法

1）試料の調製

本剤10個につき，できるだけ清潔な場所で，5gずつを取り出し，それぞれを直径60 mmの平底ペトリ皿に入れる．平底ペトリ皿にふたをして，85～110℃で2時間加熱して基剤を完全に溶かしたあと，揺り動かさないように注意しながら室温で放置し，固まらせる．内容量が5g未満の場合には，全量をなるべく完全に取り出し，同様に操作する．

2）操作法

平底ペトリ皿を反転し，ミクロメーターの付いた40倍以上の倍率の顕微鏡を用い，光源を上方45°の角度より照射し，それぞれの平底ペトリ皿の底の50 μm以上の金属性異物の数を数える．

b. 判定

本剤10個の50 μm以上の金属性異物の合計数は50個以下であり，かつ個々の平底ペトリ皿のうち金属性異物が8個を超えるものが1枚以下のときは適合とする．これに適合しないときは，さらに20個について同様に試験し，本剤30個の金属性異物の合計が150個以下であり，かつ個々の平底ペトリ皿のうち金属性異物が8個を超えるものが3枚以下のときは適合とする．

2 点眼剤の不溶性微粒子試験法

点眼剤の不溶性微粒子試験法は，点眼剤中の不溶性微粒子の大きさおよび数を顕微鏡により観察する試験法である．

a. 装置

測定装置には，顕微鏡，不溶性微粒子捕集用ろ過装置および測定用メンブランフィルターを用いる．

1) 顕微鏡

顕微鏡には対物測微計で検定した接眼測微計，可動ステージおよび照明装置を備え，倍率は100倍に調整する．

2) 不溶性微粒子捕集用ろ過器

不溶性微粒子捕集用ろ過器は，ガラスまたは試験に支障をきたさない材質で製したフィルターフォルダーとクリップからなり，直径25 mmまたは13 mmの測定用メンブランフィルターを取り付けて，減圧で使用できるろ過装器である．

3) 測定用メンブランフィルター

測定用メンブランフィルターは，白色，直径25 mmまたは13 mm，孔径10 μm以下，一辺約3 mmの格子付きで，あらかじめ試験するとき，フィルター上に25 μm以上の微粒子を認めないものを用いる．必要ならば微粒子試験用水を用いて洗浄する．

b. 試験方法

注射剤の不溶性微粒子試験法の第2法，顕微鏡粒子計数法に準じた試験法で行う．試験用溶液として，水性点眼剤，用時溶解して用いる点眼剤（添付の溶剤に溶解したもの），懸濁性点眼剤（溶解用溶媒を加えて懸濁粒子を溶解後）は，いずれも25 mLを用いて行う．1回量包装点眼剤は水性点眼剤に準じて行い，試料は10本を用いて行う．

c. 判定

本剤1 mL中の個数に換算するとき，300 μm以上の不溶性微粒子が1個以下であるときは適合とする．

3　点眼剤の不溶性異物検査法

点眼剤の不溶性異物検査法は，点眼剤中の不溶性異物の有無を調べる検査法である．

a. 試験方法と判定

容器の外部を清浄にし，白色光源を用いて3,000～5,000 lxの明るさの位置で，肉眼で観察するとき，澄明で，たやすく検出される不溶性異物を認めない．

G 制酸力試験法と消化力試験法

1　制酸力試験法

　制酸力試験法は，胃において酸と反応し，制酸作用を発現する医薬品原体および製剤の制酸力を求める試験法である．次の方法で試験を行うとき，原体は，その1 gに対応する0.1 mol/L塩酸の消費量（mL）で示し，製剤は，用法および用量の1日服用量（1日服用量に幅がある場合には最小の1日服用量をいう）に対応する0.1 mol/L塩酸の消費量（mL）で示す．

a. 試験方法

　式（4-3）でaの量が20〜30 mLになる量の試料をとり，下記の試験を行う．

　原体または固体製剤の試料を精密に量り，200 mLの共栓フラスコに入れ，0.1 mol/L塩酸を100 mL正確に加え，密栓して37 ± 2℃で1時間振り混ぜたあと，ろ過する．ただし，0.1 mol/L塩酸を100 mL加える際にガスが発生する場合には注意して加え，密栓する．冷後，必要ならば再びろ過する．ろ液50 mLを正確に量り，過量の塩酸を0.1 mol/L水酸化ナトリウム液で滴定する．同様の方法で空試験を行う．

　液体製剤は，試料を正確に量り，100 mLのメスフラスコに入れ，水を加えて45 mLとし，振り混ぜながら0.2 mol/L塩酸を50 mL正確に加え，次に水を加えて100 mLとする．これを200 mLの共栓フラスコに移し，残留物は水20.0 mLで洗い込み，密栓して37 ± 2℃で1時間振り混ぜたあと，ろ過する．ろ液60 mLを正確に量り，過量の塩酸を0.1 mol/L水酸化ナトリウム液で滴定する．同様の方法で空試験を行う．

$$\text{制酸力}\left(\frac{0.1\text{ mol/L 塩酸消費量}}{1\text{ g または1日服用量}}\right)[\text{mL}] = (b - a)\,f \times 2 \times \frac{t}{s} \quad (4\text{-}3)$$

　a：0.1 mol/L水酸化ナトリウム液の消費量（mL）
　b：空試験における0.1 mol/L水酸化ナトリウム液の消費量（mL）
　f：0.1 mol/L水酸化ナトリウム液のファクター
　t：原体は1,000 mg，製剤は1日服用量（固体製剤の場合mg，液体製剤の場合mL）
　s：試料の量（原体および固体製剤はmg，液体製剤はmL）

2　消化力試験法

消化力試験法は，消化酵素剤の原体および製剤のでんぷん消化力，たん白消化力および脂肪消化力を測定する方法である．

a. 試験方法と判定

1) でんぷん消化力試験法

でんぷん消化力の測定は，でんぷん糖化力測定法，でんぷん糊精化力測定法またはでんぷん液化力測定法により行う．

　① でんぷん糖化力測定法：でんぷん糖化力は，でんぷんにアミラーゼが作用するとき，グルコシド結合の切断に伴って増加する還元力を測定して求める．

　② でんぷん糊精化力測定法：でんぷん糊精化力は，でんぷんにアミラーゼが作用するとき，でんぷんの直鎖成分（アミロース）の低分子化に伴うでんぷんのヨウ素による呈色の減少を測定して求める．

　③ でんぷん液化力測定法：でんぷん液化力は，でんぷんにアミラーゼが作用するとき，でんぷんの低分子化に伴う粘度の低下を測定して求める．

2) たん白消化力試験法

たん白消化力は，カゼインにプロテアーゼが作用するとき，ペプチド結合の切断に伴って増加する酸可溶性低分子分解産物の量を，フォリン反応で比色測定して求める．

3) 脂肪消化力試験法

脂肪消化力は，オリブ油にリパーゼが作用するとき，エステル結合の切断に伴って生成する脂肪酸の量を滴定して求める．

b. 適用医薬品

消化力試験法を適用する医薬品名には，ジアスターゼ，含糖ペプシン，パンクレアチンなどがある．

Essential Point

A 製剤均一性試験法
- 製剤の含量均一性は，含量均一性試験または質量偏差試験のいずれかの方法で試験される．
- 含量均一性試験は，製剤個々の有効成分の含量を測定し，それぞれの成分の含量が許容域内であるかどうかを確認する試験で，すべての製剤に適用でき，個々の含量から判定値を計算して適否を判定する．
- 質量偏差試験は，有効成分濃度（有効成分質量を製剤質量で割ったもの）が均一であるという仮定で行われる試験であり，個々の製剤の質量を測定して平均含量から個々の試料の含量推定値を求め，判定値を計算して適否を判定する．

B 製剤の粒度の試験法
- 製剤総則中の製剤の粒度の規定を試験する方法であり，本試験法は造粒製剤の粒度を試験するものである．
- 製剤総則のなかで適用されるのは，顆粒剤のうちで細粒剤または散剤と称する製剤のみである．

C 崩壊試験法
- 錠剤，カプセル剤，顆粒剤，丸剤が試験液中，定められた条件で規定時間内に崩壊するかどうかを確認する試験法である．
- 内容固形製剤の試験液に対する崩壊性または抵抗性を試験する．
- 操作法は即放性製剤と腸溶性製剤とに大別され，即放性製剤の試験液は水，腸溶性製剤の試験液は第1液（人工胃液）と第2液（人工腸液）を用いてそれぞれ試験する．

D 溶出試験法
- 経口製剤について溶出試験規格に適合しているかどうかを判定するために行うものであるが，併せて著しい生物学的非同等性を防ぐことを目的としている．
- 経口製剤からの主成分の溶出を試験する方法であり，回転バスケット法，パドル法，フロースルーセル法のいずれかの装置で試験する．
- 試験方法は即放性製剤，徐放性製剤，腸溶性製剤ごとに判定基準が設けられ，各試料からの有効成分の溶出率が判定基準を満たすとき適合となる．

E 注射剤に関する試験法
- 注射剤に関する試験法としては，採取容量試験法，注射剤の不要性異物検査法，注射剤の不溶性微粒子試験法，無菌試験法，発熱性物質試験法，エンドトキシン試験法などがある．
- ほかにも製剤均一性試験法（用時溶解または懸濁して用いるもの），注射剤の不溶性異物検査法，注射用ガラス容器試験法，プラスチック製医薬品容器試験法，輸液用ゴム栓試験法，鉱油試験法が定められている．

F 眼科用剤に関する試験法
- 眼軟膏剤の金属性異物試験法は，眼軟膏剤の金属性異物を溶融後，固化させてミクロメーター付きの顕微鏡で観察する試験法である．
- 点眼剤の不溶性微粒子試験法は，点眼剤中の不溶性微粒子の大きさおよび数を顕微鏡により観察する試験法である．
- 点眼剤の不溶性異物検査法は，点眼剤中の不溶性異物の有無を，白色光源を用いて3,000～5,000 lxの明るさの位置で肉眼により観察する検査法である．

G 制酸力試験法と消化力試験法
- 制酸力試験法は，胃において酸と反応し，制酸作用を発現する医薬品原体および製剤の制酸力を求める試験法である．
- 消化力試験法は，消化酵素剤の原体および製剤のでんぷん消化力，たん白消化力および脂肪消化力を測定する方法である．

5章

製剤の品質管理

　製剤は治療に用いる薬品に剤形を付与したもので，高品質を保証されなければならない．そのため，保存条件，有効期限や有効期間などさまざまな規制がかけられている．ここでは，医薬品管理の必要性と医薬品が分解する要因，安定性と有効性の評価，容器・包装の種類と特徴，貯法・保存条件について述べるものとする．

A 品質管理の必要性と医薬品が分解する要因

　医薬品の有効性を再現性よく発現させ，安全性を保証するためには，医薬品の品質が確保されていなければならない．医薬品の含量あるいは力価が初期値の 90 % 以上を保つことが必要とされる．これをもとに有効期限が定められている．また，含有成分の効果をもとに有効期間が定められている医薬品もある．

　医薬品の開発段階で候補となる薬物（原薬）は，pH による加水分解，温度，光，酸素などの基礎的な安定性を検討する．それらのデータをもとに医薬品の保存条件を予測する．医薬品の申請にあたっては安定性試験を行い，有効期限あるいは有効期間の保証を確定する．

1 温 度

　一般に薬物の安定性は温度の影響を受ける．**アレニウス式**〔式（5-1）〕に従って分解する薬物は高温になるほど速度定数が大きくなる．

$$k = Ae^{-\frac{E_a}{RT}} \tag{5-1}$$

ただし，k は反応速度定数，A は頻度因子，E_a は活性化エネルギー，R は気体定数，T は絶対温度である．式（5-1）の両辺を自然対数で表すと，

$$\ln k = \ln A - \frac{E_a}{RT} \tag{5-2}$$

常用対数で表すと，

$$\log k = \log A - \frac{E_a}{2.303\,RT} \tag{5-3}$$

となる．縦軸に $\ln k$，横軸に $1/T$ をとると，**図 5-1** のように，縦軸の切片が $\ln A$，傾きが $-\frac{E_a}{R}$ の直線が得られる．常用対数の場合は，縦軸の切片が $\log A$，傾きが $-\frac{E_a}{2.303\,R}$ の直線となる．すなわち，高温，短時間で，2 点以上の k を求め，A および E_a を求めると，低温（例えば，室温 1～30 ℃の任意の温度）における k を予測することができる．

アレニウス式を用いた安定性の予測は，注射液などの均一系で応用が可能であるが，固形製剤，半固形製剤あるいは懸濁剤，乳剤などの製剤には応用できない．

特に規定のない製剤は室温に保存するが，室温で不安定な医薬品は冷所保存（1～15℃）のほうが安定である．インスリン亜鉛水性懸濁液のように低温で保存する規定のある医薬品を除き，懸濁剤や乳剤は低温で保存すると，粘度が高くなるため，分散粒子の再分散性が悪くなるので，室温で保存する．

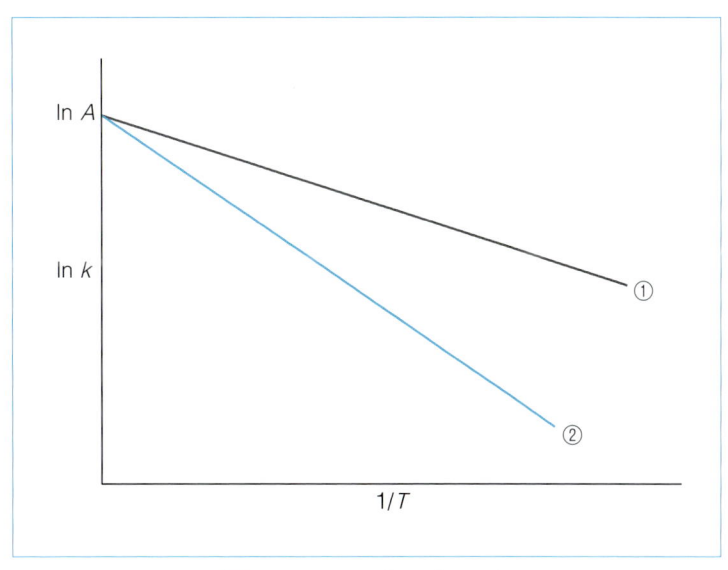

図 5-1　アレニウスプロット

k：反応速度定数　　A：頻度因子　　T：絶対温度
E_a：活性化エネルギー　　R：気体定数
直線の傾き：$-E_a/R$
①の反応の活性化エネルギーは②のそれよりも小さい．

2　光

　　ビタミン，アルカロイド，ホルモンなどは光により分解することが知られている．医薬品の光分解は，現象面ではよく知られているが，その研究は進んでおらず，日常の医薬品管理のうえでも注意を払われていない．

　　日本薬局方の光による性状の変化についても，「本品は光によって変化する（ニフェジピン）」，「本品は光又は空気によって徐々に赤色を経て暗赤色となる（フェノール）」など定性的な表現であり，あいまいな内容となっている．第十二改正日本薬局方に光安定性試験の収載を検討したこともあったが，十分な内容が整わないまま見送られた経緯がある．光源となる自然光，あるいは蛍光灯などの人工光は，波長の分布，光の強度などが異なり，さらに薬物によっても吸収波長が異なることから，規格の統一は困難と考えられる．

　　図 5-2 は，フロセミド溶液に自然光あるいは蛍光灯を照射したときの，分解挙動である．分解は 1 次速度式に従って起こる．自然光による分解は速やかで，直射日光による分解の半減期は 18 分であった．このことは，30 秒以内に残存率が 90 ％以下になることを示している．また，光源の違いにより，分解の程度に差があることも明らかである．蛍光灯下では晴れの日のブラインドをした窓のそばの照度（220 lx）よりも数値が大きい（340 lx）が，分解は窓のそばのほうが速やかである．すなわち，自然光のほうが光分解に関与する波長が広範囲にわたっているためと推察できる．

　　また，人工光（陽光ランプ，東芝製）によりフロセミド溶液と光源の距離によって照度（lx）を変えたとき，照度と分解の速度定数とはほぼ比例することが示されている（図 5-3）．そして，フロセミドは分子形のほうがイオン形よりも，10 倍ほど光分解の速度定数が大きいこともわかった．

　　しかし，溶液が着色している場合，懸濁液，乳濁液は 1 次速度式に従わないこともある．固形製剤の光分解は表面から起こる．このように，光分解の情報については，定性的な表現しか得られないが，どの程度不安定なのかについては大まかな知見が必要と思われる．

　　光分解の対策については，遮光容器を用いるか，あるいは錠剤をコーティングして光の影響から保護したり，注射剤などの着色ガラス容器を用いる方法もある．金属性の缶，厚い紙の箱，アルミニウムをラミネートしたフィルムは遮光性に優れている．しかし，着色フィルムや着色ガラス容器には完全な遮光性はなく，長時間容器を自然光に晒すような保存は避けたほうが望ましい（遮光については p.202 を参照のこと）．

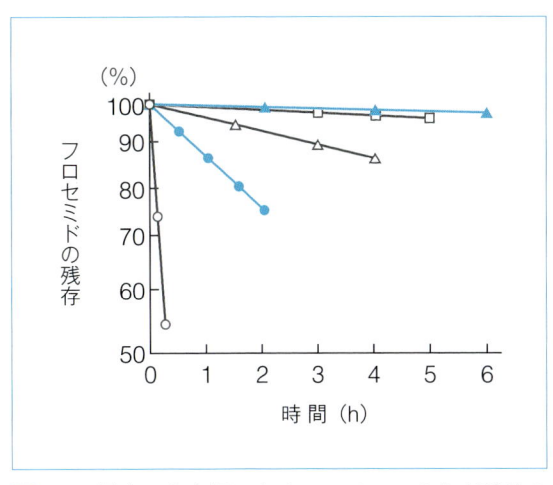

図 5-2　異なった光源による pH 5.0 フロセミド溶液の光分解の 1 次速度プロット

○　直射日光（20,000 ± 1,000 lx）
●　非直射日光（1,600 ± 200 lx）
△　晴れの日の窓のブラインドをした状態（200 ± 30 lx）
▲　曇天の日の窓のブラインドをした状態（75 ± 25 lx）
□　蛍光灯下（340 ± 20 lx）
　　（Yagi N et al.: Chem Pharm Bull, 39: 454-457, 1991）

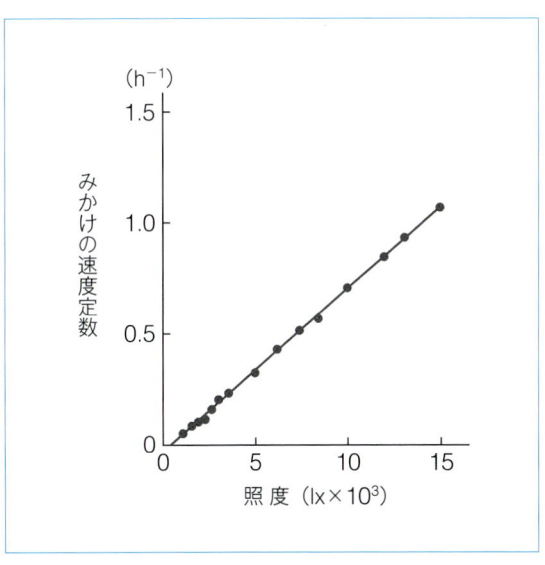

図 5-3　陽光ランプによる照度とフロセミド光分解の 1 次速度定数

（Yagi N et al.: Chem Pharm Bull, 39: 454-457, 1991）

3 酸 素

　酸素により酸化される医薬品は，気体の透過のない容器に保存する．アンプル内の空気を窒素や炭酸ガスで置換する方法もとられている．光は酸化分解を促進することも知られている．酸化されやすい薬物を含む注射液は密封容器に保存する．プラスチック製水性注射剤容器は酸素の透過があるので，酸化されやすい薬物には使用されない．しかし，高カロリー輸液に総合ビタミン剤を配合する場合には，使用時間内で酸素が透過する問題はない．むしろ，輸液療法を行っている室内の自然光の強さのほうに配慮が必要で，カーテンで光を弱めるなどの方法をとるべきである．

4 湿 度

　水溶性の医薬品は**臨界相対湿度** critical relative humidity（CRH）が存在し，その相対湿度 relative humidity を超えると，急激な吸湿が起こり，潮解することが知られている．また，2種以上の水溶性医薬品の配合はエルダーの仮説 Elder's hypothesis に従い，CRHの低下をきたす．吸湿により安定性が低下，あるいはカビなどの微生物の繁殖も起こる．固形製剤は密閉容器に保存するが，製剤の品質に湿気が影響を与える場合は，防湿性の容器（気密容器など）を用いるか，防湿性の包装を施す．

5 加水分解

a. 特殊酸塩基触媒反応 specific acid-base catalysis

　酸，アルカリ，あるいは水そのものによって加水分解される薬物は，水溶液としたとき最も安定な条件を選択する必要がある．

　加水分解は水素イオンが触媒する酸触媒定数 k_H，水酸化物イオンが触媒する塩基触媒定数 k_{OH} および水そのものによる定数 k_0 が関与する．

1）特殊酸触媒反応

$$k = k_H [H^+] \tag{5-4}$$

両辺の常用対数をとると，

$$\log k = \log k_H + \log [H^+] \tag{5-5}$$

$pH = -\log[H^+]$ であるので,

$$\log k = \log k_H - pH \tag{5-6}$$

この関係は，**図 5-4a** のように，縦軸に $\log k$，横軸に pH をとると，縦軸の切片 (pH = 0) が $\log k_H$，傾きが −1 の直線になる．この場合は，アルカリ性になるほど安定であることを示している．

2) 特殊塩基触媒反応

$$k = k_{OH}[OH^-] \tag{5-7}$$

両辺の常用対数をとると，

$$\log k = \log k_{OH} + \log[OH^-] \tag{5-8}$$

水のイオン積 $K_w = [H^+][OH^-] = 10^{-14}$ であるので,

$$[OH^-] = \frac{K_w}{[H^+]} \tag{5-9}$$

両辺の常用対数をとり，$pK_w = -\log K_w = 14$ であることから,

$$\log[OH^-] = \log K_w - \log[H^+] = -14 + pH \tag{5-10}$$

これを式 (5-8) に代入すると,

$$\log k = \log k_{OH} + pH - 14 \tag{5-11}$$

この関係は**図 5-4b** のように，pH 14 のとき $\log k_{OH}$ で，傾きが +1 の直線になる．この場合は，酸性になるほど安定である．

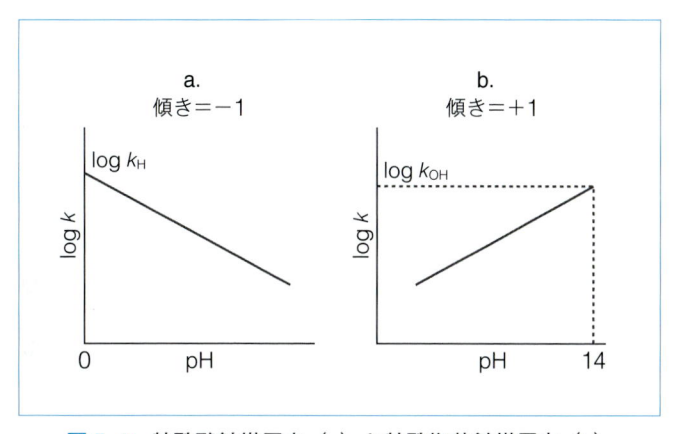

図 5-4 特殊酸触媒反応 (a) と特殊塩基触媒反応 (b)

b. 特殊酸触媒反応と水反応，特殊塩基触媒反応と水反応

$$k = k_{\mathrm{H}}[\mathrm{H}^+] + k_0 \tag{5-12}$$

$$k = k_{\mathrm{OH}}[\mathrm{OH}^-] + k_0 \tag{5-13}$$

式 (5-12) の場合は**図 5-5a**，また式 (5-13) の場合は**図 5-5b** の関係になる．この場合は，水反応が関与する pH 領域の範囲が最も安定になる．

c. 解離しない薬物で，特殊酸触媒反応と特殊塩基触媒反応が関与する反応

$$k = k_{\mathrm{H}}[\mathrm{H}^+] + k_{\mathrm{OH}}[\mathrm{OH}^-] \tag{5-14}$$

この場合は，**図 5-4a** と**図 5-4b** の和になる（**図 5-6a**）．このとき，直線は交差し，そのときの値が等しくなるので，

$$k_{\mathrm{H}}[\mathrm{H}^+] = k_{\mathrm{OH}}[\mathrm{OH}^-] \tag{5-15}$$

が成り立つ．このとき，最も安定な pH (pH of maximum stability) は次のように求められる．両辺の常用対数をとると，

$$\log k_{\mathrm{H}} + \log[\mathrm{H}^+] = \log k_{\mathrm{OH}} + \log[\mathrm{OH}^-] \tag{5-16}$$

式 (5-10) より，

$$\log k_{\mathrm{H}} + \log[\mathrm{H}^+] = \log k_{\mathrm{OH}} - 14 + \mathrm{pH} \tag{5-17}$$

$$\log[\mathrm{H}^+] = \log k_{\mathrm{OH}} - \log k_{\mathrm{H}} - 14 + \mathrm{pH} \tag{5-18}$$

$$-\mathrm{pH} = \log k_{\mathrm{OH}} - \log k_{\mathrm{H}} - 14 + \mathrm{pH} \tag{5-19}$$

$$-2\mathrm{pH} = \log k_{\mathrm{OH}} - \log k_{\mathrm{H}} - 14 \tag{5-20}$$

$$\mathrm{pH} = 7 + \frac{\log k_{\mathrm{H}} - \log k_{\mathrm{OH}}}{2} \tag{5-21}$$

このときの k は $2k_{\mathrm{H}}[\mathrm{H}^+]$ と計算される．計算例を**例題 1** に示す．

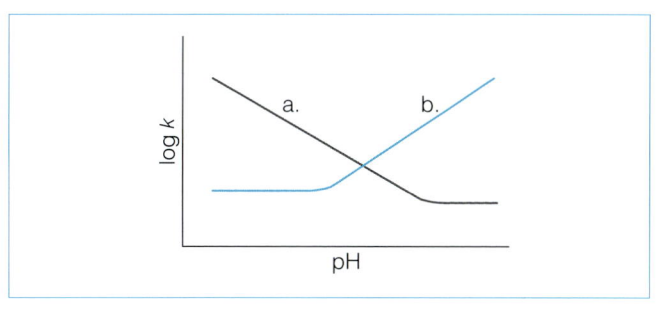

図 5-5 水反応を含む特殊酸触媒反応と特殊塩基触媒反応
a. 水反応を含む特殊酸触媒反応：$k = k_H[H^+] + k_0$
b. 水反応を含む特殊塩基触媒反応：$k = k_{OH}[OH^-] + k_0$

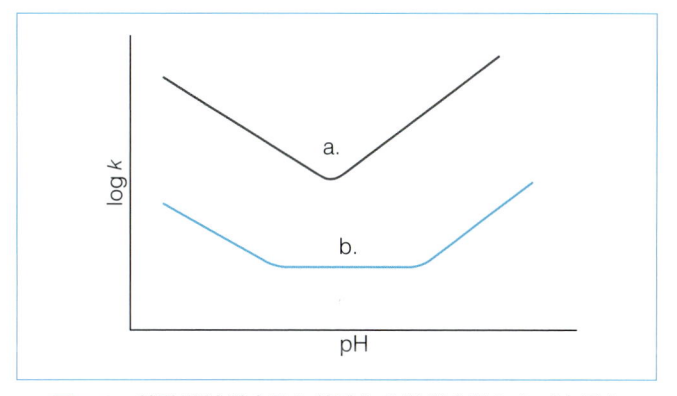

図 5-6 特殊酸触媒定数と特殊塩基触媒定数および水反応
a. 特殊酸触媒反応と特殊塩基触媒反応：$k = k_H[H^+] + k_{OH}[OH^-]$
b. 特殊酸触媒定数，特殊塩基触媒定数，水反応：$k = k_H[H^+] + k_{OH}[OH^-] + k_0$

例題 1

［問］水溶液中の見かけの分解1次速度定数 k が次式で表される薬物がある．

$$k = k_H[H^+] + k_{OH}[OH^-]$$

ここで，k_H は水素イオンによる触媒定数，k_{OH} は水酸化物イオンによる触媒定数である．$k_H = 1.0 \times 10^2 \, \text{L·mol}^{-1}\text{·hr}^{-1}$，$k_{OH} = 1.0 \times 10^4 \, \text{L·mol}^{-1}\text{·hr}^{-1}$ および水のイオン積 $k_w = 1.0 \times 10^{-14}$ とすれば，この薬物を最も安定に保存できるpH はどれか．

1. 9.0　　2. 8.0　　3. 7.0　　4. 6.0　　5. 5.0

（第 91 回薬剤師国家試験 問 22，2006 年）

［解］ 4
［解説］ $\text{pH} = 7 + \dfrac{\log k_H - \log k_{OH}}{2} = 7 + \dfrac{\log 10^2 - \log 10^4}{2} = 6$

d. 特殊酸塩基触媒反応と水反応が関与する場合

$$k = k_H [H^+] + k_{OH} [OH^-] + k_0$$

この場合，**図 5-6b** の関係が得られ，最も安定な pH 領域は水反応が関与する範囲となる．

e. 解離する薬物の加水分解

図 5-7 はアスピリンの加水分解を示している．非解離形の分解パターンと解離形の分解パターンにより，やや複雑な速度定数－pH プロファイルとなっている．

点眼剤は違和感を防ぐため，pH が 6〜8 に調整されるが，注射剤は最も安定な pH を求め，その pH に調整される．

6　微生物

液状製剤，生薬由来の製剤，半固形製剤で水を含むものは，微生物の繁殖に注意を要する．原薬，製剤添加物の微生物汚染に注意を要する．製剤的な微生物対策としては，保存剤（**表 5-1**）の添加が考えられる．

7　物理的刺激

輸送中における振動，衝撃は，医薬品自体の損傷，容器・包装の損傷を受けることがある．輸送には，緩衝材による物理的刺激を軽減するなどの配慮を必要とする．

8　その他

イオン強度，金属イオンなども薬物の安定性に影響を与えることが知られている．

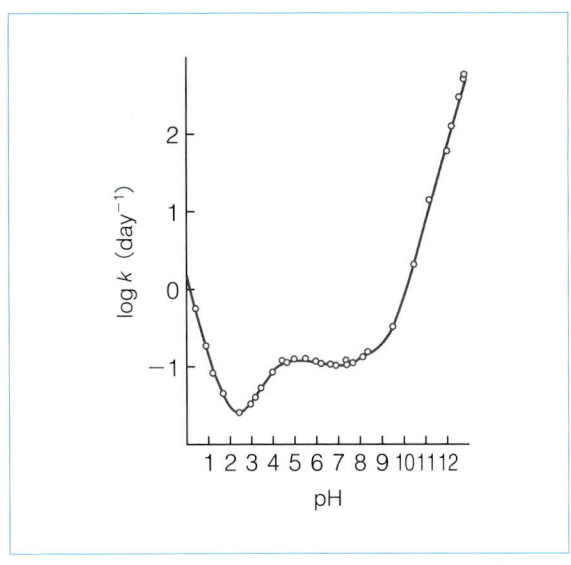

A 品質管理の必要性と医薬品が分解する要因

図 5-7 アスピリンの加水分解の速度定数-pH プロファイル

(第 82 回薬剤師国家試験 問 166, 1997 年)

表 5-1 保存剤

一般名（構造式）	特 徴
パラオキシ安息香酸エステル類（パラベン類） HO—⟨benzene⟩—COOR　R：—C_3 　　　—C_2H_5 　　　—C_3H_7 　　　—C_4H_9	・化学的に安定．半固形製剤，点眼剤，注射剤，液状製剤に用いられる． ・2 種を併用することで，効力が増す． ・0.01〜0.2 % の濃度で使用する．
ベンザルコニウム塩化物（逆性石けん） [$C_6H_5CH_2N(CH_3)_2R$] Cl	・R は C_8H_{17}〜 $C_{18}H_{37}$，主として C_{12} および C_{14} からなる． ・0.01〜0.02 % の濃度で使用する． ・消毒薬としても用いられる．
クロロブタノール $Cl_3CC(CH_3)_2OH$	・点眼剤，注射剤，外用液剤に用いられる．注射剤では無痛化剤としても用いられる． ・0.3〜0.5 % の濃度で使用する． ・かび，緑膿菌に有効．加熱により効力低下．
ベンジルアルコール $C_6H_5CH_2OH$	・点眼剤の保存剤，注射剤の保存剤，無痛化剤として用いられる．
その他 　フェノール，クレゾール 　チメロサール	・血清，ワクチン，一部のインスリン製剤の保存剤として用いられる． ・ジフテリアトキソイド，沈降破傷風トキソイド，ヒト免疫グロブリンの保存剤として用いられる．

B 安定性と有効性の評価

　安定性試験とは，医薬品の安定性と安全を一定期間にわたり保証するために，種々の保存条件で安定性を検討し，最も適切な保存条件と，有効期限または有効期間を設定するための試験である．安定性試験には，苛酷試験，加速試験，長期保存試験がある．

1　苛酷試験

　苛酷試験は，医薬品の流通の間に起こりうる，極端な条件下における品質の変化を予測するための試験である．ほかの試験よりも苛酷な条件を用いて行い，加速試験や長期保存試験の前に行う．苛酷試験は医薬品の安定性に加え，分解の生成物，分解経路，分解機構の解明や，分解の生成物の分析方法を確認することにも利用される．苛酷試験は1ロットについて，原則として包装を除いた状態で行うが，必要に応じて包装をした状態での試験を行う．
　苛酷試験には次の試験がある．
　① 光安定性試験（製薬会社における光安定性試験は独自の手法により行われる）
　② 高温での安定性試験
　③ 高湿度での安定性試験

2　加速試験

　加速試験は，申請する貯蔵方法で長期間保存した場合の化学的変化を予測すると同時に，流通期間中に起こりうる貯蔵方法からの短期的な逸脱の影響を評価するための試験である．この試験は原薬または製剤の化学的変化または物理的変化を促進する保存条件を用いて行う．
　加速試験の承認申請時の最短保存期間は，40℃±2℃で75％RH±5％として6ヵ月である．
　低温の保存条件を適用する場合，冷所保存は30℃±2℃で75％RH±5％，冷蔵庫保存は25℃±2℃で60％RH±5％である．

3　長期保存試験

　長期保存試験は，申請する貯蔵方法において，原薬または製剤の物理的，化学的，生物学的および微生物学的性質が申請する有効期間を通じて適正に保持されることを評価するための試験である．

　長期保存試験の承認申請時の最短保存期間は25℃±2℃で60％RH±5％として12ヵ月である．

　加速試験および長期保存試験は3ロットについて行い，検体の包装は，申請するものと同一のものまたはそれに準ずるものとする．

C 容器・包装の種類と特徴

　医薬品の容器・包装は内容医薬品を外的因子から保護し，使用するまでの品質を保つことを目的としている．すなわち，医薬品の分解に応じた安定化の条件，温度，光，吸湿，汚染などに対応できる材質のものが要求される．また，患者や医療スタッフなどが使用しやすい形態，誤使用を防ぐなどの設計も必要とされる．医薬品の容器・包装は包装材料や包装構造の開発により進化しつつある．

　容器とは，医薬品を入れるもので，栓，ふたなども容器の一部である．容器は内容医薬品に規定された性状および品質に対して影響を与える物理的，化学的作用を及ぼさない（通則37）．日本薬局方製剤では**表5-2**に示す容器に保存するように規定されている．薬物は水分や光によって分解するものもあるが，容器や包装によってこれを防ぐことができる．

1　密閉容器

　密閉容器 well-closed container とは，通常の取り扱い，運搬または保存状態において，固形の異物が混入することを防ぎ，内容医薬品の損失を防ぐことができる容器をいう．密閉容器の規定のある場合には，気密容器を用いることができる（通則38）．
　密閉容器は紙袋，箱などの最も簡単な容器であり，液体や気体の侵入を防ぐことはできない．固形製剤の容器として用いられるが，吸湿性の高い医薬品の容器には適さない．

2　気密容器

　気密容器 tight container とは，通常の取り扱い，運搬または保存状態において，固形または液状の異物が侵入せず，内容医薬品の損失，風解，潮解または蒸発を防ぐことができる容器をいう．
　気密容器の規定のある場合には，密封容器を用いることができる（通則39）．
　気密容器はガラス瓶，缶，プラスチック容器などであり，プラスチックの包装を施したものもこれにあたる．本容器は，液体，固体の異物または水分から内容医薬品を保護できるが，気体はある程度透過できる．

表 5-2 製剤と容器

製剤 / 容器	密閉	気密	密封	I	II	III
経口投与する製剤						
錠剤	○			○		
カプセル剤	○			○		
顆粒剤	○			○		
散剤						
経口液剤		○			○	
シロップ剤	○	○		○	○	
シロップ用剤						
経口ゼリー剤		○			○	
口腔内に適用する製剤						
口腔用錠剤	○			○		
口腔用スプレー剤		○			○	
口腔用半固形剤		○			○	
含嗽剤		○			○	
注射により投与する製剤						
注射剤		○ a)	○			
透析に用いる製剤						
透析用剤						
腹膜透析用剤		○ a)	○		○	
血液透析用剤		○ a)			○	
気管支・肺に適用する製剤						
吸入剤						
吸入粉末剤	○			○		
吸入液剤		○			○	
吸入エアゾール剤			○ b)			
目に投与する製剤						
点眼剤		○			○	
眼軟膏剤		○ a)			○	
耳に投与する製剤						
点耳剤		○			○	
鼻に適用する製剤						
点鼻剤						
点鼻粉末剤	○			○		
点鼻液剤		○			○	
直腸に適用する製剤						
坐剤	○			○		
直腸用半固形剤		○			○	
注腸剤		○			○	
腟に適用する製剤						
腟錠	○			○		
腟用坐剤	○			○		
皮膚などに適用する製剤						
外用固形剤	○			○		
外用液剤		○			○	
スプレー剤						
外用エアゾール剤						○
ポンプスプレー剤		○			○	
軟膏剤		○			○	
クリーム剤		○			○	
ゲル剤		○			○	
貼付剤						
テープ剤	○			○		
パップ剤		○			○	
生薬関連製剤						
エキス剤		○				
丸剤	○	○				
酒精剤		○				
浸剤・煎剤		○				
茶剤	○					
チンキ剤		○				
芳香水剤		○				
流エキス剤		○				

I：防湿性容器または防湿性包装　　II：低水蒸気透過性容器または低水蒸気透過性包装　　III：耐圧性の容器
a：微生物の混入を防ぐことのできる気密容器　　b：耐圧性の密封容器
各製剤には日局 16 に準ずる小分類のものも含む.

a. 分 包

散剤や顆粒剤の包装に汎用されている．1回服用量を，計量，充てんする．分包に用いられるシートは単一の膜ではない．病院における分包においては，グラシン紙とプラスチック膜とのラミネートフィルムなどであり，紙だけの素材より防湿性に優れている．しかし，膜自体が厚くないので，長期間高湿度のもとでの保存は避けたほうがよい（**図 5-8**）．

病院や保険薬局では，粉末製剤以外にも，錠剤やカプセル剤も自動分包機を用いることがあり，また，1回服用ごとの複数の医薬品を包装した1包化分包も行うことがある．

市販の粉末製剤の分包においてもラミネートフィルムが一般的であり，アルミニウムをラミネートしたフィルムは，防湿性，遮光性に優れ，酸化を防止するため，内容医薬品を保護することができる．細長い分包はスティック包装といわれる（**図 5-9**）．

b. PTP（press through package）

ブリスター包装 blister package（BP）ともいわれる．錠剤やカプセル剤の包装に汎用されている．**図 5-10** に示されるように，凸部に医薬品を入れる．服用時には下部のアルミニウムを破って医薬品を取り出す．PTPの材質は**表 5-3** に示されるものがある．

PTPから医薬品を取り出さずにそのまま誤飲する事故も報告されている．

容器一体型坐剤の包装もPTPである（**図 5-11**）．

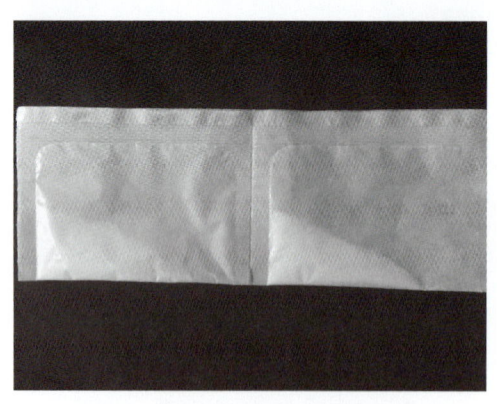

図 5-8 病院などで処方される分包

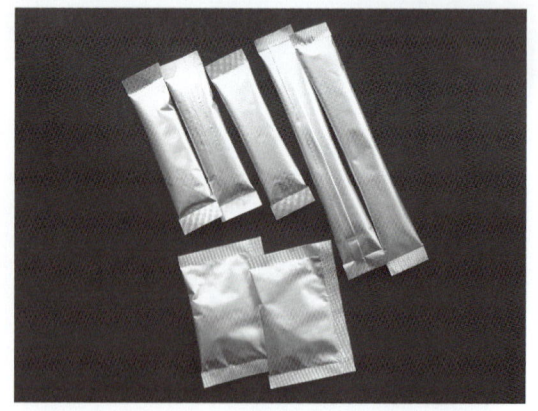

図 5-9 スティック包装（上）と分包（下）
製薬企業による分包は，粉末製剤に用いられることが多い．

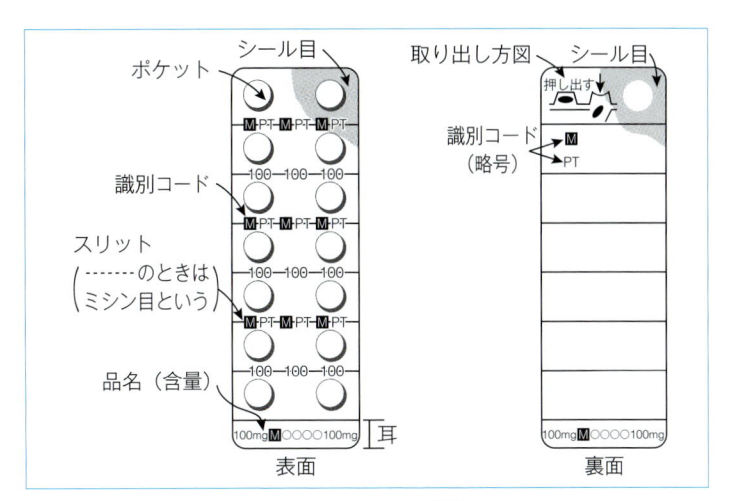

図 5-10　PTP の構造

（花輪剛久：MR 研修テキストⅡ 2006 年版（3 刷）薬理学 / 薬剤学，高久史麿 監修，テキスト編集委員会 編，p.102，MR 認定センター，2009）

表 5-3　PTP に用いられるプラスチックの材質

種 類	材質と構成（厚み：μm）
PVC	ポリ塩化ビニル（PVC）250
PP	ポリプロピレン（PP）250
HDPE（＋ PVC）	ポリ塩化ビニル 30 高密度ポリエチレン 500（HDPE） ポリ塩化ビニル 30
PVC（＋ PVDC）	ポリ塩化ビニル 100 塩化ビニリデン 50（PVDC） 低密度ポリエチレン 30 塩化ビニリデン 50 ポリ塩化ビニル 100
HDPE（＋ PP）	ポリプロピレン 30 高密度ポリエチレン 310 ポリプロピレン 30
HDPE（＋ PVDC）	ポリプロピレン 30 塩化ビニリデン 15 高密度ポリエチレン 280 塩化ビニリデン 15 ポリプロピレン 30

（花輪剛久：MR 研修テキストⅡ 薬理学 / 薬剤学，高久史麿 監修，テキスト編集委員会 編，p.96，MR 認定センター，1996）

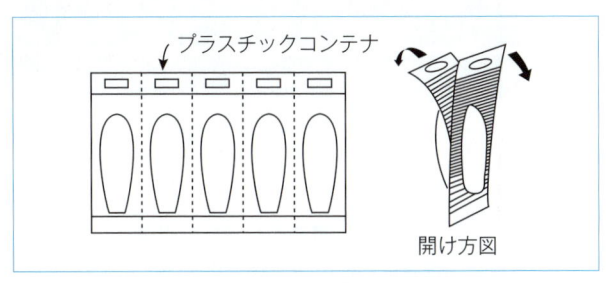

図 5-11　坐剤の成型体包装

（花輪剛久：MR 研修テキストⅡ 薬理学 / 薬剤学，高久史麿 監修，テキスト編集委員会 編，p.100，MR 認定センター，1996）

c. ストリップ包装 strip package（SP）

2枚のラミネートフィルムで医薬品をシールした包装をSPという（**図 5-12**）．錠剤やカプセル剤の包装に用いられる．SPを破ることによって内容医薬品を取り出す．SPに用いられる材質には**表 5-4**に示されるものがある．

d. ピロー包装 pillow package

PTPやSPを束ね，ラミネートフィルムで包装したものをピロー包装といい，防湿性を高めている（**図 5-13**）．ピローは「枕」の意味である．

e. プラスチック製医薬品容器

1）プラスチック製水性注射剤容器

注射剤の保存容器として微生物の混入を防ぐことのできる気密容器を意味する．プラスチック製医薬品容器はわずかではあるが気体の透過がある．このため，酸化分解を受ける医薬品の容器としては用いられないが，輸液などの容器として用いられる．

2）プラスチックボトル

プラスチックボトルの材質はポリエチレンやポリプロピレンが用いられる．溶出物が少ない，軽量，破損しにくいなどの性質から汎用される．

3）プラスチックバッグ

ソフトバッグともいう．ポリエチレン，ポリ塩化ビニル，酢酸ビニルを素材としている．使用後は体積が減るのでかさばらない．

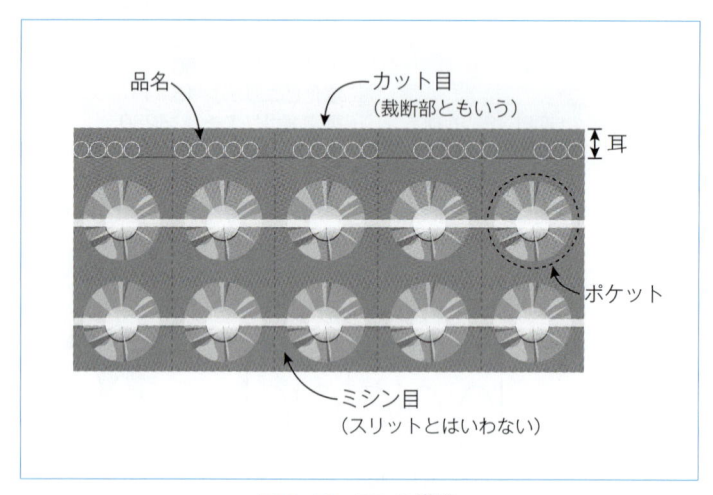

図 5-12 SPの構造

（花輪剛久：MR研修テキストⅡ 2006年版（3刷）薬理学/薬剤学，高久史麿 監修，テキスト編集委員会 編，p.103，MR認定センター，2009より作成）

表 5-4 SP に用いられる材質

種類	材質と構成(厚みμm)
ポリセロ SP	セロファン 20・低密度ポリエチレン 20 ＋ 低密度ポリエチレン 20・セロファン 20
ハイポリセロ SP	セロファン 20・低密度ポリエチレン (1) 15 低密度ポリエチレン (2) 35 ＋ 低密度ポリエチレン (2) 35・低密度ポリエチレン (1) 15 セロファン 20
ポリサンド SP	セロファン 20・低密度ポリエチレン 13 アルミ箔 19・低密度ポリエチレン 20 ＋ 低密度ポリエチレン 13・セロファン 20 低密度ポリエチレン 20・アルミ箔 19
コンビ SP	セロファン 20・低密度ポリエチレン 20 ＋ 低密度ポリエチレン 20・アルミ箔 9 低密度ポリエチレン 13・セロファン 20

(花輪剛久:MR 研修テキストⅡ 薬理学／薬剤学,高久史麿 監修,テキスト編集委員会 編,p.97,MR 認定センター,1996)

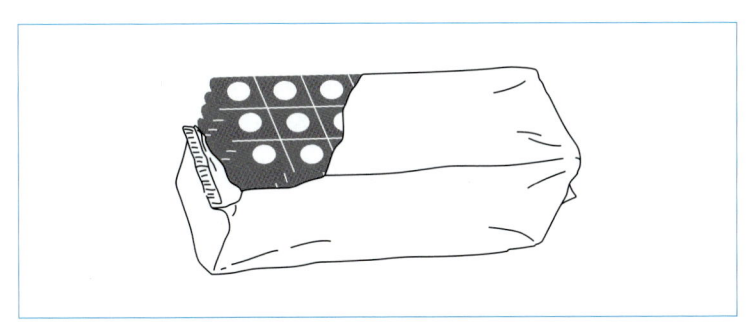

図 5-13 ピロー包装

(花輪剛久:MR 研修テキストⅡ 薬理学／薬剤学,高久史麿 監修,テキスト編集委員会 編,p.99,MR 認定センター,1996)

4) ダブルバッグ製剤

　高カロリー輸液の調製において，糖液と電解質からなる基本液にアミノ酸輸液を混合するが，混合調剤は簡便ではない．また，予製して混合しておくには，メイラード反応が問題となる．そこで，**図5-14**のダブルバッグ製剤が考案された．バッグの中央に隔壁を置き，基本液とアミノ酸輸液を分け，調剤時に隔壁を圧迫して開け，両方の液を均一に混合する．

　一般的なプラスチック容器の種類とその特徴を**表5-5**に示す．

f. メタルチューブ

　眼軟膏剤などの半固形製剤にはメタルチューブが用いられる．メタルチューブは内容量が少なくなったときでも，空気が容器内に入らないので，微生物汚染を最小限に留める．

3　密封容器

　密封容器 hermetic container とは，通常の取り扱い，運搬または保存状態において，気体の侵入しない容器をいう（通則40）．

a. アンプル

　アンプルは注射剤の少量の薬液を充てんする密封容器である．材質は硬質ガラスを用いている．以前は首の部分をアンプルカッターで傷をつけ，カットしていたが，カット時にガラスの小片が薬液に入ることがあった．そこで現在は，あらかじめカットしやすいように工夫されたアンプルが用いられている．

　① ワンポイントカットアンプル（**図5-15**）：カットする際，枝部のワンポイントマークを手前にして，反対方向に折る．
　② イージーカットアンプル：枝部に傷をつけてあり，方向は関係なくカットできる．

　プラスチック製のアンプルも市販されており，この場合は気密容器になるが，酸化分解されない薬物で，プラスチックに吸着されないものに用いられる（**図5-16**）．

b. バイアル

　バイアルは複数回使用可能な容器である．内容注射剤は液状のもののほか，用時溶解または懸濁液として用いる固形注射剤も含む．本体はガラス製で，ゴム栓を金属あるいはプラスチックで固定してある．ゴム栓のゴムは良質のものを使用しているが，微量の材質が注射針に取り込まれるコアリングを起こすことがあるので，針の注入角度などに注意を要する．

[開通]　　　　　　　[混合]

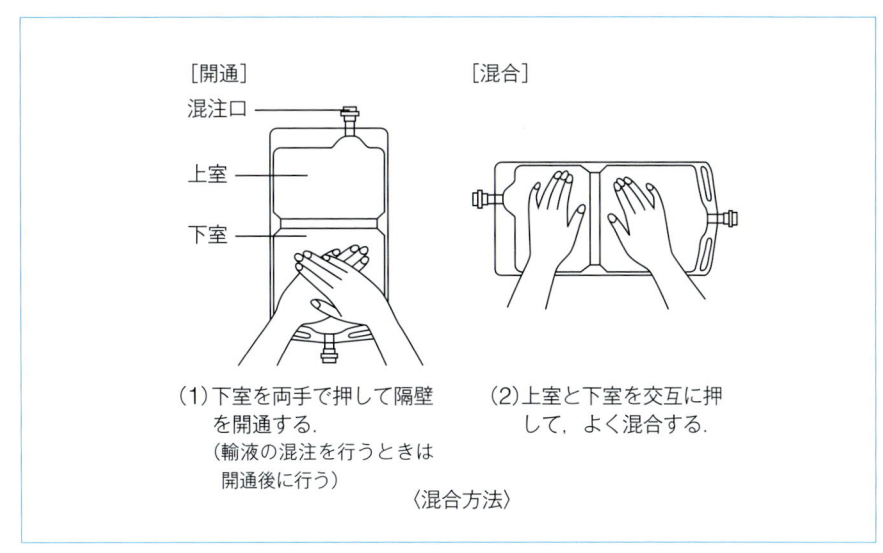

混注口
上室
下室

(1) 下室を両手で押して隔壁を開通する.
（輸液の混注を行うときは開通後に行う）

(2) 上室と下室を交互に押して，よく混合する.

〈混合方法〉

図 5-14　高カロリー輸液に用いられるダブルバッグ製剤

(アミノトリパ® 1 号輸液／アミノトリパ® 2 号輸液添付文書，大塚製薬，2012 年 1 月改訂版)

表 5-5　一般的なプラスチック製容器の種類と特徴

固形製剤用プラスチック容器	錠剤，カプセル剤のバラ包装に用いる．口は広い．
液体製剤用プラスチック容器	口は狭い．
点眼剤用プラスチック容器	点眼液の内容量は 5〜10 mL，洗眼液の内容量は 50 mL 以上が一般的である．
半固形製剤用プラスチック容器	チューブ，軟膏つぼ，ジャー． チューブは気密性に優れ，軽量であり，必要量を取り出しやすい． 薬局などで少量の軟膏を練合した場合は，軟膏つぼに入れる． ジャーは大容量（200〜500 g）の容器として用いられる．

ワンポイント
枝部
首部
胴部

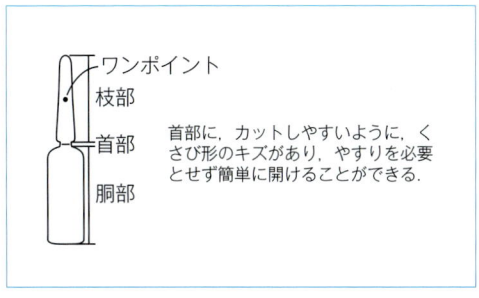

首部に，カットしやすいように，くさび形のキズがあり，やすりを必要とせず簡単に開けることができる．

図 5-15　ワンポイントカットアンプルの構造

(花輪剛久：MR 研修テキスト II 2006 年版（3 刷）薬理学／薬剤学，高久史麿 監修，テキスト編集委員会 編，p.104，MR 認定センター，2009)

c. プレフィルドシリンジ

プレフィルドシリンジは，注射筒にあらかじめ注射液を充てんしてある容器一体型の注射剤である．薬液を押し出す押し子（プランジャー）により注射する．注射筒にはガスケットと呼ばれる部分があり，注射液を充てんしてある．用時，押し子の雄ネジをガスケットの雌ネジに回しながら接続して，注射針を付けて用いる．押し子と注射筒が一体となった製品もある（図5-17）．プレフィルドシリンジは，院内感染の防止，アンプルやバイアルから注射液を吸引する手間が省略できるなどの利点があるが，コストが高い欠点もある．

溶剤と医薬品粉末を隔壁で注射筒に分けて充てんしてあり，用時，押し子を押して隔壁を壊し，粉末を均一に溶解または懸濁して用いるプレフィルドシリンジもある（図5-18）．この場合，注射用キットと呼ぶこともある．薬物が水に不安定な場合，バイアルに溶剤を加えて溶かす手間が省ける．

マイクロスフェア*の粉末を用いたキットもある．リュープロレリン酢酸塩のマイクロスフェア（商品ではマイクロカプセルとしている）や，ブセレリン酢酸塩のマイクロスフェア（商品ではマイクロパーティクルとしている）は，用時，粉末を手で静かに懸濁して，皮下注射する．注射後，体内でキャリアーが分解して薬物を放出する．リュープロレリン製剤では1ヵ月あるいは3ヵ月効力が持続する．ブセレリン製剤も1ヵ月効力がある．

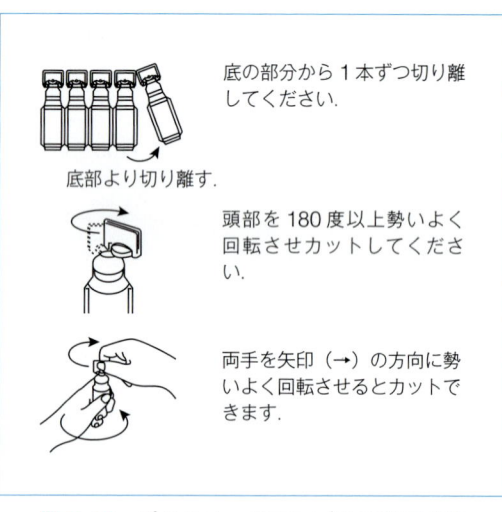

図5-16　プラスチックアンプルの使用方法
（カルチコール注射液8.5％ 5 mL／カルチコール注射液8.5％ 10 mL 添付文書，日医工株式会社，2009年2月版）

*通常，粒子径が数μm程度の球状の注射用製剤のこと．

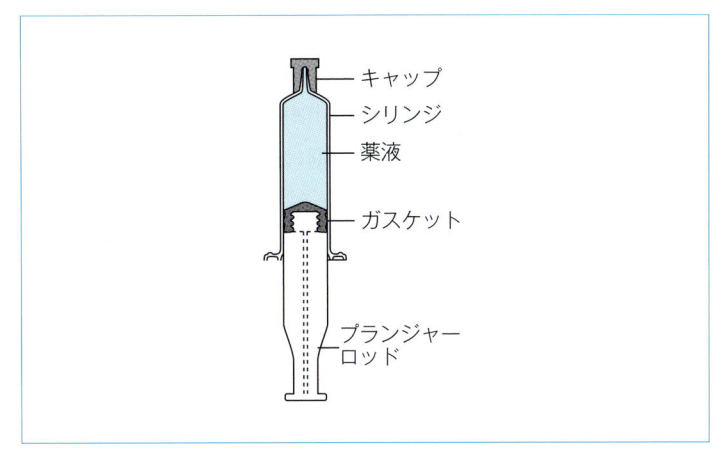

図 5-17　プレフィルドシリンジ

注射液は容器のガスケットとキャップで固定されている．用時，注射針を付け，押し子（プランジャー）を押して注射する．注射針のついているものや，押し子が別れているものもある．（三菱ウェルファーマ：ヘパリン溶液入りプレフィルド製剤，公開200784579）

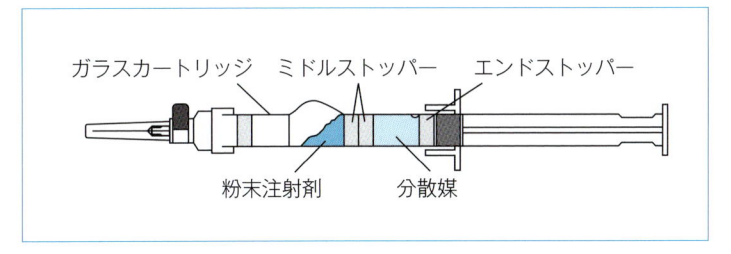

図 5-18　用時溶解または懸濁して用いるプレフィルドシリンジ

（岡田弘晃：スタンダード薬学シリーズ7 製剤化のサイエンス，日本薬学会 編，p.134，東京化学同人，2006）

ブセレリン酢酸塩の製剤は，撹拌パドルの回転数が大きいほど速やかに放出され，マイクロスフェアの加水分解だけではなく，表面やその近傍からの放出は細孔を含めたルートがあることを示唆した（**図 5-19**）．

図 5-20 は，プレフィルドシリンジを用い，振動なしで行った場合，懸濁化を指示通り（標準的な弱い振動）にした場合，1 分間試験管ミキサーで振動を与えた場合の血漿中エストロン濃度を示しているが，振動を与えた場合，エストロン濃度の低下は 1，2，4 日後に有意に低く，薬物放出が多かったことによるものと推察された．このことから，このような放出制御製剤は激しい振動を加えることはせず，指示通りの調製を行うべきとしている．

d. ガラス容器

アンプルやバイアルよりも容量の大きいガラス容器や，100 mL 以上の輸液用ガラス容器がある．輸液用ガラス容器には輸液用ゴム栓試験法に適合したゴム栓を使用する．

e. 耐圧性の容器

エアゾール剤に用いる容器は，通例，耐圧性の容器とする．同一容器に液化ガスまたは圧縮ガスを充てんし，薬剤を噴出する（**図 5-21**）．内圧が高いため，耐圧性の容器が必要となる．

ポンプスプレー剤はポンプ（アクチュエーター）を押し込むことで，充てんされた薬剤が吸引・吐出される．この場合の容器は気密容器である．

4 遮 光

遮光とは，通常の取り扱い，運搬または保存状態において，内容医薬品に規定された性状および品質に対して影響を与える光の透過を防ぎ，内容医薬品を光の影響から保護することができることをいう（通則 41）．

注射剤の着色容器の遮光性試験では試験の規定が定められているが，一般の遮光性ガラス容器では規定がない．注射剤用ガラス容器の遮光性試験に示されるように，この容器は完全に光を遮断するものではないので，容器を長時間自然光に晒すのは避けるべきであろう．また，赤色あるいは褐色のプラスチック製フィルム，酸化チタンも遮光を目的として用いられるが，厳密な規定はない．アルミニウム箔，厚い紙なども遮光目的で使用される．

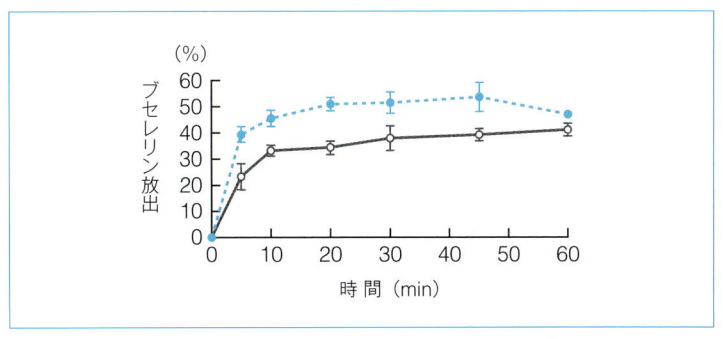

図 5-19　ブセレリン酢酸塩マイクロスフェアからのブセレリンの放出

● 100 rpm　○ 10 rpm
(Usami M. et al.: Int J Pharm, 339: 130-138, 2007)

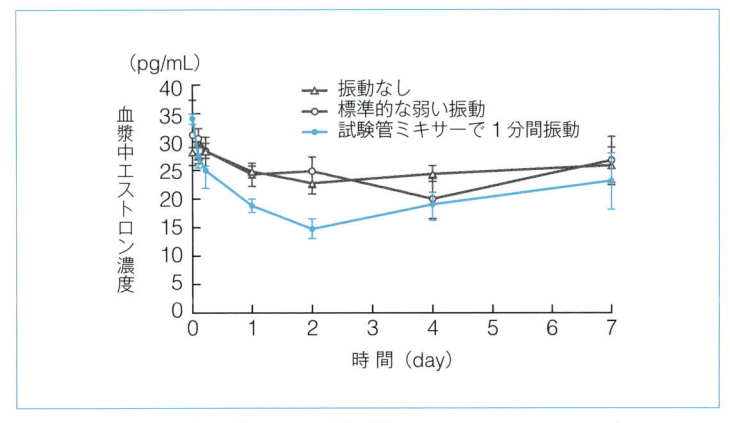

図 5-20　雌ウサギにブセレリン酢酸塩のマイクロスフェアプレフィルドシリンジを調製したあとの血漿中エストロン濃度

(Usami M. et al.: Int J Pharm, 339: 130-138, 2007)

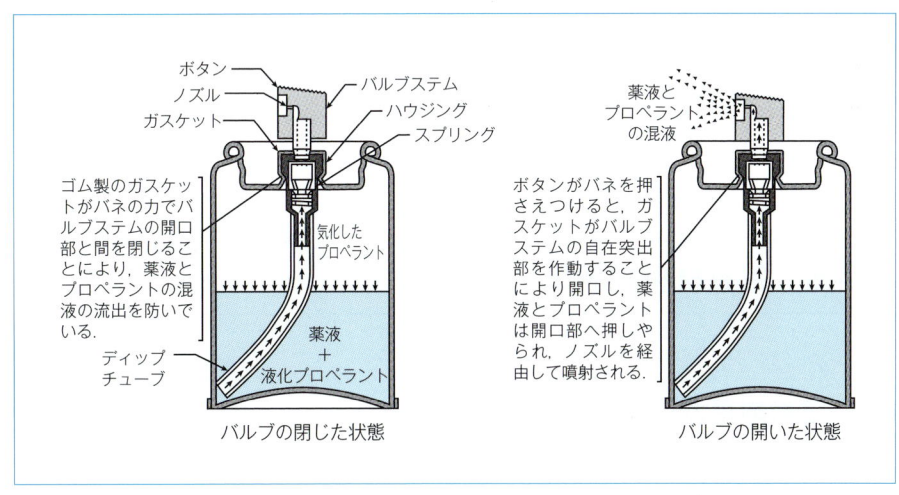

図 5-21　エアゾール剤の作動時および停止時のバルブ機構

(King RE: Dispensing of Medication 9ed., p.218, Mack Publishing Company, 1984)

5　容器・包装の表示

　容器・包装には薬事法により，表示事項，表示方法，表示禁止事項が定められ，表示の適正化が図られている．
　医薬品は，その直接の容器または被包に，**表 5-6** に掲げる事項が記載されていなければならない．ただし，厚生労働省令で別段の定めをしたときは，この限りではない（薬事法第 50 条）．

6　記載禁止事項

　医薬品は，これに添付する文書，その医薬品またはその容器もしくは被包（内袋を含む）に，**表 5-7** に掲げる事項が記載されていてはならない（薬事法第 54 条）．

7　封

　医薬品の製造販売業者は，医薬品の製造販売をするときは，厚生労働省令で定めるところにより，医薬品を収めた容器または被包に封を施さなければならない．ただし，医薬品の製造販売業者または製造業者に販売し，または授与するときは，この限りではない（薬事法第 58 条）．
　封の規定は医薬品のみで医薬部外品，化粧品，医療用具などにはこの規定はない．

8　直接の容器・被包の記載例

　図 5-22 に直接の容器・被包の記載例を示す．

9　容器・包装材料試験法

a. 注射剤用ガラス容器試験法

　注射剤用ガラス容器は，内容医薬品と物理的または化学的に作用してその性状または品質に影響を与えないもので，完全に融封できるか，またはほかの適当な方法によって微生物が侵入しないようにし，内容医薬品を保護できるものであり，次の

C 容器・包装の種類と特徴

表 5-6　医薬品の直接の容器等の記載事項

一　製造販売業者の氏名又は名称及び住所
二　名称（日本薬局方に収められている医薬品にあっては，日本薬局方において定められた名称，その他の医薬品で一般的名称があるものにあってはその一般的名称）
三　製造番号又は製造記号
四　重量，容量又は個数等の内容量
五　日本薬局方に収められている医薬品にあっては，「日本薬局方」の文字及び日本薬局方において直接の容器又は被包に記載するように定められた事項
六　一般用医薬品にあっては，第36条の3第1項に規定する区分ごとに，厚生労働省令で，定める事項
七　第42条第1項の規定によってその基準が定められた医薬品にあっては，貯法，有効期間その他その基準において直接の容器又は直接の被包に記載するように定められた事項
八　日本薬局方に収められていない医薬品にあっては，その有効成分の名称（一般的名称があるものにあっては，その一般的名称）及びその分量（有効成分が不明のものにあっては，その本質及び製造方法の要旨）
九　習慣性のあるものとして厚生労働大臣の指定する医薬品にあっては，「注意-習慣性あり」の文字
十　前条1項の規定により厚生労働大臣の指定する医薬品にあっては，「注意-医師等の処方せんにより使用すること」の文字
十一　厚生労働大臣が指定する医薬品にあっては，「注意-人体に使用しないこと」の文字
十二　厚生労働大臣の指定する医薬品にあっては，その使用の期限
十三　前各号に掲げるもののほか，厚生労働省令で定める事項
※容器又は直接の被包には内袋（PTP，SP，ピロー包装，分包など）は含まない．

ただし書き：
① 次に掲げる医薬品で，その直接の容器又は直接の被包の面積が狭いための本条の規定が明瞭に記載できない場合に，必要事項が外部の被包に記載されていれば，次のように簡略化又は省略できる．
（1）2 mL 以下のアンプル又はこれと同等の大きさの直接の容器若しくは直接の被包に収められた医薬品
（2）2 mL を超え 10 mL 以下のアンプル若しくはこれと同等の大きさのガラスその他これに類する材質からなる直接の容器でその記載事項がその容器に直接印刷されているものに収められた医薬品

（薬事法第50条）

表 5-7　医薬品の容器等の記載禁止事項

一　当該医薬品に関し虚偽又は誤解を招くおそれのある事項
二　承認を受けていない効能又は効果（厚生労働大臣がその基準を定めて指定した医薬品にあっては，その基準において定められた効能又は効果を除く）
三　保健衛生上危険がある用法又は使用期間

（薬事法第54条）

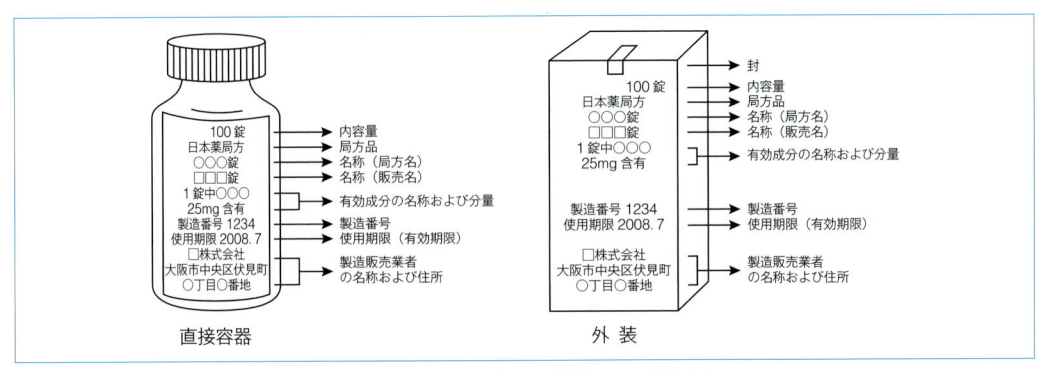

図 5-22　直接容器，外装への表示例

（花輪剛久：MR研修テキストⅡ 薬理学／薬剤学，高久史麿 監修，テキスト編集委員会 編，p.108，MR認定センター，2009）

規格に適合する．ただし，表面処理を施した輸液用容器は，アルカリ溶出試験第1法の融封できない容器の規定に適合した材質を用いて製する．

　静脈に多量を投与する輸液に使用するガラス容器は，アルカリの溶出を防止するため，化学的に表面処理したものが通常用いられ，長期保存してもpHは変化しない．しかし，表面処理をしていない事態を考慮し，内面溶出法でアルカリ溶出試験とガラスを粉砕した粉砕法でアルカリ溶出をチェックする．

1) 無色または淡褐色透明

注射剤の不溶性異物検査法の試験に支障をきたす気泡があってはならない．

2) 栓

分割使用を目的とする容器は，ゴム栓または適当な栓を用いて密封する．

栓は化学的に作用せず，注射針を挿入したときに栓の破片を混入しない．

注射針を抜いたとき，直ちに外部からの汚染を防ぐ．

輸液に用いる栓は，輸液用ゴム栓試験法に適合する．

3) アルカリ溶出試験

① 第1法：融封できる容器または内容100 mL以上の輸液用容器以外の融封できない容器．
・容器の内外をよく水で洗い，必要ならば粗く砕いて試料とする．水を加え，操作後，ブロモクレゾールグリーン・メチルレッド試薬を加え，硫酸で滴定する．

② 第2法：融封できない内容100 mL以上の輸液用容器．
・容器の内外をよく水で洗い，乾燥させる．水を加え高圧蒸気滅菌器で加熱，放置，ブロモクレゾールグリーン・メチルレッド試薬を加え，硫酸で滴定する．

4) 着色容器の鉄溶出試験

塩酸を加え，加熱，放置後，鉄試験法第1法により試験する．

5) 着色容器の遮光性試験

容器の切片の透過度を分光光度計により空気を対照に測定する．
・波長290〜450 nmで50 %以下．
・波長590〜610 nmで60 %以上．

b. プラスチック製医薬品容器試験法

　本試験法は，プラスチック製医薬品容器の設計および品質評価に用いることができる（**表5-8**）．プラスチック製水性注射剤容器の規格を**表5-9**に示す．

表 5-8　プラスチック製医薬品容器試験法

試　験	対象および方法
灰化試験	強熱残分，重金属，鉛，カドミウム，スズ．
溶出物試験	泡立ち，pH，過マンガン酸カリウム還元性物質，紫外線スペクトル，蒸発残留物．
微粒子試験	光遮蔽粒子計数装置を用いて行う．
透明性試験	第1法：容器の表面に凹凸やエムボス加工などがなく，比較的湾曲の少ない容器に適用．紫外可視吸光度測定法で透過率を測定する． 第2法：容器の表面に凹凸やエムボス加工のある容器に適用．乳濁液を容器に入れ，水を入れた容器に比べて濁っているかどうかを判断する．
水蒸気透過性試験	第1法：主に水性注射剤容器に適用．水を入れた容器を RH 65±5％，温度 20±2℃ で14日間放置し，減量を算出する． 第2法：水分測定用塩化カルシウムをとり，110℃，1時間容器を乾燥後，放冷する．その容器を RH 75±3％，温度 20±2℃ で14日間保存．水分透過度を測定する．
漏れ試験	容器に色素溶液を入れ，密封したあと，容器の上下にろ紙を敷き，圧力をかけ，ろ紙に漏れの有無を判定する．
細胞毒性試験	容器材料の培地抽出液の細胞毒性を評価する．

表 5-9　プラスチック製水性注射剤容器の規格

容器の種類	規　格
ポリエチレン製またはポリプロピレン製水性注射剤容器	接着剤を使用していない容器． 透明性，外観，水蒸気透過性，重金属，鉛，カドミウム，強熱残分，溶出物，細胞毒性．
ポリ塩化ビニル製水性注射剤容器	接着剤を使用していないもので，ポリ塩化ビニルの単一重合体からなり，可塑剤としてフタル酸（2-エチルヘキシル）のみを使用している容器． 厚さ，透明性，外観，漏れ，柔軟性，水蒸気透過性，重金属，鉛，カドミウム，スズ，塩化ビニル，微粒子，強熱残分，溶出物，細胞毒性．
その他の水性注射剤容器	透明性，外観，水蒸気透過性，細胞毒性，容器の材質に固有の重金属，強熱残分，溶出物．

c. 輸液用ゴム栓試験法

　輸液用ゴム栓は，輸液として用いる注射剤に使用する内容 100 mL 以上の容器に用いるゴム栓（プラスチックなどの材料でコーティングまたはラミネートしたものも含む）をいう．使用するゴム栓は，内容医薬品と物理的または化学的に作用してその性状または品質に影響を与えないもので，また，微生物の侵入を防止し，内容輸液の使用に支障を与えないものとし，**表 5-10** の規格に適合する．

表 5-10　輸液用ゴム栓試験法の規格

試験	対象および方法
カドミウム	原子吸光度法
鉛	原子吸光度法
溶出物試験	性状，泡立ち，pH，亜鉛，過マンガン酸カリウム還元性物質，蒸発残留物，紫外線スペクトル
急性毒性試験	雄マウスを用いて試験
発熱性物質試験	一般試験法に準ずる
溶血性試験	ウサギの脱繊維血を加え，溶血しない

D 貯法・保存条件

　医薬品を患者に使用して再現性のある効力を発揮させるためには，その特性を考慮し，容器の選択，貯法を正しく選択しなければならない．「医薬品が分解する要因」の項（p.180）で示したさまざまな要因に対応する貯法や保存条件が考慮されなければならない．**表 5-2**（p.193）には，日本薬局方の製剤の保存条件が示されている．

　一般に固形製剤に用いる容器は「密閉容器とする．製剤の品質に湿気が影響を与える場合は，防湿性の容器を用いるか，又は防湿性の包装を施す」と規定されている．防湿性の容器とは気密容器または密封容器であるが，錠剤，カプセル剤，粉末製剤の場合は気密容器を用いる．錠剤やカプセル剤はPTP，SPの気密容器が多く用いられ，粉末製剤ではラミネートフィルムを用いた分包が用いられる．

　医療機関で調剤用に，ポリエチレン製，ガラス製の瓶，金属製の缶，袋に入れる包装形態（バラ包装）がある．

　別に規定するもののほか，医薬品は室温（1〜30℃）に保存するが，熱に不安定な医薬品は冷所（1〜15℃）に保存する．また，人全血液（2〜6℃）のように貯蔵温度範囲の狭いものもある．医薬品の貯法・保存条件は製薬企業が自主的に表示しているものに貯蔵温度指示マーク（ケアマーク）がある（**表 5-11**）．貯蔵温度指示マークは，梱包した外装にも表示される．

1 有効期限，有効期間

　医薬品には，有効期限，有効期間あるいは使用期限を定めているものがあり，決められた範囲内で用いなければならない．

　「基準が定められた医薬品にあっては，貯法，有効期間その他その基準において直接の容器または直接の被包に記載するように定められた事項」の表示を義務化している（薬事法50条7項）．

1）有効期限

　一般の医薬品は3年までに90％以上を保つ場合，有効期限は設けない．それよりも短い場合は，製造後，90％以上を保つ期限を有効期限とする（**表 5-12**）．

表 5-11　貯蔵温度指示マーク

指示事項	記載事項	指示マーク
冷所に保存	冷所	冷所
X ℃以下に保存	～X	～X
X～Y ℃に保存	X～Y	X～Y
室温に保存	指示を要しない	

指示事項以外に，さらに留意事項を付記するときは，原則としてマークの下方の中央部に横書きする．
（例）凍結を避け，5 ℃以下に保存

～5
禁・凍結

（花輪剛久：MR 研修テキストⅡ 薬理学/薬剤学，高久史麿 監修，テキスト編集委員会 編，p.114，MR 認定センター，2009）

表 5-12　注射液の有効期限

製　剤	有効期限
インスリン注射液	製造後 24 ヵ月（凍結を避け，冷所保存）
バソプレシン注射液	製造後 36 ヵ月（凍結を避け，冷所保存）
スキサメトニウム塩化物注射液	製造後 12 ヵ月（凍結を避け，5 ℃以下で保存）

2) 有効期間

製剤中に含まれる成分が十分に機能を発揮するまでの期間を有効期間とする（**表 5-13**）．

2　製造から使用までの品質管理

　製薬企業により製造された医薬品は，輸送過程を経て卸企業に送られる．卸企業においては，出荷されるまでの間の貯蔵期間がある．ここまでは，製薬企業が医薬品管理にもとづいて管理された状態に置かれている．

　医療機関においては，医薬品の出庫は，有効期限あるいは有効期間に留意し，受け入れ順に出荷する「先入れ先出し」を遵守する．ここにおいても，薬剤師は医薬品の安定性を念頭に，保存環境を万全にする必要がある．空調のない場所では，夏期に室温を大きく超える場合や，高湿度になることも多い．

　光分解を受けやすい医薬品は，遮光性の着色ガラス容器に入っていても，長期間保存中に分解がないか確認する必要もある．箱から取り出したPTPで，赤色の凸部がある場合も同様である．また，点滴をする場合の，輸液の調剤をする場所，点滴を行う部屋の環境も重要である．必要に応じて輸液の容器に着色カバーを施すなどの工夫も必要になる．

　処方薬を受け取った患者にも医薬品管理教育が必要であり，薬袋の保管場所を正しく指導することが重要である．また，処方薬は服用しないのであれば，適切に処分するべきである．長期間保存した医薬品を自己判断で服用するのは避けたいものである．

表 5-13　血液製剤成分の有効期間

血液製剤	有効期間
人全血液	採血後 21 日間（2〜6 ℃で保存）
新鮮凍結血漿	採血後 1 年間（−20 ℃以下で保存）
人血小板濃厚液	採血後日間（20〜24 ℃で振とうしながら保存）

血液製剤は採血してから成分が有効な期間を有効期間とする．

Essential Point

A 品質管理の必要性と医薬品が分解する要因

- 医薬品が分解する主な要因を下表にまとめた.

温 度	・一般の医薬品が分解する速度定数と温度はアレニウス式に従う. ・高温,短時間の2点以上の速度定数から,低温における速度定数を予測できる. ・医薬品は室温保存されるが,必要に応じて冷所保存などの条件が設定される.
光	・ビタミン,アルカロイド,ホルモンなどは光分解される. ・光分解は定性的で特に試験方法の詳細な規定はない. ・光分解される医薬品は遮光性の容器に保存する.
酸 素	・酸化分解される医薬品は気体の透過しない容器に保存する.
湿 度	・水溶性医薬品は臨界相対湿度以下で保存する. ・吸湿しやすい医薬品は防湿性の容器または防湿性の包装を施す.
加水分解	・関与する反応に特殊酸触媒反応,特殊塩基触媒反応,水反応およびこれらを組み合わせたものがある.

B 安定性と有効性の評価

- 安定性試験には,苛酷試験,加速試験および長期保存試験がある.

C 容器・包装の種類と特徴

- 密閉容器には紙袋,箱などがある.
- 気密容器にはガラス瓶,缶,プラスチック容器が含まれる.
- 分包は1回の服用に用いられ,病院などで処方されるものや,既製品のスティック包装などがある.
- ほかにも,PTP (press through package),ストリップ包装 (SP),ピロー包装,プラスチック製医薬品容器(プラスチック製水性注射剤容器,プラスチックボトル,プラスチックバッグ,ダブルバッグ製剤),メタルチューブ(半固形製剤に用いられる)がある.
- 密封容器には,アンプルとバイアル,プレフィルドシリンジ,ガラス容器および耐圧性の容器がある.
- 遮光とは,内容医薬品の光分解を防止する目的がある.
- 容器・包装材料試験法には,注射剤用ガラス容器試験法,プラスチック製医薬品容器試験法,輸液用ゴム栓試験法がある.

D 貯法・保存条件

- 製剤ごとにその特性を生かした貯法や保存条件が日本薬局方で規定されている.
- 一般の医薬品で有効期限を定めているものがある.また,血液製剤などには有効期間が定められている.
- 医薬品の品質を保つためには,製薬企業,卸企業,医療機関のみならず,患者にも医薬品管理教育が必要である.

6章

DDS
(ドラッグデリバリーシステム)

　医薬品は患者の疾病治療に大きく貢献している．しかし，一般に医薬品中に含まれる薬物の主たる薬理作用とは別に望ましくない有害作用（または副作用）も薬物は有しており，無視できない問題となることもある．また，高い薬理作用を示す有用な薬物であっても，体内への吸収が不十分であったり，作用時間が短いなどの理由で，十分な効果を発揮できない薬物も少なくない．そのため，投与された薬物が安全に，かつ確実に体内に移行することはもちろん，必要な臓器や組織に，必要な時間だけ作用し，必要としない臓器や組織には作用しない，つまり，「必要最小限の薬物を，必要な場所に，必要なときに送達する」ことが求められる．今日発展した先端技術を駆使して，薬物にこのような機能を付与させようとするのが，**薬物送達システム**（ドラッグデリバリーシステム drug delivery system，以下 DDS と略記）であり，薬物が有する薬理作用を最大限，かつ安全に発揮させることを目的としている．

　ここでは，現在医療の場で用いられている DDS を中心に解説するとともに，臨床の場で応用されている技術，さらには検討段階にあるものについていくつか例をあげ，製剤技術を中心に述べる．

A　DDSの目的と分類

　DDSの概念が登場してから四半世紀以上が過ぎた．今日，DDSと呼ばれているものは何らかの機能が付与されている医薬品をさす．それは，薬物そのものであったり，製剤であったり，また機器・器具類も含まれる．何らかの機能とは，例えば，薬物が選択的に疾患部位へ移行できたり，血中薬物濃度を適切に推移させることができる機能のことである．ここ十数年の薬剤・製剤学分野，高分子科学分野，工学分野の技術や素材の進歩には目覚ましいものがあるが，それらの進歩は段階的であり，それに応じたDDSが開発されている．また，疾病の病態の理解も段階的であり，このことも開発されるDDSにどのような機能を付与するべきかを左右する．

　目的に合わせて薬物そのものに化学修飾を施すことがある．プロドラッグがその代表である．プロドラッグは，元の薬物（親薬物）の欠点を改善したり，血中動態を改善したり，標的化したりすることができるので，システムではないが，広義の意味でDDSの範疇に入ると考えられる．

　加えて，21世紀の医療の主体は，従来型の治療に加え，移植や遺伝子治療を加味したものへと変貌しつつある．20世紀型の薬物治療の多くが，症状の改善やある程度の回復，あるいはその状態の維持のためであったのに対して，移植や遺伝子治療の登場によって，疾患の治癒も可能になりつつある．この遺伝子治療においても，標的細胞や標的部位へ遺伝子を導入する技術，すなわち上述のDDSが有用である．

　DDSは目的により，①放出制御（コントロールドリリース controlled release），②標的指向化（ターゲティング targeting），③吸収の改善に大別される．①と②，②と③あるいは①と③を重複目的とする製剤も少なくない．また，ごく最近では，再生医療や遺伝子治療において，それらに必要な物質を試験管内で効率的に細胞内などに送達することのできる技術もDDSの範疇に入ると考えることもできよう．この場合，DDS開発のアプローチとしては効率的供給あるいは導入というような目的となる．**表6-1**に上記項目に基づいたDDSの分類を示す．表に列挙されたものはすべて少なくとも研究・検討段階にある．

表 6-1　DDS の分類

① 放出制御（コントロールドリリース）	
経口コントロールドリリース製剤	経口徐放性製剤 放出開始時間制御製剤 消化管移動制御製剤 浸透圧ポンプ
外用コントロールドリリース製剤	口腔粘膜適用製剤（局所性） 眼内治療システム 子宮内投与避妊システム
全身コントロールドリリース製剤	経皮治療システム（TTS） 口腔粘膜適用製剤（全身性）
注入型コントロールドリリース製剤	マイクロスフェア，ナノスフェア エマルション 埋め込み型注入システム
センサーの導入	人工膵臓 自己制御型放出システム
② 標的指向化（ターゲティング）	
受動的ターゲティング	低分子プロドラッグ 高分子修飾タンパク質 高分子化プロドラッグ 高分子マイクロスフェア リポソーム 脂肪乳剤（リピッドマイクロスフェア）
能動的ターゲティング	糖修飾 ホルモン結合 抗体修飾 磁性誘導 熱感受性リポソーム 分子標的薬
医療技術の利用	超音波ガイド局所注入 リピオドール動注療法 選択的動脈カテーテル法 化学塞栓療法 昇圧化学療法
③ 吸収の改善	
吸収促進	プロドラッグ 吸収促進剤 イオントフォレーシス ソノフォレーシス エレクトロポレーション
新しい投与経路の開発	直腸投与 経鼻投与 経呼吸器投与 経腟投与
④ その他	
薬物そのものの改善（溶解性や障害性の改善）	プロドラッグ
in vitro における新たな技術	遺伝子導入 再生医療

B 放出制御型製剤

　薬物の有効性に関連した薬物動態学 pharmacokinetics や薬力学 pharmacodynamics，薬物の安全性に関連した毒物動態学 toxicokinetics や毒物動力学 toxicodynamics の理解の進歩によって薬物そのものに関する詳細な情報の入手が可能となり，各々の薬物の体内動態をどのように時間的，空間的に制御するべきかが明らかになってきている．**放出制御型製剤**には，消化管，眼，鼻，腟，子宮などの経粘膜投与製剤，経皮投与製剤，皮下や筋肉内に投与する注射剤などがあり，薬物の全身循環系への移行性や血中濃度を時間的に制御しうる何らかの技術が施されている．**図 6-1** に示すように，従来からの製剤や静脈内注射では薬物血中濃度が中毒域（および副作用発現確率の高い領域）から治療域を経て，効果の得られない領域に比較的速やかに変動するのに対し，徐放性製剤のような放出制御型製剤では治療域濃度を長時間にわたって維持することが可能であり，薬物血中濃度の急な立ち上がりの回避による副作用の低減も図ることができる．また，投与回数の減少によるコンプライアンスの向上も得られる．時限放出型製剤は放出制御型製剤に分類される．この製剤は，ある時間が過ぎると薬物の放出が開始されたり，ある時間間隔でパルス状にくり返し放出されるため，生体のサーカディアンリズムに基づいた時間薬物治療などへの応用が実用化されている．これら注目すべき新しい剤形が考え出されてきており，DDS のなかでその応用範囲は次第に大きくなっていくものと思われる．

1 放出制御型経口製剤

　医療現場において最も汎用性の高い経口製剤は，DDS の概念が提唱される以前からそれに則った開発が行われてきた．例えば，酸に不安定な薬物を腸溶性の皮膜を施した製剤に封入し，小腸で溶出させることで吸収性を改善したことがあげられる．薬物の生体に対する有効性と安全性を高めるために，経口製剤の開発に付与された DDS 技術は放出制御であり，多くは放出速度のコントロールである．また，ある時間がくると薬物が放出されたり，ある特定の部位で薬物が放出されるように，時間的なコントロール製剤の開発も行われている．

B 放出制御型製剤

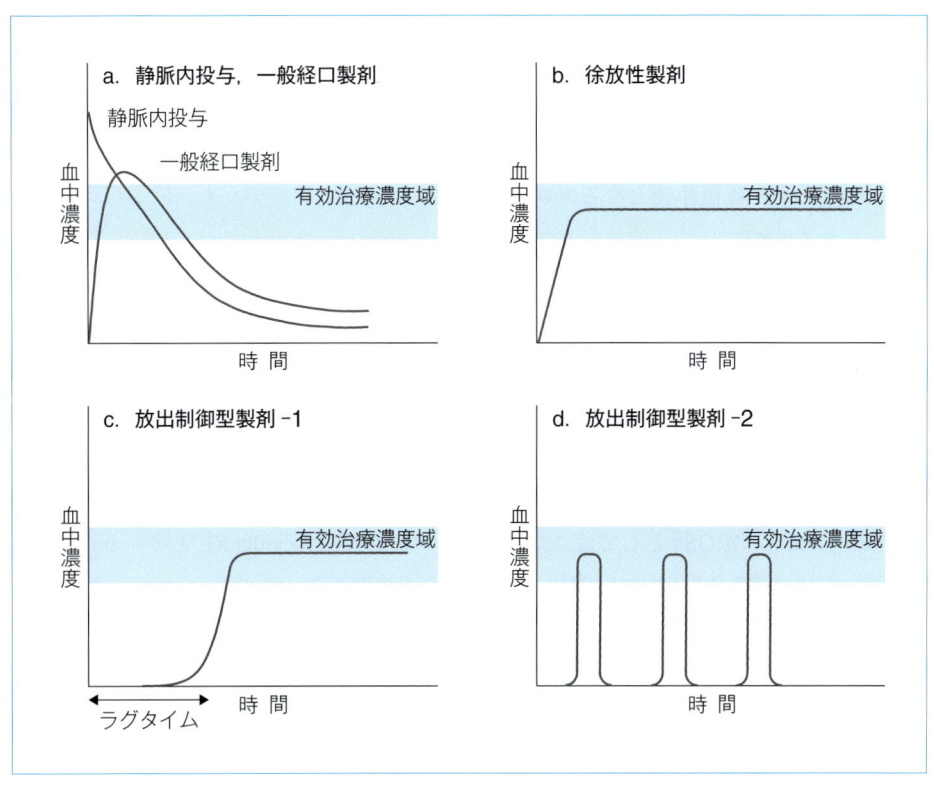

図 6-1 静脈内投与，一般経口製剤および DDS 製剤の血中濃度推移

a. 放出速度の制御 rate-controlled release（徐放性製剤）

表 6-2 に代表的な**経口徐放性製剤**を示す．経口徐放性製剤は形態からシングルユニット型とマルチプルユニット型に分類される．シングルユニット型の多くは，消化管内で投与剤形が保たれたまま徐々に薬物を放出する（ロンタブ，レペタブ，スパンタブ，グラデュメット，ワックスマトリックスなど）．一方，マルチプルユニット型では，投与された錠剤やカプセル剤が速やかに崩壊して顆粒を放出し，放出された顆粒が徐放性を示す（顆粒，スパスタブ，スパンスルなど）．また，放出制御機構からは，リザーバー型とマトリックス型に分けられる．リザーバー型は薬物を含有する錠剤または顆粒を高分子皮膜でコーティングしたものであり，薬物の放出速度はこの皮膜の性質や厚さで決まる．すなわち，膜制御となる（レペタブ，顆粒，スパスタブ，スパンスル）．マトリックス型は，薬物を高分子やワックスなどの基剤中に分散させたもので，薬物分子のマトリックス内の拡散速度により放出速度が決まる．すなわち，拡散律速となる（ロンタブ，スパンタブ，グラデュメット，ワックスマトリックスなど）．

そのほか，OCAS®（経口持続吸収型徐放システム，**図 6-2**）や OROS®（OROS 胃腸内治療システム，**図 6-3**）と呼ばれる徐放性製剤も開発されている．前者は，消化管上部で完全にゲル化し，消化管上部の水分を，水分の少ない消化管下部での薬物放出に利用することで持続化を図っている．また，後者は浸透圧を利用し，水分の浸透で内圧が高まった錠剤内部から圧力勾配を利用して薬物が細孔を介して放出されるようになっている．現在，OCAS® としてはタムスロシン（商品名：Omnic®）を含有したものが，OROS® としてはニフェジピン（商品名：Procardia XL®）や，シュードエフェドリン（商品名：Efidac/24®）を含有したものがある．

b. 放出開始時間の制御 time-controlled release（時限放出型製剤）

時限放出型製剤には種々のタイプがあるが，最も多く採用されているのが，**腸溶性製剤** enteric-coated preparations である．このタイプの製剤は，胃では溶解せず，腸で溶解して薬物を放出するように設計されている．胃で分解する薬物や，胃で溶解すると胃障害を起こす薬物を経口製剤にする場合や，作用時間を遅くしたい場合に腸溶性製剤とする．腸溶性製剤の製造法は，低 pH では溶解せず，中性付近で溶解するヒプロメロースフタル酸エステル，ヒプロメロース酢酸エステルコハク酸エステル，メタクリル酸コポリマーなどの高分子を用いてコーティングする方法が一般的である．

また，ヒトの生理機能や病態は体内時計により支配され，日内で周期的に変動しており，この時間的要因を考慮した合理的な治療法として，時間薬物治療学 chronopharmacotherapy が重要になってきた．これを達成するためには，治療上必要な時間帯にのみ，薬物血中濃度を高め，薬効を発現させるシステムが必要とな

B 放出制御型製剤

表6-2 代表的な経口徐放性製剤

種類	構造	特徴	該当薬剤例
ロンタブ Lontab	速放層／徐放性内核錠	薬物を徐放性マトリックスに分散して製した核錠を速放性の外層で覆ったもの	該当なし[a]
レペタブ Repetab	速放層／腸溶性内核錠／腸溶性皮膜	腸溶性剤皮を施した核錠の外側を速放性の層で覆った糖衣錠	ネオマレルミンTR錠（d-クロルフェニラミンマレイン酸塩）
スパンタブ Spantab	速放層／徐放層	放出性の異なる層を重ねた多層錠	該当なし[b]
顆粒	○速放性顆粒／●徐放性顆粒	速放性顆粒，徐放性顆粒，腸溶性顆粒などを配合したもの	L-ケフラール®顆粒（セファクロル）
スパスタブ Spacetab	○速放性顆粒／●徐放性顆粒1／●徐放性顆粒2	速放性顆粒と徐放性顆粒または腸溶性顆粒の混合物を打錠したもの	テオドール®錠（テオフィリン）
スパンスル Spansule	○速放性顆粒／●徐放性顆粒1／●徐放性顆粒2／●徐放性顆粒3	速放性顆粒と徐放性顆粒を数種類混合してカプセルに充てんしたもの	インテバン®SP（インドメタシン）
グラデュメット Gradumet	薬品／プラスチックの網目構造	水に不溶性の多孔性プラスチックの格子隙間に薬物を分散させたもの	フェロ・グラデュメット®錠（硫酸鉄）
ワックスマトリックス Wax Matrix	マトリックス	薬物をワックス格子中に分散させたもの	ヘルベッサー®錠（ジルチアゼム塩酸塩）
レジネート Resinate	イオン交換樹脂	薬物をイオン交換樹脂に吸着させたもの	該当なし[c]

a) 現在は発売中止だが，ロンタブ型としてカルビスケンR®錠（ピンドロール）があった．
b) 現在は発売中止だが，スパンタブ型としてペクトレックス®錠（四硝酸ペンタエリスリトール）があった．
c) 現在は発売中止だが，レジネート型としてハイスタミン®錠（ジフェニルピラリン塩酸塩）があった．

6章　DDS（ドラッグデリバリーシステム）

り，これにより，血中濃度の持続化を目的とした徐放性製剤と比較して，副作用の軽減や薬物耐性の発現を抑制することができる．時限放出型製剤の特徴は，服用後一定の放出の起こらない時間帯（ラグタイム）が存在し，そのあとに所定の速度で放出が行われる．それゆえ，投与時間と放出開始時間を制御することにより，服用が難しい時間帯を回避し，事前に投与することができる．これにより，患者の生活リズムを妨げずに合理的な時間薬物治療が可能となる．さらに，時間薬物治療以外にも，単に夜間投与を避ける簡便な投薬，併用薬との薬理学的相互作用の回避，併用薬との時間差薬物治療としても利用できる．例えば，気管支喘息発作は明け方に増悪する場合が多く，この時間に薬が効くことが望まれる．このような場合に効果を発揮するのが，時限放出型製剤である．就寝前あるいは夕食後に服用すると明け方にテオフィリンが放出され，喘息発作を抑える製剤（商品名：ユニフィル®LA錠）などが臨床で用いられている．

c. 放出部位の制御 site-specific release（消化管内ターゲティング製剤）

通常，経口製剤は服用後，胃内で崩壊または溶解し，薬物は速やかに小腸へ移行するが，この製剤は，吸収性の改善，副作用の回避，局所療法などを目的とし，消化管内の特定部位（胃，小腸，大腸）に到達してから薬物を放出するように設計されている．

1）胃へのターゲティング

作用部位が胃内である場合，通常の製剤では滞留性が悪いため，十分な薬効を発揮できない．また，吸収部位が小腸上部に限定される薬物では，吸収部位との接触時間が短いため，吸収率が低下する．このような問題には，胃内滞留性を高くした製剤が有用である．胃内浮遊性製剤は，製剤の比重を小さくすることで投与後胃液上に浮遊させ，胃排泄を遅らせた持続放出製剤である．このタイプの製剤として，水力学的平衡システム hydrodynamically balanced system（HBS）がある．このシステムは，経口投与した薬物の胃から小腸への移行量を制御することにより吸収速度を制御し，体内への利用効率を高める．HBSの構造は，硬カプセル中に，薬物，ゲル形成物質ならびに比重の小さい賦形剤を含み，経口投与後消化管液を吸収してヒドロゲル層を形成することで，含有する薬物の放出速度をコントロールするとともに，比重の小さい賦形剤によって胃内液中で浮遊する．結果的に徐々に胃内で放出された薬物は小腸に移行して吸収され，持続的な血中濃度が得られる仕組みとなっている（図6-4）．また，消化管粘膜上皮に物理化学的に付着する高分子（粘膜付着性高分子）を利用して，胃内滞留性を高めた胃粘膜付着システムの研究も多数行われている．これらの製剤では，胃内に滞留している間，さらにそのあとの小腸を通過している間に薬物の吸収が期待でき，長時間の薬物投与が可能になる．

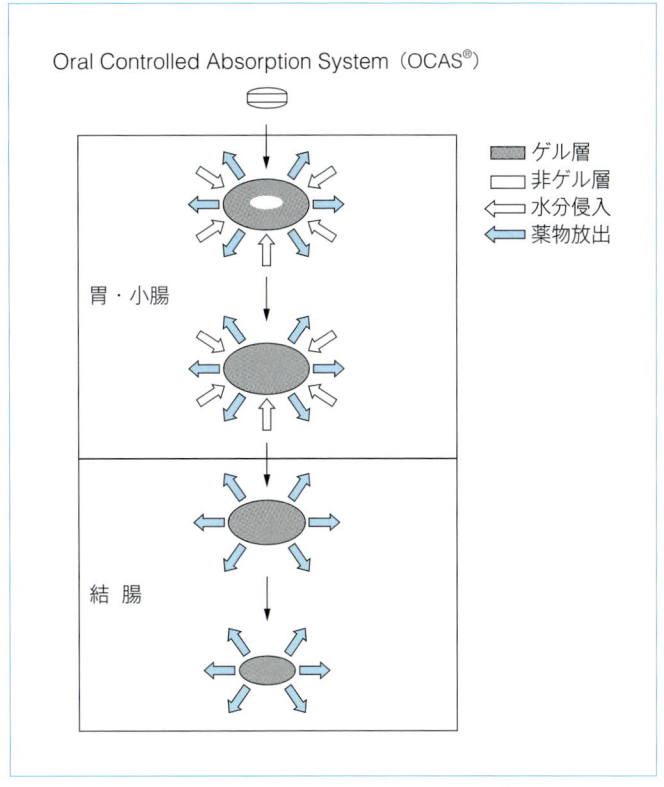

図6-2 経口持続吸収型徐放システム（OCAS®）のしくみ

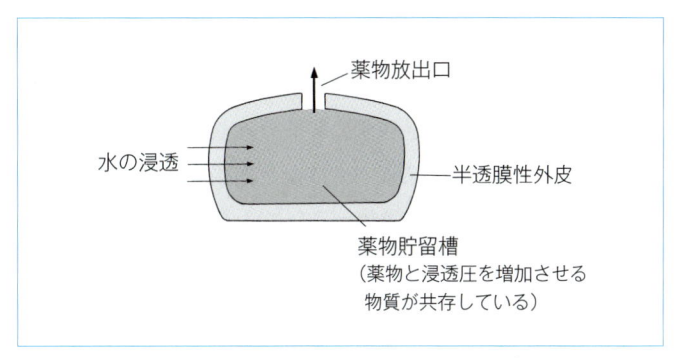

図6-3 OROS胃腸内治療システム（OROS®）の構造

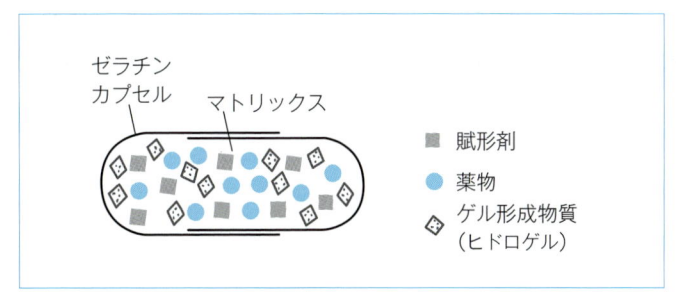

図6-4 水力学的平衡システム（HBS）の模式図

2）小腸へのターゲティング

　胃酸により失活する薬物（消化酵素，抗生物質など）や胃粘膜への障害が問題とされる薬物（非ステロイド性抗炎症薬，塩化カリウムなど）に対しては，前項で述べた腸溶性製剤が利用されている．このような腸溶性製剤は広義の意味で小腸ターゲティング製剤とみなせる．例えば，アスピリン特有の有害事象（胃十二指腸障害，胃出血など）を軽減させる目的で，メタクリル酸コポリマーLDでフィルムコートした腸溶錠（商品名：バイアスピリン®錠）などがある．

3）大腸へのターゲティング

　潰瘍性大腸炎やクローン病などの遠位消化管の炎症性疾患に対する局所療法と，消化酵素で分解するようなペプチド薬物や，吸収部位が限定される薬物の吸収性の改善を目的とした大腸ターゲティング製剤が開発または研究されている．腸溶性製剤や徐放性製剤が大腸疾患の局所療法に臨床的に使用されている．その例として，ペンタサ®錠があげられる．この製剤はエチルセルロースでコーティングしたメサラジン含有顆粒を打錠成形した錠剤である．また，酵素活性の低い大腸を吸収部位として利用する研究が試みられている．

2　速崩性錠剤

　嚥下能力の低い高齢者や小児の患者における服用時の利便性およびコンプライアンスの向上を目的として，唾液や少量の水で速やかに崩壊する速崩性錠剤（WOWTAB-DRY，EMP速崩錠など）が開発され，臨床使用されている（**図6-5**）．**速崩性錠剤**のうち，水を必要とせずに唾液のみで服用できる錠剤を**口腔内崩壊錠**と呼び，商標名にD，OD，M，RM，RPDなどの接尾語が付けられる．速崩性錠剤は，薬物，糖類（マンニトールやマルトースなど），結合剤などを混合・造粒し，低打錠圧で成形する．または薬物などの懸濁液を鋳型に充てんし，凍結乾燥後，固化するなどの製造法により得られる多孔性の錠剤である．水がなくても服用できることから，水分摂取が制限されている患者や要介護者にも服用が可能である．また，片頭痛，胃痛，下痢などの突発的な症状の緩和にも有効である．苦味を有する薬物の場合は，薬物粒子表面に高分子を噴霧して，口腔内での薬物の溶出を遅らせることで苦味が抑制されている．**表6-3**に口腔内崩壊錠の製造法（製造技術）と特徴，主な医薬品を示す．

B 放出制御型製剤

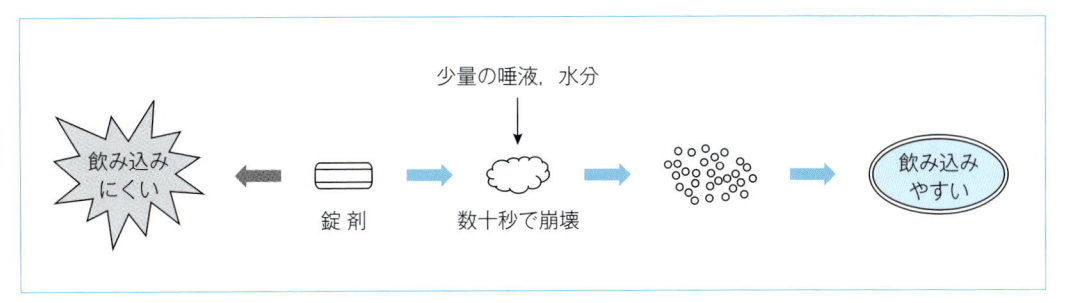

図 6-5 速崩性錠剤

表 6-3 口腔内崩壊錠の製造技術による分類

	鋳型錠製剤	湿製錠製剤	一般錠型製剤			フィルム製剤
			易成形性添加剤使用製剤	崩壊機構工夫製剤	多孔質成形体製剤	
技術（コンセプト）	薬物などの懸濁液をPTPなど鋳型に精密充てんし凍結乾燥，通風乾燥などにより乾燥固化する	薬物・糖類などの混合物をアルコール水溶液などで湿潤し，低圧成形後乾燥する	結晶セルロース，球形マンニトールなどの易成形性添加剤添加，添加剤微細化・結晶構造工夫等により成形性向上を図る	超崩壊剤利用，崩壊剤細密分布，滑沢剤微量化，酸塩基反応利用，発泡作用利用により崩壊性向上を図る	薬物・糖類などの混合造粒物を低圧成形後，加湿，加熱，焼結処理などにより錠剤強度向上を図る	HPMCなど高分子基材，薬物を混合分散溶解し，展延乾燥する
特 色	・崩壊性にきわめて優れる ・凍結乾燥機などの特殊設備が必要 ・PTPなど鋳型包装（要防湿）	・崩壊性に優れる ・湿製打錠機などの特殊設備が必要 ・PTP包装（バラ包装）	・崩壊性に優れる ・腸溶性微粒子を含有する ・一般製剤設備で対応が可能 ・PTP包装，（バラ包装）	・崩壊性に優れる ・一般製剤設備で対応が可能 ・PTP包装，バラ包装	・崩壊性に優れる ・放出制御微粒子を含有する ・一般製剤設備で対応が可能 ・PTP包装，バラ包装	・崩壊性にきわめて優れる ・フィルム製剤化機器などの特殊設備が必要 ・アルミパック包装（要防湿）
主な医薬品	・ナゼア®OD錠 ・ゾフラン®ザイディス®4 ・マクサルト®RPD錠 ・クラリチン®レディタブ®錠 ・エビリファイ®OD錠 ・ミニリンメルト®OD錠	・アリセプト®D錠 ・プロスター®M錠 ・リダック®M錠10 ・トリアゾラム錠	・タケプロン®OD錠 ・ベイスン®OD錠 ・アクトス®OD錠 ・レンドルミン®D錠 ・ブレタール®OD錠 ・リスパダール®OD錠 ・エフピー®OD錠 ・ガスロンN®OD錠 ・プロテカジン®OD錠	・エバステル®OD錠 ・アムロジン®OD錠 ・ドプス®OD錠 ・フリバス®OD錠 ・メトリジン®D錠 ・ゾーミッグ®RM錠 ・アレロック®OD錠	・ガスター®D錠 ・ハルナール®D錠 ・ベシケア®OD錠 ・タリオン®OD錠 ・セレジスト®OD錠 ・グルコバイ®OD錠	・ボグリボースODフィルム ・アムロジピンODフィルム ・ロラタジンODフィルム ・ドネペジル塩酸塩ODフィルム ・ゾルピデム酒石酸塩ODフィルム

（増田義典：すべてがわかる口腔内崩壊錠ハンドブック（PHARM TECK JAPAN 2012年1月臨時増刊号），PLCM（耕薬）研究所 編，p.9-13，じほう，2012より改変）

3 経皮吸収型製剤

　皮膚に適用する DDS は**経皮治療システム** transdermal therapeutic system（以下，TTS と略記）と呼ばれ，皮膚局所に対する作用を目的とするのではなく，薬物を皮膚から全身循環系に移行させ，全身性に作用を発現させることを目的とする．経皮吸収型製剤は，日局 16 で，皮膚などに適用する製剤のなかの貼付剤 Patches に分類され，さらに多くはテープ剤に分類される．また，テープ剤は，**図 6-6** に示すように，粘着性を付与した基剤に薬剤を均質に混合した製剤（マトリックス型システム）と，支持体と放出調節（制御）膜の間に薬剤を単純な溶剤もしくはそのほかの添加物を加え，混合したものを封入した薬剤貯蔵層（封入体）とし，その下面に粘着層を付した製剤（リザーバー型システム）に区分される．以降，TTS を経皮吸収型製剤またはテープ剤と呼ぶ．

a. 単純拡散を利用した製剤

　薬物は，皮膚最外層の角層（角質層）が主に透過障壁（バリアー）となるため，皮膚からの吸収はきわめて低い．しかし，脂溶性が高く，基剤中ならびに角層中溶解度が大きく，投与量が少ない（または有効血中濃度が低い）などのいくつかの条件が満たされる薬物は，十分な吸収速度を得ることができる．多くの場合，経皮吸収型製剤中の薬物含有量よりも吸収速度が低いため，長期間一定の吸収速度が得られやすく，また不測の事態（副作用など）が起こっても製剤を取り外すことが可能なので，薬効の持続性や安全性に優れている．また，経皮吸収型製剤は，薬物放出調節（制御）膜を介したり，薬物を含有する高分子マトリックスからの薬物の皮膚移行性を工夫して，必要以上の薬物が生体内に吸収されないようにしている．特に，ニトロダーム®TTS®やエストラーナ®テープのような調節（制御）膜を有する製剤は，調節（制御）膜を介する薬物透過速度のほうが，皮膚を介する吸収速度よりも遅くなるように工夫されている．現在までに日本および海外で販売または開発されている代表的な経皮吸収型製剤を**表 6-4** に示す．これらの経皮吸収型製剤は，いずれの場合も薬物の単純拡散を利用した製剤である．

　経皮吸収型製剤は，Alza 社が開発したスコポラミンを含有する乗り物酔い治療薬が最初である．この製剤は，全身循環系に移行したスコポラミンが中枢系に分布し，効果を現す．

　1981 年には，米国でニトログリセリンの経皮吸収型製剤が発売された．狭心症の発作の治療には舌下錠などがあったものの，予防薬として経口製剤以外で用いることのできなかった点を放出制御型製剤とすることによって成功した．日本では，1984 年硝酸イソソルビドのテープ剤が狭心症治療薬として販売された．これは薬物を非常に薄い粘着性フィルム上に延ばしたものである（商品名：フランドル®テー

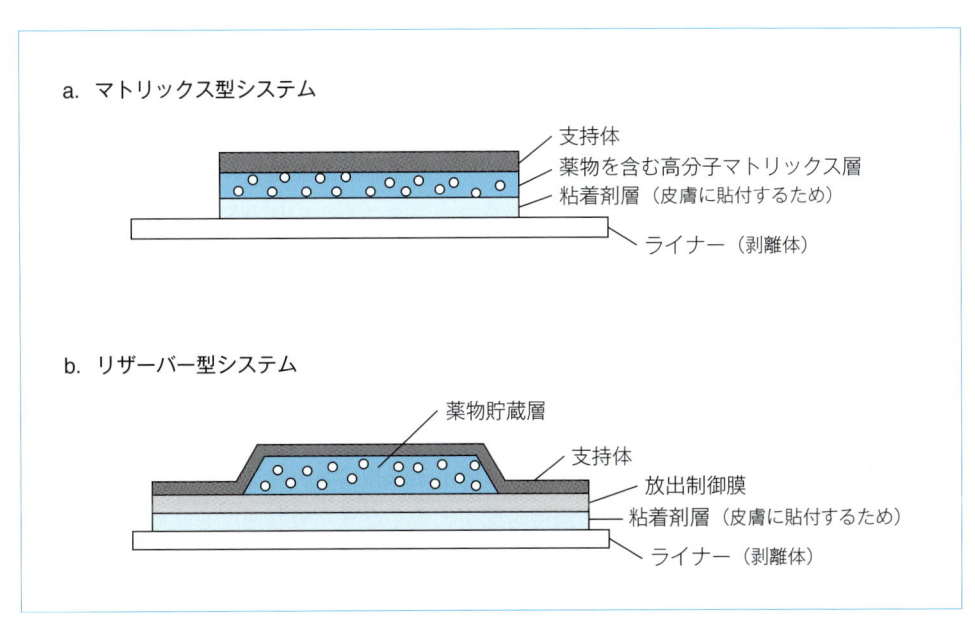

図 6-6　経皮吸収型製剤の構造

プ).さらに,クロニジン塩酸塩,エストラジオール,テストステロンの経皮吸収型製剤が販売され,その後,ニコチン,リドカイン,フェンタニル,ツロブテロール,メチルフェニデートの経皮吸収型製剤が次々と上市された.

　フェンタニルの経皮吸収型製剤は,モルヒネ徐放錠と同様に,がん性疼痛の管理に利用されている.もともと,フェンタニルの経皮吸収型製剤は調節(制御)膜を有するリザーバー型システムであった.しかし,臨床現場において,フェンタニルの投与量を調節するために,リザーバー型システムであるのにもかかわらず,ハサミで切ってしまうということが起こった.そこで,含有量の異なる5種類のマトリックス型システム(商品名:デュロテップ®MTパッチ)に変更された.この製剤は,72時間貼付型である.同様の製剤として24時間貼付型のワンデュロ®パッチやフェントス®テープがある.フェンタニルの有効血中濃度はモルヒネよりもはるかに低いため,臨床現場でのモルヒネからフェンタニルへの切り替え時の用量換算に注意を要する.ツロブテロールの経皮吸収型製剤は,喘息発作の予防ばかりでなく,気管支炎の治療薬としても利用され,特に小児での使用が非常に多くなった.

　メチルフェニデートの経皮吸収型製剤は少し変わったマトリックス型システムの製剤である.**図6-7**に示したように,シリコーン粘着剤がドット(DOT)のようにフィルム上に配置されている.さらに,シリコーン粘着剤中に水溶性高分子のアクリル酸が不連続相の形で含まれ,この不連続相にメチルフェニデートが高濃度で含有されている.その結果,濃度勾配が大きくなり,吸収速度を高めることが可能となった.さらに最近では,非がん性疼痛治療薬のブプレノルフィン(商品名:ノルスパン®テープ),アルツハイマー型認知症治療薬のリバスチグミン(商品名:イクセロン®パッチ,リバスタッチ®パッチ)が販売された.

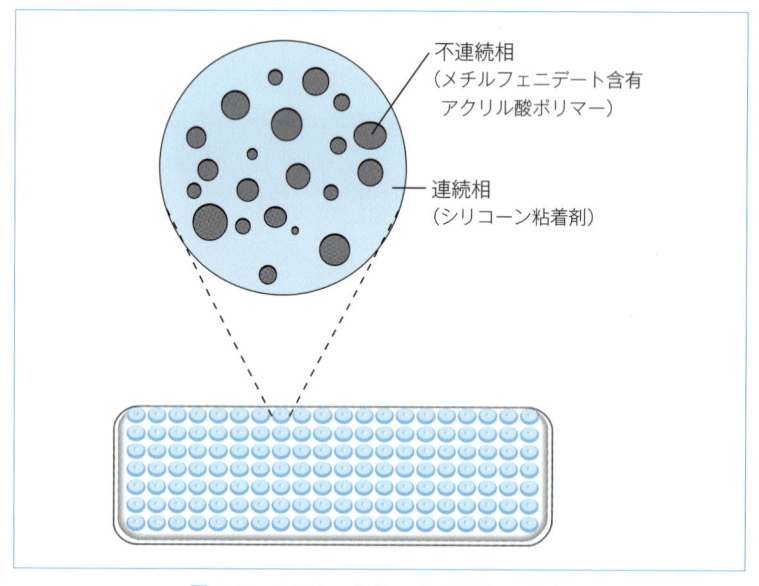

図6-7 DOTマトリックス型システム

表6-4 日本および海外で販売または開発されている経皮吸収型製剤

日本および海外で販売されている主な経皮吸収型製剤		
一般名（適応）	主な商品名	製剤の形状
スコポラミン（乗り物酔い）	Transderm-Scop®	リザーバー型
ニトログリセリン（狭心症）	Nitro-Dur® Nitrodisc® Deponit® Minitran™ ニトロダーム®TTS® ミリステープ® ミニトロテープ® バソレーター®テープ	マトリックス型 マトリックス型 マトリックス型 マトリックス型 リザーバー型 マトリックス型 マトリックス型 マトリックス型
イソソルビド硝酸塩（狭心症）	フランドル®テープ イソピット®テープ アンタップ®テープ	マトリックス型 マトリックス型 マトリックス型
クロニジン塩酸塩（高血圧症）	Catapres TTS®	リザーバー型
ツロブテロール（気管支喘息）	ホクナリン®テープ	マトリックス型
エストラジオール（卵胞ホルモン低下）	エストラーナ®テープ	マトリックス型
テストステロン（低男性ホルモン）	Testoderm®TTS® Androderm®	
ニコチン（喫煙習慣）	Habitrol® Nicoderm CQ® ProStep® Nicotrol® ニコチネル®TTS®	マトリックス型 マトリックス型 マトリックス型
フェンタニル（がんに伴う疼痛）	デュロテップ® MT パッチ ワンデュロ®パッチ フェントス®テープ	マトリックス型 マトリックス型 マトリックス型
リドカイン（静脈留置針穿刺時の疼痛緩和）	ペンレス®テープ	マトリックス型
ブプレノルフィン（非がん性の疼痛）	ノルスパン®テープ	マトリックス型
メチルフェニデート（注意欠陥多動性障害）	Daytrana®	DOTマトリックス型
リバスチグミン（アルツハイマー病）	イクセロン®パッチ リバスタッチ®パッチ	マトリックス型 マトリックス型
オキシブチニン（排尿障害）	Oxytrol®	マトリックス型
ロチゴチン（パーキンソン病）	Neupro®	マトリックス型
セレギニン（大うつ病）	Emsam®	マトリックス型
日本および海外で開発中の主な経皮吸収型製剤		
一般名（適応）	主な商品名	製剤の形状
ドネペジル（アルツハイマー型認知症）	アリセプト®	
グラニセトロン（悪心・嘔吐）	――	
ビソプロロール（高血圧症）	――	
テルビナフィン塩酸塩（爪白癬）	――	

b. 物理的に促進させる製剤

　前述したように，本来皮膚からの薬物吸収性は低く単純拡散の利用には限界があり，さらに多くの薬物に対して経皮吸収型製剤を開発していくためには皮膚からの薬物吸収性を改善していく必要がある．一つの手段としては吸収促進剤の利用があり，**表6-4**（p.229）に示した経皮吸収型製剤のなかにも促進剤を含有する製剤もある．

　ほかの手段として物理的な吸収促進法の応用がある．この方法には，エレクトロポレーション，フォノフォレーシス，イオントフォレーシスなどがあげられる．エレクトロポレーションは，高電圧パルスを短時間照射することによって，またフォノフォレーシスは，皮膚に超音波を照射することによって，主に，一過的な皮膚角層の構造変化に伴う吸収速度の変化により，薬物の経皮吸収性を高めることができると考えられている．一方，イオントフォレーシスは，**図6-8**に示したように皮膚に電気を流すことにより，イオン化した薬物を体内へ送達する．この薬物送達駆動力は適用した電流であるため，個体差を非常に小さくすることが可能である．しかもスイッチのオン，オフにより薬物の体内への吸収を制御できる．Phoresor II^{TM} と電極のTransQ2^{TM}からなるイオントフォレーシス製剤やLectro Patch^{TM}がある．**図6-9**に米国で使用されているE-TRANSを示す．これはフェンタニル塩酸塩を陽極側に含有しており，電流を流すことでプラス（＋）に荷電したフェンタニルが血液中に移行する．また，LidoSite®は，局所麻酔用に開発されたイオントフォレーシスである．リドカインの麻酔作用を高めるためにエピネフリン（アドレナリン）を含有している．エピネフリンの作用により血管を収縮させ，電流により皮膚局所に移行したリドカインの血液移行を抑制する．その結果，リドカインの局所濃度が高まり，麻酔作用が現れる．

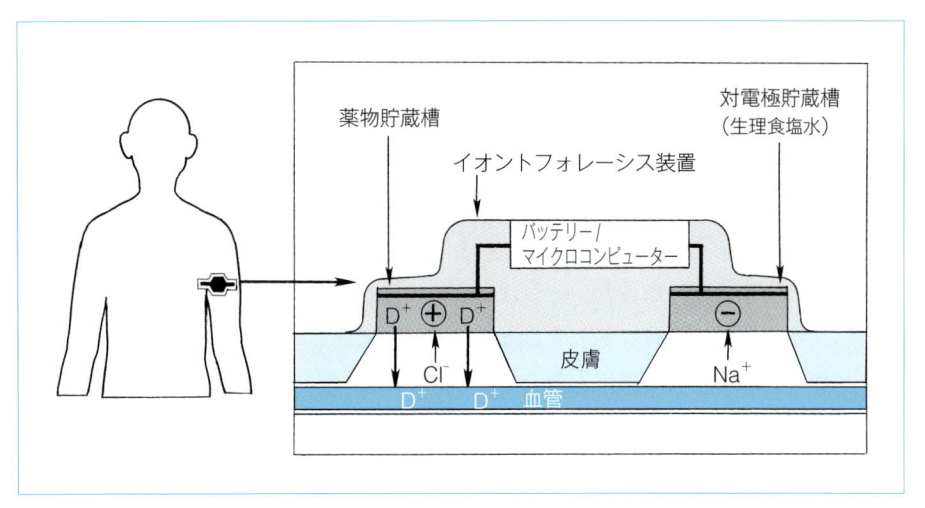

図 6-8 イオントフォレーシス適用時のイオンの流れの模式図

イオントフォレーシス装置のスイッチをオンにすると電気が流れ，プラス（＋）のイオンはマイナス（－）に向かって移動するが，このときプラスに電荷した薬物（D^+）は，薬物貯蔵槽に接している皮膚を介して対電極貯蔵槽に移動することにより，抵抗の少ない血管に入る．

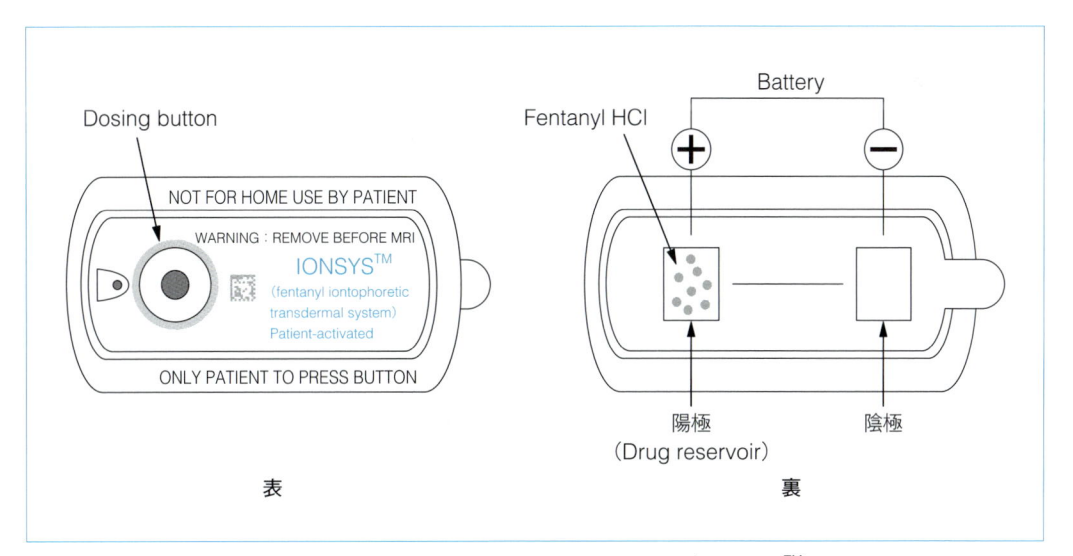

図 6-9 E-TRANS electrotransport system（IONSYS™）

(http://www.accessdata.fda.gov/drugsatfda_docs/label/2006/021338lbl.pdf)

c. 今後期待される製剤

　経皮吸収の律速バリアーは皮膚角層であり，これまで角層のバリアー能を低下させることで多くの薬物の経皮吸収型製剤の開発が試みられてきた．しかし，過度のバリアー能の低下は，結果として皮膚に対する損傷を招き，製剤開発が断念されている．近年，この角層をバリアーとせずに角層よりも下層に薬物を送達する試みが行われるようになった．一つは，高速に加速させた液体を皮膚に噴射し，溶解した薬物を角層の下層に導入する方法である．噴射された液体は，皮膚に衝突すると角層を貫通し，皮膚内に入ることができる．角層の貫通により生じる穴は非常に小さい（マイクロポア）ことから，痛みもほとんど感じず，皮膚に対する安全性は高いと考えられている．この装置は無針注射器（Liquid Jector）と呼ばれ，すでにインスリンや成長ホルモンまたはワクチンの注入器として用いられており，Vitajet™ 3，Biojector® 2000，cool.click™ 2 が販売されている（図6-10）．また，マイクロニードル（微小針）を利用したDDSが検討されている（図6-11）．この微小針は角層を貫通するのに十分な長さを備えているが，血管系や神経系の通う真皮までは達していないため，微小針を刺しても痛みを感じることはない．図6-11に示したように，マイクロニードルには，solid microneedles や hollow microneedles があり，前者には単に皮膚最外層に小孔を形成させるだけでなく，送達する薬物が微小針の表面にコーティングされている製剤も検討されている．また，微小針の素材には金属や高分子物質が用いられ，皮膚内で微小針が溶解するタイプもある．これらのマイクロニードルの適用により，低分子物質のみならず，高分子物質の皮膚透過量の増加が示唆された．よって，マイクロニードルは水溶性の薬物や高分子量の薬物の経皮吸収において非常に有望である．

　以上のように，これらのDDSは，角層が薬物投与の律速バリアーにはならないので，薬物の物性にかかわらずさまざまな薬物，特に高分子量の生理活性物質，ワクチン，遺伝子などに応用されることが期待される．

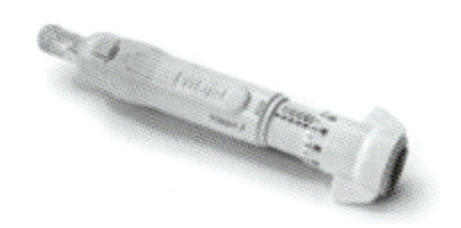

Vitajet™3
インスリン製剤
(http://www.medgadget.com/2005/03/vitajet_3.html)

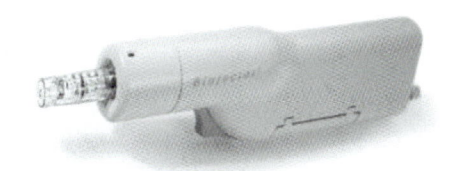

Biojector® 2000
インフルエンザワクチン（臨床試験段階）
(http://www.bioject.com/products/b2000)

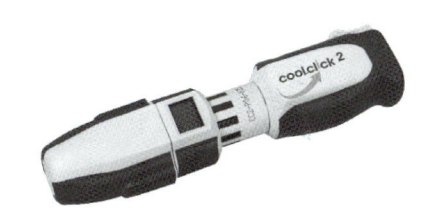

cool.click™2
組換え型ヒト成長ホルモン製剤
(http://www.saizenus.com/pdfs/CC2_IFU.pdf)

図 6-10　無針注射器（Liquid Jector）

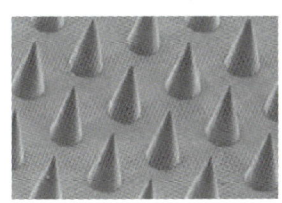

solid microneedles
(Park JH, et al.: Eur J Pharm Biopharm, 76: 282-289, 2010)

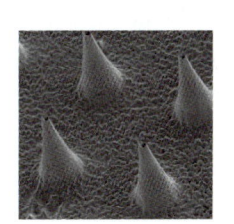

hollow microneedles
(http://asme.pinetec.com/bio1999/data/pdfs/a013623-0.pdf)

図 6-11　DDS 製剤に利用されているマイクロニードルの種類

4 埋め込み注射剤・持続性注射剤

　持続的な薬物投与が必要で，かつ長期的な治療管理が必要なとき，月単位での薬物治療が望ましい場合がある．特にホルモンに関連した疾患のなかにはこのようなケースが多い．ホルモン療法に用いられる薬物は一般に，生体内での不活化速度が速く，生体内半減期が非常に短くなるため頻回投与が必要となり，患者の生活は大きく制限される．このような場合，植え込み剤の存在意義は大きい．

　植え込み剤には，日局16において，注射により投与する製剤のなかに**埋め込み注射剤** Implants/Pellets に分類されるものがある．埋め込み注射剤は，専用の注射キットを用いて皮下，筋肉内に埋め込む．埋め込まれた製剤が，組織中で侵食される過程で含有する薬物を徐々に放出したり，シリコーンカプセルやポリアクリルアミド，ポリヒドロキシメチルメタクリレート，エチレン・酢酸ビニル共重合体からなる放出制御膜中に入れられた薬物が，これらの高分子膜を介して拡散放出するものがある（**図 6-12**）．そのほかの植え込み剤は，**持続性注射剤** Prolonged Release Injections に分類される．含有した薬物を徐々に放出できるような**マイクロスフェア**（小球体）状の粉末微粒子を懸濁注射剤として皮下や筋肉に投与する．代表的な植え込み剤を**表 6-5** に示す．

　Compudose® は，米国で開発された動物成長促進薬エストラジオール17βを含有するシリコーン製の埋め込み注射剤であり，シリコーン中に結晶エストラジオール17βをしみ込ませた長さ3 cmのものである（**図 6-13**）．ゾラデックス®デポは，ポリ乳酸・グリコール酸共重合体中にゴセレリン酢酸塩を懸濁分散させた直径約1.2 mmの円柱状のペレットで，皮下に植え込むと4週にわたってゴセレリン酢酸塩を放出する．前立腺がん，閉経前乳がん，子宮内膜症，子宮筋腫に用いられる．一方，同じポリ乳酸・グリコール酸共重合体を用いて調製された**LH-RH**アゴニストであるリュープロレリンを含有するマイクロスフェア（小球体）製剤，リュープリン®がある（**図 6-14**）．この製剤は，持続性注射剤（懸濁剤）として皮下に注射する

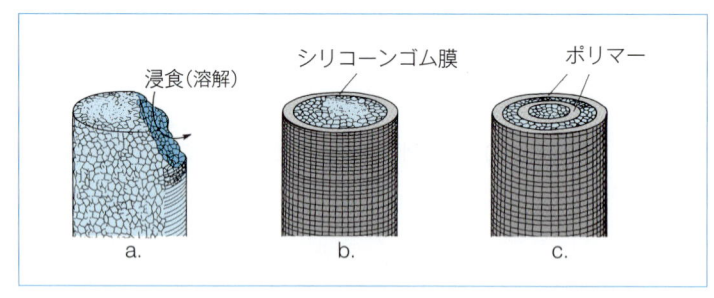

図 6-12　植え込み剤

a は濃縮された薬物でできている．この試料は皮下組織に入り，血液中へ移行する．
b では薬物はシリコーンカプセルに入れられ，カプセルから組織へと拡散する．
c では薬物はポリマー中に入れられ，外側のポリマーの層を通って拡散する．

表 6-5　代表的な皮下埋め込み注射剤・持続性注射剤

商品名	注釈
ゾラデックス® デポ	ゴセレリン酢酸塩を含有. ポリ乳酸・グリコール酸（PLGA）からなる針状ペレット.
リュープリン®	リュープロレリン酢酸塩を含有. ポリ乳酸・グリコール酸（PLGA）からなる小球体.
Norplant®	6本のシリコーン性カプセルを植え込む. レボノルゲストレルを約6 mg/カプセル/日の速度で放出する.
Infusaid®	液体と蒸気の平衡に基づいた薬物放出. 薬物はシステム内と外の蒸気に比例して放出する.
Compudose®	エストラジオールを100〜400日間放出する植え込み剤. 動物成長促進作用，シリコーン製剤.
Testopel®	テストステロンを3〜4ヵ月放出する植え込み剤.
Synchro-Mate-B®	ノルゲストメットを含むポリエチレングリコメタアクリレート製剤. Hydron 植え込み器で投与する.
Percorten®-V	デオキシコルチコステロン酢酸塩を含有.
Osmotic Minipump™	半透膜によって制御された一定速度で水を取り込み，加圧されたポンプから薬剤が放出される.
Probuphine®	ブプレノルフィンを含有するエチレン・酢酸ビニルポリマーペレット. 6ヵ月間ブプレノルフィンを放出する.
Eligard®	リュープロレリンとポリ乳酸・グリコール酸（PLGA）を N-メチル-2-ピロリドンに溶解し，皮下に投与する．組織中に N-メチル-2-ピロリドンが吸収されると PLGA が固化し，リュープロレリンが徐々に溶出する.

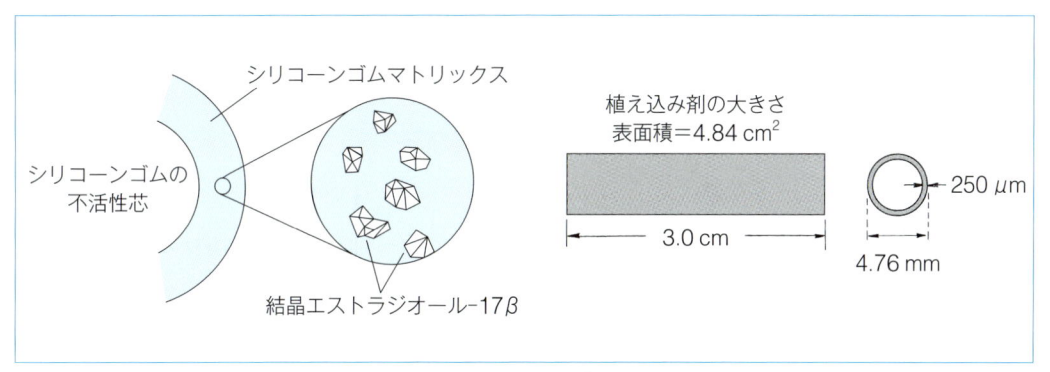

図 6-13　Compudose® の模式図

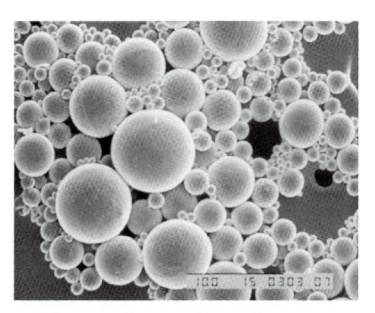

図 6-14　リュープリン® の中味のマイクロカプセル

（武田薬品工業株式会社提供）

と1ヵ月にわたって主薬を放出し，4週に1回の注射により，1日に1回の通常の皮下注射と同じようにテストステロンの血中濃度を抑制することができる（**図6-15**）．

画期的な埋め込み注射剤としてAtrix社が開発したEligard®がある（**図6-16**）．これは図に示したように，リュープロレリンを含むPLGAを溶媒である*N*-メチル-2-ピロリドンに溶解し，溶液状態で皮下に注射する．その後，溶媒が組織に吸収されるとリュープロレリンを含有するPLGAが固化し，PLGAの浸食速度に応じてリュープロレリンが放出される．

5 その他

口腔は，重層偏平上皮や角化上皮に被われ，一般的に皮膚と同じように薬物吸収性が低い．その一方で，舌下粘膜のように血流に富んだ部位では，脂溶性の薬物の吸収は良好である．素早い薬効発現が必要なケースでは，舌下投与が有効である（**表6-6**）．古くから用いられてきたニトログリセリンや硝酸イソソルビドの舌下錠は，狭心症の発作にきわめて有効である．治療の目的とそれに対する有効性が結実したという点で一種のDDSであろう．また，禁煙補助薬としてニコチンを含有したチューインガムスタイルのニコレット®が日本でも販売され，さらに，超短時間型睡眠導入剤であるゾルピデムの舌下製剤は，入眠障害に対して，素早い血中濃度の立ち上がりによる睡眠導入の薬効発現に期待がかかる．

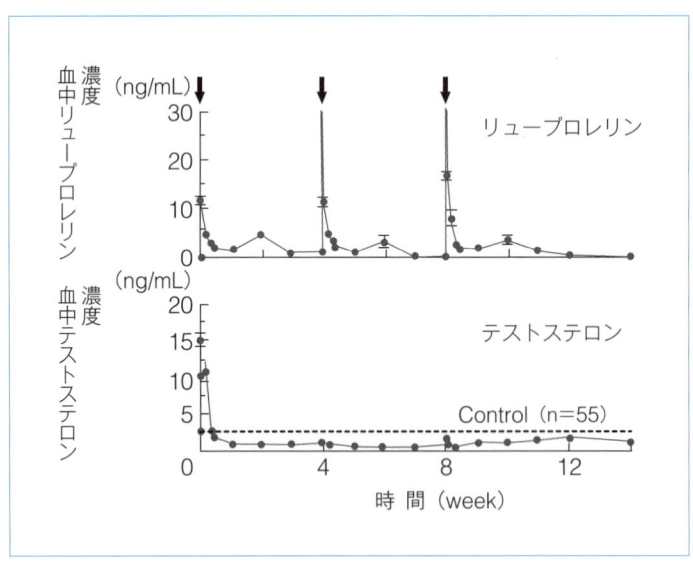

図6-15 持続性注射剤を1ヵ月ごとに投与したときの血中リュープロレリン濃度とテストステロン濃度

（武田薬品工業株式会社提供）

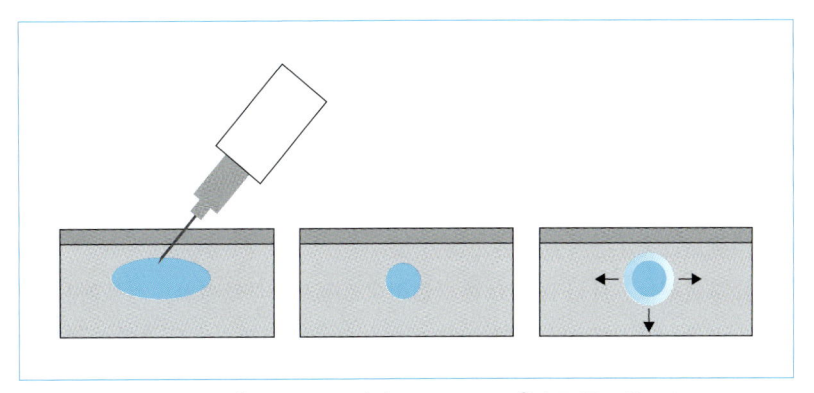

図 6-16 リュープロレリンを含有した Eligard® 皮下埋め込みシステム

PLGA〔Copoly lactic acid/glycolic acid（50/50）〕の N-メチル-2-ピロリドン溶液に用時薬物を分散して皮下投与し，溶媒が吸収されポリマーが固化したあと，ポリマーの分解に応じて薬物を放出する

（http://www.qltinc.com/Qltinc/main/mainpages.cfm?InternetpagesID-232）

表 6-6 素早い薬効発現が期待される代表的な舌下投与製剤

製剤の種類	適応症	一般名（商品名）
舌下錠	狭心症，心筋梗塞	ニトログリセリン（ニトログリセリン舌下錠，ニトロペン®舌下錠） 硝酸イソソルビド（ニトロール®錠）
	頭部外傷後後遺症，高血圧，末梢循環障害	ジヒドロエルゴトキシンメシル酸塩（ヒデルギン®舌下錠）
	痔核の症状	静脈血管叢エキス（ヘモリンガル®舌下錠）
	各種がんにおける鎮痛	ブプレノルフィン（Subutex®海外で販売） ブプレノルフィン・ナロキソン配合剤（Suboxone®海外で販売） フェンタニル（Abstral®海外で販売，日本では製造販売申請中）
	不眠	ゾルピデム（Edluar®海外で販売） ロラゼパム（ATIVAN®海外で販売）
舌下スプレー	狭心症	ニトログリセリン（ミオコール®スプレー） 硝酸イソソルビド（ニトロール®スプレー）

ほかの魅力的な吸収部位としては，鼻および肺があげられる．それら粘膜の最大の利点は薬物吸収性が著しく高いことである．また，鼻腔内は代謝酵素が消化管腔内に比べ低いことや，肺は消化管に匹敵するほどの表面積を有することも利点である．それゆえ，これらの吸収部位は今まで注射剤しかなかった薬物の新たな吸収部位として考えられている．最近，急増してきたホルモン，ペプチド，タンパク質などの医薬品は，水溶性が高く分子量が大きいものが多い．また，酵素に対する安定性も悪いものが多いため，ほとんどのケースで注射剤として用いられている．したがって，鼻や肺といった吸収部位が注射に代わることができれば，これら医薬品の利用価値はますます高まるであろう．

　経鼻製剤は，日局16では鼻に適用する製剤に分類され，点鼻剤 Nasal preparation のことをいう．これは剤形の性状から点鼻粉末剤および点鼻液剤に分けられている．**表6-7**に国内外で販売または開発されている点鼻剤を示す．また，分子量約1,000の水溶性のデスモプレシン，ブセレリン，ナファレリンといった生理活性ペプチドの点鼻剤も開発されている．鼻粘膜は吸収性が良好なので，新たな吸収部位として利用は拡大し，より精密な薬物輸送制御を目的としたDDSが市場に登場するのも近いと考えられる．また，このルートの別の使い道として，**表6-7**にも記載されている Nicorette® nasal spray は一つの例になるであろう．上述したチューインガムスタイルのニコレット®やニコチン含有の経皮吸収型製剤〔**表6-4**（p.229）参照〕では，タバコを吸ったときのような急激なニコチン血中濃度の上昇が得られないのに対し，この点鼻スプレーでは吸ったときと同様の効果を得ることができる（日本未発売）．すなわち，薬物の素早い血中濃度上昇による薬効発現を必要とする場合に，この吸収部位が注射に代わって利用できる．例えば片頭痛は，兆候がみられたあと，比較的すぐに頭痛が現れるため，その頭痛を早急に改善するには，片頭痛治療薬の素早い血中濃度上昇が必要である．片頭痛治療薬であるスマトリプタンの経口製剤では，50％の改善効果が得られるのに要する時間が1時間以上必要であったのに対し，点鼻剤は30分以内であった．しかも，その効果は経口製剤の2/5のスマトリプタン量で達成されたことから，片頭痛治療薬の点鼻剤はきわめて有効であるといえる．最近，がん性疼痛管理における予期しない急な痛みに対して，モルヒネの点鼻スプレーの臨床試験が行われている．また，鼻はワクチン送達部位としても魅力的であり，すでにインフルエンザワクチンである Flumist® が販売されている．今後はさらに，HIV感染症に対するワクチン療法が現実味を帯びてきた．

　もう一つの魅力的な吸収部位としてあげた肺に関しては，まだ鼻のような製剤は開発されていない．その理由として肺深部への薬物の到達性が非常に低いことと，消化管腔と同じように代謝酵素活性が高いことがあげられる．現在，最も多く研究・開発対象となっているのは，薬物を肺深部へ送達するための inhalation device（inhaler）と，薬物または薬物を含有する液体または固体微粒子であり，機械工学や製剤工学のさらなる発展が望まれている．

表 6-7 日本および海外で販売または開発されている点鼻剤

現在販売されている点鼻剤		
薬物	商品名	備考
デスモプレシン酢酸塩*	デスモプレシン点鼻液 デスモプレシンスプレー	バソプレシン誘導体 中枢性尿崩症
ブセレリン酢酸塩*	スプレキュア® 点鼻液	Gn-RH 誘導体 子宮内膜症などの治療
ナファレリン酢酸塩*	ナサニール® 点鼻液	Gn-RH 誘導体 子宮内膜症などの治療
スマトリプタン*	イミグラン® 点鼻液/Imitrex®	$5\text{-}HT_{1B/1D}$ 受容体作動薬 片頭痛の治療薬
ゾルミトリプタン*	ゾーミッグ®	$5\text{-}HT_{1B/1D}$ 受容体作動薬 片頭痛の治療薬
ジヒドロエルゴタミン	Migranal®	片頭痛の治療薬
フェンタニル	Lazanda®	がん性疼痛の軽減に用いる
ブトルファノール	Stadol®	術後, がん性疼痛の軽減に用いる
エストラジオール	Aerodiol®	ホルモン補充療法に用いる
カルシトニン	Miacalcin®	骨粗鬆症の治療薬
ビタミン B_{12}	Nascobal®	ビタミン B_{12} 欠乏症の治療薬
ニコチン	Nicorette® nasal spray	禁煙補助薬
インフルエンザワクチン	Flumist®	
現在開発中である点鼻剤		
薬物	商品名	備考
グラニセトロン		抗がん薬による悪心・嘔吐の軽減 日本では臨床第Ⅲ相試験
モルヒネ	Rylomine™	がん性疼痛の軽減に用いる 海外で臨床第Ⅲ相試験

＊日本で販売されている製剤

6 　徐放性製剤に用いられる製剤材料の種類と性質

　　DDS製剤を設計するには，目的に応じた適切な製剤材料を選択することが重要である．徐放性経口投与製剤の場合，リザーバー型製剤ではコーティング（被膜）基剤が用いられ，マトリックス型製剤の基剤にはワックスやゲル形成高分子が用いられる．**表6-8**にすでに使用されている徐放性製剤の基剤を示す．

表 6-8 徐放性製剤の基剤

経口投与製剤	コーティング基剤	エチルセルロース（EC） アクリル酸系ポリマー(オイドラギット® RS, RL) 酢酸セルロース（OROS®の半透膜）
	マトリックス基剤	ワックス，高級脂肪酸エステル ヒドロキシプロピルセルロース（HPC） ヒプロメロース（HPMC） ポリエチレングリコール（PEG） ポリビニルピロリドン（PVP, ポビドン） メチルセルロース（MC） カルメロース（CMC） ポリビニルアルコール（PVA） 酢酸ビニル・ポビドンポリマー
	イオン交換樹脂	陽イオン交換樹脂
	腸溶性基剤	ヒプロメロースフタル酸エステル（HPMCP） ヒプロメロース酢酸エステルコハク酸エステル（HPMCS） 酢酸フタル酸セルロース（CAP, セラセフェート） アクリル酸系ポリマー(オイドラギット® L, S)
経皮投与製剤，経粘膜投与製剤	リザーバー型徐放性膜	エチレン・酢酸ビニル共重合体（EVC）
	マトリックス基剤	アクリル酸系ポリマー ポリビニルアルコール（PVA） ポリイソブチレン ヒドロキシプロピルセルロース（HPC） カルボキシビニルポリマー(CVP) シリコーンゴム
注射剤	生分解性徐放性基剤	ポリ乳酸（PLA） ポリ乳酸・グリコール酸（PLGA） ポリカプロラクトン（PCL）
	リポソーム基剤	レシチン コレステロール MPEG-DSPE（PEG化合成リン脂質）

（岡田弘晃：製剤化のサイエンス 基礎とCMC，永井恒司，園部 尚編，p.250，じほう，2010より改変）

C ターゲティング

　生体内に吸収された薬物は，その活性体が標的作用部位に到達することにより薬理作用を発現するが，その一方で，そのほかの薬物は無効になるか，場合によっては不必要な部位に作用して副作用を引き起こす．したがって，薬物を標的部位にのみ送達させることが重要となる．このように，選択的に標的部位へ指向する性質を薬物に与えることを**ターゲティング**（標的指向化）という．ターゲティングの目的には，**表 6-9** に示す事項などがあり，これは薬物の分布を制御し，治療係数を改善する最も有用な方法の一つである．また，薬物の化学的安定性，生体膜透過性，生物学的半減期，経済性などの理由からターゲティングが要求されるケースも少なくない．ターゲティングには医学，薬学，工学などの分野の技術が応用され，特に抗がん薬，ペプチド医薬品，遺伝子医薬品などで積極的な研究が行われている．

　ターゲティングは，標的部位のレベルに応じて，臓器への薬物送達（一次ターゲティング），臓器中の病巣部位（腫瘍部位や炎症部位など）への送達（二次ターゲティング），病巣部位の細胞内や表面受容体への分子レベルでの標的化（三次ターゲティング）に分類される．最近の分子標的薬は三次ターゲティングの範疇に入る．また，標的化機構に応じて，受動的ターゲティングと能動的ターゲティングに大別される．前者は生理学的，解剖学的特性あるいは正常組織と病態組織の違いにより，特定部位に薬物を間接的に送達させる手法であり，一方，後者は標的部位に親和性をもつ特定のキャリアー（抗体，糖，タンパク質など）を用い，部位選択的な送達を積極的に行う手法である．

　さらに，ターゲティングの方法には，①局所投与，②作用発現点に特異性のある薬物の開発，③特異的な生体反応の利用，④プロドラッグ，⑤薬物キャリアーの利用，⑥生物学的認識機構の利用，⑦体外部からの制御などがある．ここではこの分類に沿って，標的部位への薬物のターゲティングを目的とした製剤について，製剤技術を中心に述べる．

1 局所投与

　体内の標的部位近傍へ直接薬物を送達する局所投与は，最も簡便なターゲティング法である．例えば，プロゲスタサート®は**図 6-17**に示すような形状をもつ子宮内避妊システムであり，標的部位である子宮内に留置すると，薬物貯槽に含有された

C ターゲティング

表 6-9　ターゲティングの目的

① 病巣または体内の特定部位への選択的送達
② 副作用発現や薬物失活の原因となる部位への送達および蓄積防止
③ 従来の方法では送達不可能であった部位への送達
④ 計画された濃度-時間パターンに基づく作用部位への送達
⑤ 送達効率改善による投与総量の低減

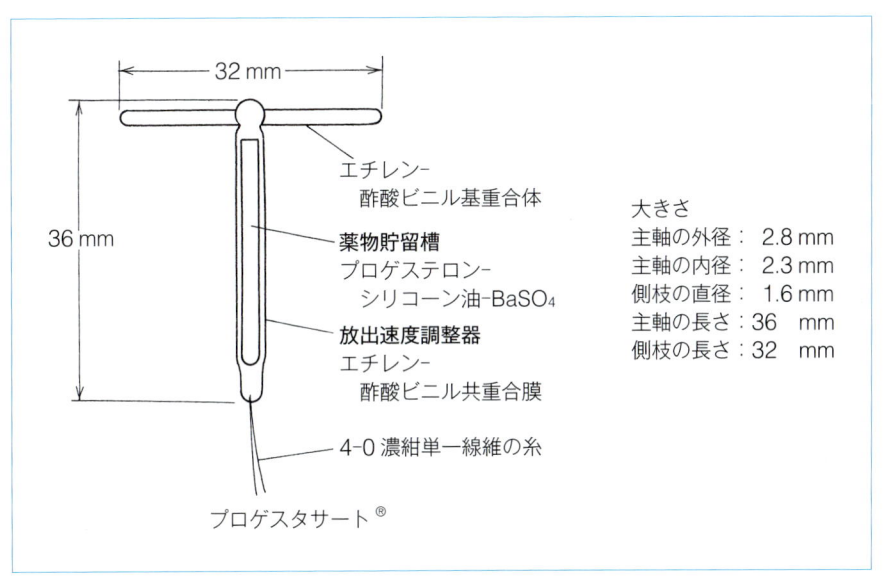

```
32 mm
36 mm

エチレン-酢酸ビニル基重合体
薬物貯留槽
　プロゲステロン-
　シリコーン油-BaSO₄
放出速度調整器
エチレン-酢酸ビニル共重合膜
4-0 濃紺単一線維の糸

プロゲスタサート®
```

大きさ
主軸の外径：　2.8 mm
主軸の内径：　2.3 mm
側枝の直径：　1.6 mm
主軸の長さ：　36　mm
側枝の長さ：　32　mm

図 6-17　子宮内治療用製剤

プロゲスタサート®：intra-uterine contraceptive system（子宮内避妊システム）
プロゲステロンを含んだ高分子膜を T 字形に子宮内避妊器具（IUD）に組み込んだ製剤

プロゲステロンを1日当たり65 μgの割合でほぼ400日放出するように設計されている（**図6-18**）．一度挿入すると1年間は避妊効果を期待できる．65 μgという量は，子宮粘膜で代謝されるので，全身的な副作用は現れないと考えられる．

鼻腔内標的指向性DDSとしてアレルギー性鼻炎薬であるリノコート®があげられる．これは，**図6-19a**のように副腎皮質ステロイドであるベクロメタゾンプロピオン酸エステルを50 μg含有する鼻腔吸入カプセルのリノコート®を小型噴霧器（商品名：パブライザー®）にセットし，図のゴム球を押すと鼻腔に粉末が噴霧される．一方，**図6-19b**のようにリノコートのカプセル30個分が噴霧器に充てんされたリノコート®パウダースプレー鼻用25 μgが販売された．これは，装置自体にベクロメタゾンプロピオン酸エステルの充てん部がある．**図6-19b**のポンプ部を2〜3回押すと，ベクロメタゾンプロピオン酸エステル25 μgが噴霧される．2010年には噴霧残回数を表示するカウンター部が付け加えられた．この粉末は，薬物含有の粘膜付着性・吸水性高分子マトリックス（ヒドロキシプロピルセルロース）からなっている．この製剤を投与すると**図6-20**に示すように均一に分布・付着して，約6時間まで鼻腔内に滞留し，持続的な薬物放出が得られる．その結果，従来のベクロメタゾンプロピオン酸エステル製剤が1回100 μg，1日4回（400 μg/day）の投与を要したのに比べ，1日2回（100 μg/day）で有意に優れた全般的な改善度，安全性が得られている．同様に，口腔内噴霧用にサルコート®がある．

口腔内標的指向性DDSの代表例として，アフタ性口内炎用の付着錠，アフタッチ®があげられる（**図6-21**）．これは，上記と同様付着性・吸水性高分子マトリックスにより，患部に付着・被覆し，含有するトリアムシノロンアセトニドを持続的に放出する．2006年より一般医薬品（スイッチOTC）としてアフタッチ®Aが市販された．

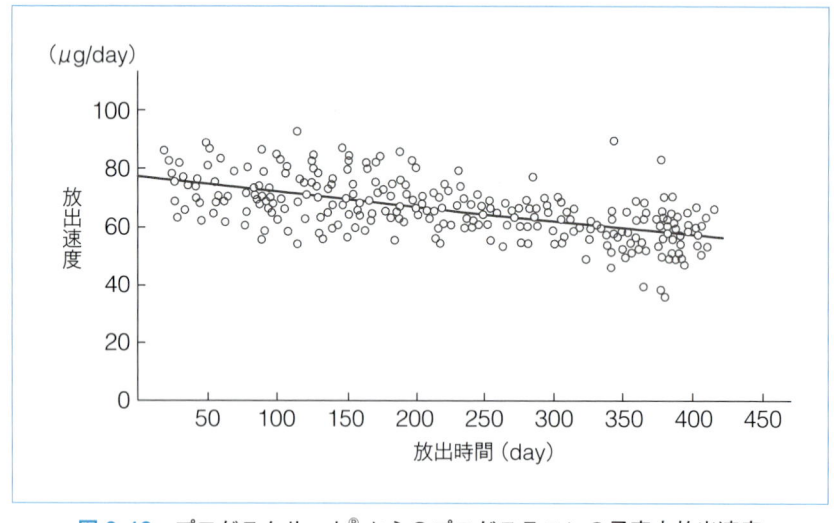

図6-18 プロゲスタサート®からのプロゲステロンの子宮内放出速度

（Martinez-Manautou J: J. Steroid Biochem., 6: 889, 1975）

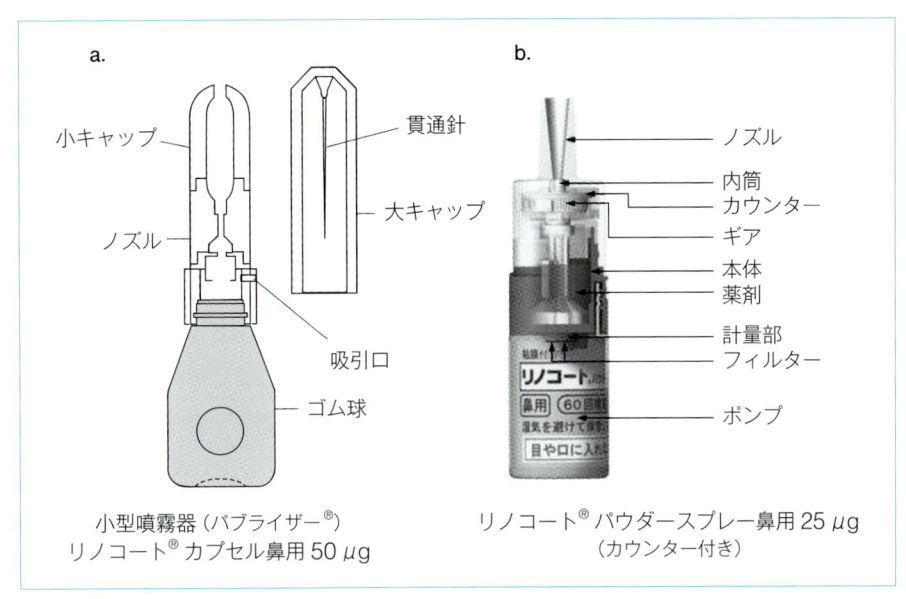

図 6-19 リノコート®の構造

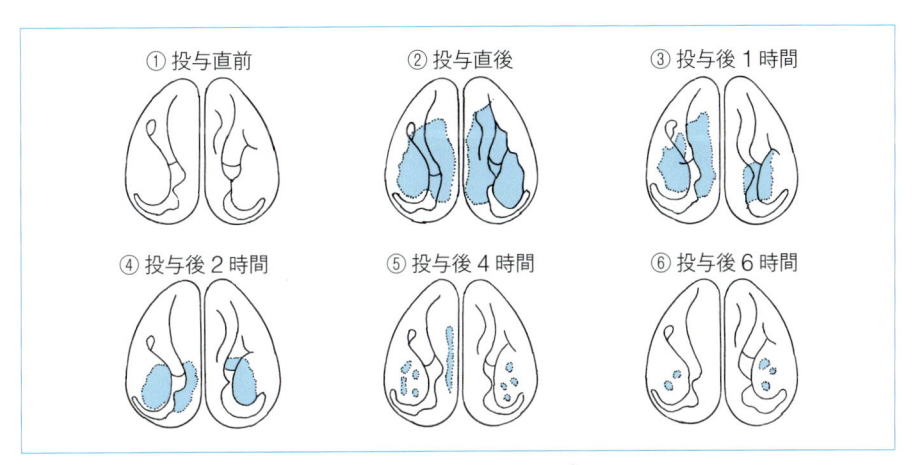

a. 小型噴霧器（パブライザー®）リノコート®カプセル鼻用 50 μg
- 小キャップ
- ノズル
- 貫通針
- 大キャップ
- 吸引口
- ゴム球

b. リノコート®パウダースプレー鼻用 25 μg（カウンター付き）
- ノズル
- 内筒
- カウンター
- ギア
- 本体
- 薬剤
- 計量部
- フィルター
- ポンプ

図 6-20 鼻腔内に投与したリノコート®の分布と滞留性

① 投与直前
② 投与直後
③ 投与後 1 時間
④ 投与後 2 時間
⑤ 投与後 4 時間
⑥ 投与後 6 時間

（永井恒司 他：Drug delivery system. DDS の進歩 1995-1996（Molecular Medicine 別冊），水島 裕 編，p.9，中山書店，1995）

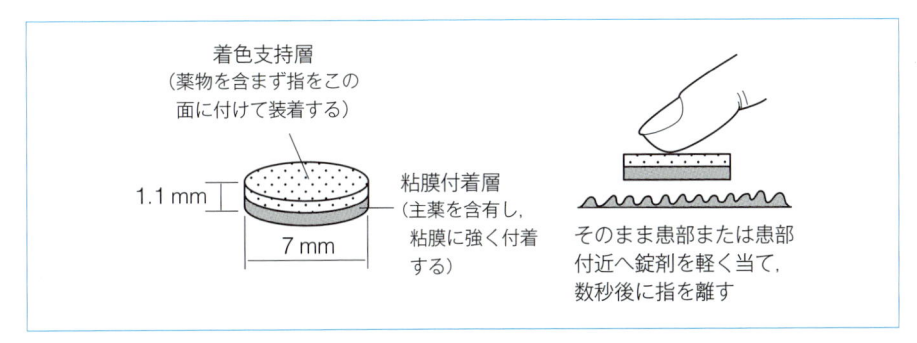

図 6-21 アフタッチ®の模式図とその使用例

- 着色支持層（薬物を含まず指をこの面に付けて装着する）
- 粘膜付着層（主薬を含有し，粘膜に強く付着する）
- 1.1 mm
- 7 mm
- そのまま患部または患部付近へ錠剤を軽く当て，数秒後に指を離す

眼疾患の治療にDDSとして登場したのは，緑内障治療のための眼内治療システムのオキュサート®である．これは，放出制御膜の間にピロカルピン貯蔵部を有するフィルム状製剤を下まぶたに装着する．少なくとも7日間放出速度が一定に保たれる放出制御機能を有する標的システムである．

2　作用発現点に特異性のある薬物の開発

作用発現点に特異性のある薬物とは，標的部位においてのみ選択的に作用することである．例えば，β-ラクタム系抗生物質は細菌の細胞壁合成を阻害して殺菌作用を示すが，ヒトには細胞壁が存在しないため，細菌に対してのみ選択的に作用する．また，標的となる細胞の特定の分子に対してのみ効果を示す**分子標的薬**も，この種のターゲティングにあげられる．分子標的薬は，薬物そのものに選択標的性をもち，細胞表面上の増殖因子受容体や細胞のシグナル伝達物質を標的とする（**図6-22**）．**表6-10**にこれまでに開発された分子標的薬の一部を示す．これらの薬物は分子量の大きな抗体薬（抗体製剤）と分子量の小さな低分子化合物に分けられる．これらのほとんどは注射剤で，がん治療に用いられるが，オマリズマブのようにヒトIgEをターゲットとした喘息治療薬や，インフリキシマブに代表される関節リウマチ治療薬もある．

3　特異的な生体反応の利用

特異的な生体反応の利用には昇圧がん化学療法があげられる．腫瘍血管はアンジオテンシン2に対する血管収縮性が乏しいため，アンジオテンシン2を投与すると正常血管のみが収縮し，結果として腫瘍組織の血流が特異的に増加する．このような特異的な生体反応を利用して，腫瘍部位に抗がん薬を選択的に送達する．

4　プロドラッグ

プロドラッグの詳細については次節（p.258）で述べるが，プロドラッグ技術を利用したターゲティング製剤も存在する．これは，標的部位の生理的機構，例えば，酵素を利用し，標的部位でのみ選択的に活性化されるように設計された製剤である．その製剤の例として，アシクロビル（商品名：ゾビラックス®）は，ウイルス感染細胞内でウイルス性チミジンキナーゼにより一リン酸化されたあと，細胞性キナーゼによりリン酸化されて活性型に変換され，ウイルスのDNA合成を阻害して複製

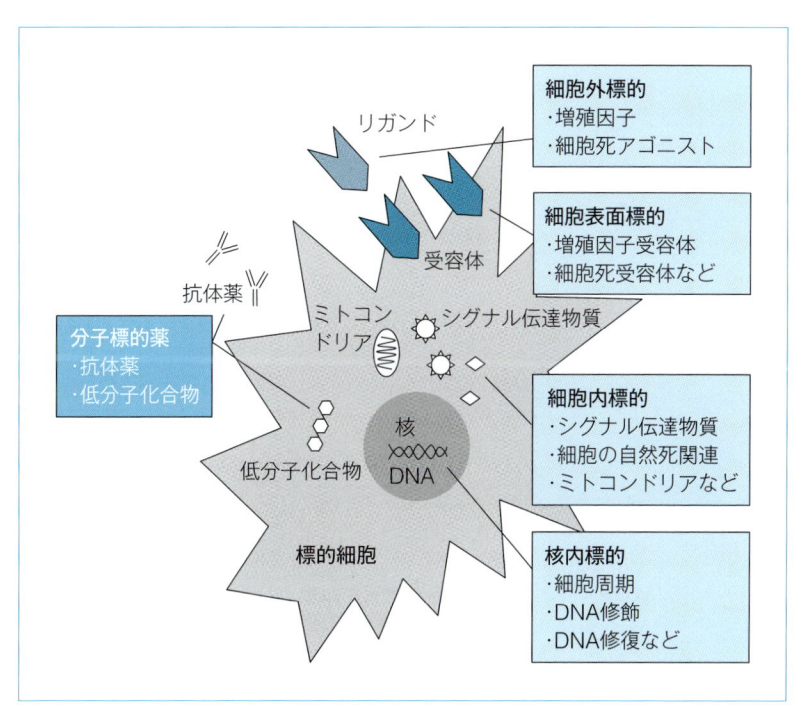

図6-22 分子標的薬の概念図

表 6-10　分子標的薬

a. 抗体薬			
一般名および商品名	標的タンパク質	適応	機序
トラスツズマブ ハーセプチン®	HER2	HER2 過剰発現乳がん	HER2 過剰発現は乳がん全体の 20〜30％に認められ，それに適応をもつ．トラスツズマブは HER2 に結合し，ADCC 活性および増殖経路の阻害により，抗腫瘍効果を示す．
リツキシマブ リツキサン®	CD20	B 細胞性非ホジキンリンパ腫	CD20 はリンパ球で特異的に発現している．リツキシマブは CD20 と結合後，CDC および ADCC により，細胞傷害作用を示す．
イブリツモマブ チウキセタン ゼヴァリン® インジウム ゼヴァリン® イットリウム	CD20	B 細胞性非ホジキンリンパ腫 マントル細胞リンパ腫	RI 標識モノクローナル抗体．インジウム結合型により放出されるガンマ線で薬物の分布を調べ，イットリウム結合型が適応かどうかを可否する．イットリウム結合型が β 線を放出し細胞傷害作用を示す．
セツキシマブ アービタックス® パニツムマブ ベクティビックス®	EGFR	直腸・大腸がん	EGFR を阻害することにより細胞増殖・転移を抑制する．EGFR の下流にある KRAS 遺伝子変異が認められない患者にのみ投与は行うべきである．KRAS の変異は EGFR 非依存的な活性化を示すためである．
ゲムツズマブオゾガマイシン マイロターグ®	CD33	急性骨髄性白血病	抗体をキャリアーとした製剤．抗腫瘍作用は結合したカリケアマイシン誘導体であり，CD33 陽性細胞に抗体が結合後，細胞内へ取り込まれる．カリケアマイシンは抗体と遊離し，細胞傷害作用を示す．
ベバシズマブ アバスチン®	VEGF	結腸・直腸がん 非小細胞がん	VEGF は VEGF 受容体と結合して血管新生を調節する因子であり，細胞増殖・転移に重要である．VEGF とベバシズマブが結合し，受容体との結合を阻害する．
オマリズマブ ゾレア®	IgE	既存治療薬によっても喘息症状をコントロールできない難治の患者	抗ヒト IgE モノクローナル抗体で，IgE と受容体との結合を阻害し，好塩基球や肥満細胞の活性化を抑制する．
ラニビズマブ ルセンティス®	VEGF	中心窩下脈絡膜新生血管（CML）を伴う加齢黄斑変性症	VEGF に対するヒト化もモノクローナル抗体の Fab 断片で CML を伴う加齢黄斑変性症において，CML 形成および血管からの漏出に重要な VEGF を阻害する．
インフリキシマブ レミケード®	TNF-α	関節リウマチ，難治性網膜ぶどう膜炎，クローン病，潰瘍性大腸炎，乾癬，強直性脊椎炎	キメラ型モノクローナル抗体．可溶型 TNF-α に結合し，生物活性を中和する．さらに膜結合型 TNF-α 発現細胞を CDC および ADCC による障害，ならびに受容体に結合した TNF-α を解離させる．
アダリムマブ ヒュミラ®	TNF-α	関節リウマチ 強直性脊椎炎 クローン病	ヒト型モノクローナル抗体．可溶型および膜結合型 TNF-α と結合しシグナル伝達を阻害．
トシリズマブ アクテムラ®	TNF-α	関節リウマチ，多関節に活動性を有する若年性特発性関節炎，全身型若年性特発性関節炎，キャッスルマン病	可溶型および膜結合型 IL-6R と結合し，細胞内シグナル伝達を阻害する
パリビズマブ シナジス®	RS ウイルス F タンパク質	RS ウイルス感染による重篤な下気道疾患	RS ウイルスの F タンパク質に結合することにより標的細胞内へのウイルスの侵入が阻害され，ウイルスの複製および増殖が抑制される．

（次頁へ続く）

b. 低分子化合物

一般名および商品名	標的タンパク質	適応	機序
イマチニブメシル酸塩 グリベック®	Bcr-Abl KIT PDGFR	慢性骨髄性白血病（CML） KIT陽性消化管間質腫瘍（GIST） Ph陽性急性リンパ性白血病	CMLにおいてBcr-Abl融合タンパク質，GISTにおいてはKITが発現しており，これらのチロシンキナーゼが異常なシグナル伝達を引き起こし，過剰な細胞増殖を引き起こす．この経路を阻害することにより抗腫瘍効果を示す．
ゲフィチニブ イレッサ® エルロチニブ塩酸塩 タルセバ®	EGFR	非小細胞肺がん	EGFRは非小細胞肺がんを含めた多くの悪性腫瘍で過剰発現が認められ，腫瘍の増殖・維持に重要であることが示されている．このシグナル伝達系を阻害することにより，細胞増殖因子などの産生が抑制され，アポトーシスが誘導され増殖抑制，腫瘍縮退効果を示す．
ソラフェニブトシル酸塩 ネクサバール®	C-Raf, B-Raf FLT-3, c-KIT VEGFR, PDGFR	腎細胞がん 肝細胞がん	細胞増殖にかかわるC-RafおよびB-Raf，増殖および転移にかかわるVEGFRおよびPDGFR，腫瘍の進行および予後にかかわるFLT-3およびc-KITを阻害することにより抗腫瘍作用を示す．
スニチニブリンゴ酸塩 スーテント®	VEGFR, PDGFR KIT, FLT-3 CSF-1R, RET	イマチニブ抵抗性GIST 腎細胞がん	受容体型チロシンキナーゼ（RTK）は細胞の増殖・生存・浸潤などの過程にかかわる．スニチニブによるこれらの阻害は，腫瘍の血管新生や増殖を抑制し，抗腫瘍効果を示す．
ダサチニブ水和物 スプリセル®	Bcr-Abl, c-KIT Srcファミリーキナーゼ EPHA2R, PDGFR	イマチニブ抵抗性CML Ph陽性急性リンパ性白血病	ダサチニブはイマチニブと同様にBcr-Ablを阻害することにより抗腫瘍効果を示す．これら2つの違いはAblキナーゼへの結合部位がそれぞれ違うため，イマチニブ抵抗性のCMLに適応をもつ．
ニロチニブ塩酸塩水和物 タシグナ®	Bcr-Abl KIT PDGFR	イマチニブ抵抗性CML	ニロチニブはBcr-Ablへの親和性の向上を目的として設計された．作用機序はBcr-Ablを阻害することによる抗腫瘍効果である．
ラパチニブトシル酸塩水和物 タイケルブ®	EGFR HER2	HER2過剰発現乳がん	ラパチニブはHER2およびEGFRの自己リン酸化を阻害してシグナル伝達系を抑制することにより，アポトーシスを誘導し，腫瘍細胞の増殖を抑制する．トラスツズマブと標的タンパク質は同じだが，作用機序は違う．
エベロリムス アフィニトール® テムシロリムス トーリセル®	mTOR	腎細胞がん	mTORは細胞成長や増殖にかかわる因子である．腫瘍細胞においてはmTOR経路の活性化が認められる．mTORの阻害は細胞周期の移行および血管新生を抑制し，がん細胞の生存や増殖，転移を抑え，さらにはアポトーシスを誘導する．
ボルテゾミブ ベルケイド®	プロテアソーム	多発性骨髄腫	プロテアソームのキモトリプシン様活性を有する$\beta 5$サブユニットの活性中心に結合して，プロテアソームを特異的かつ可逆的に阻害することにより，$I\kappa B\alpha$の分裂を抑制，NF-κBの活性化を抑制する．また，そのほかプロテアソームが関連する腫瘍細胞の複数のシグナル伝達経路へ影響を及ぼし，抗腫瘍活性を発揮する．

を抑制する．その第一段階である一リン酸化は，ウイルス感染細胞内にのみ局在するウイルス性チミジンキナーゼによるため，ウイルス感染細胞に選択的に作用し，正常細胞への影響が少ない．そのほか，標的部位の特異的な酵素を利用したものに，ソリブジンやドキシフルリジンなどがある．

5　薬物キャリアーの利用

薬物ターゲティング法のうち，キャリアーを利用する方法が最も一般的であり，有用性が高い．**表 6-11** にターゲティングに利用される**薬物キャリアー**の種類を示す．効果的なターゲティングを実現するためには，目的に応じたキャリアーが選択される．

a.　微粒子キャリアー

表6-11 に示すように，ターゲティング用の代表的な微粒子キャリアーには，リポソーム，リピッドマイクロスフェア，高分子マトリックス微粒子などがある．すでに実用化されている微粒子キャリアーもある．以降では，その製剤的特徴について述べる．

1)　リポソーム

レシチンなどのリン脂質は，水または塩類水溶液中では膨潤して液結晶 smectic mesophase をとることはよく知られている．レシチン分子は二層をなして規則正しく配列して，いわゆる二分子膜（二重膜）を形成する．リン脂質であらかじめ器壁に薄い膜を作っておいてから塩類や糖などの水溶液を少量加えて，機械的，または超音波振動 sonication を与えると，リン脂質は器壁から遊離し一様に分散し，二分子膜中に塩溶液を取り込んだ微細な囊状の粒子の乳濁もしくは半透明の液が形成される（**図6-23**）．この粒子は取り込んだ溶液を長期間保持することができる．この粒子は**リポソーム**またはホスホリピッド・ベシクル phospholipid vesicles などと呼ばれている．細胞のモデル粒子として用いられる一方で，薬物の輸送担体 drug carrier として利用されている．リポソームは形態学的に MLV，LUV，SUV に分類される（**図 6-24**）．

リポソームは生体成分であるリン脂質からなるため，抗原性が低く，薬物の物性を問わず，広範囲の薬物を封入することができる．また，リポソーム表面をモノクローナル抗体や多糖類で修飾することにより，機能性をもたせることもできる．ターゲティングにおけるリポソームの利用については，血中滞留性を改善する研究が早くから行われ，リポソーム表面を PEG で修飾したリポソームが有用であることが証明された．これは表面のポリマー層が細網内皮系（RES）による捕捉を抑制するためであり，EPR 効果（Enhanced Permeability and Retention effect；腫瘍組織は正

C ターゲティング

表 6-11 薬物キャリアーの種類

分類	キャリアーとなる物質	例
微粒子	高分子マトリックス	アルブミンマイクロスフェア，ゼラチンマイクロスフェア，エチルセルロースマイクロカプセルなど
	脂質微粒子	リポソーム，エマルション，リピッドマイクロスフェア
分子	低分子	脂溶性低分子
	高分子	アルブミン，デキストラン，ポリエチレングリコール，ポリビニルピロリドン
生物由来	細胞	赤血球
	生体高分子	抗体，レクチン
	タンパク質	トランスフェリン，アルブミン
	ウイルス	アデノウイルスベクター，レトロウイルスベクター

(宇都口直樹：製剤化のサイエンス 基礎と CMC，永井恒司，園部 尚 編，p.263，じほう，2010)

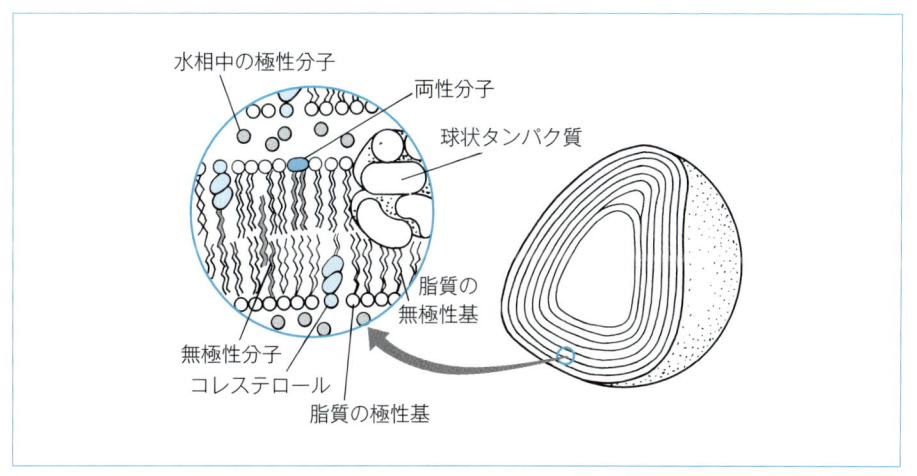

図 6-23 多層リポソーム内における極性，無極性および両性分子の存在部位を示す模式図
(Gregoriadis G, Allison AC, ed.: Liposomes in Biological System, p.89, John Wiley & Sons, 1980)

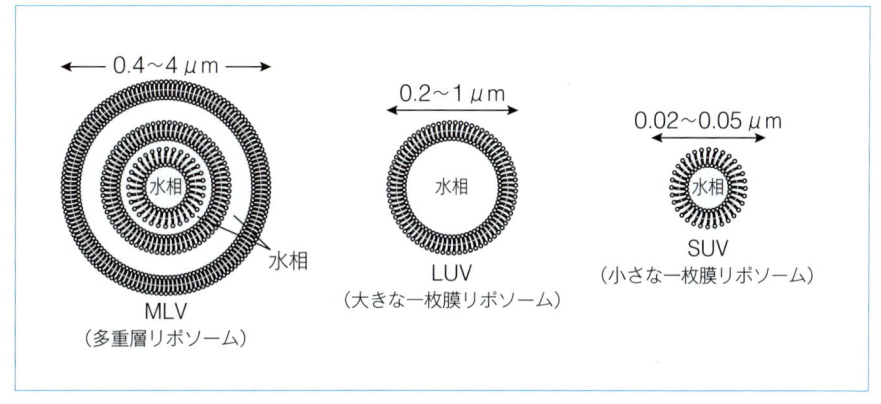

図 6-24 リポソームの種類
MLV：multilamellar vesicle, LUV：large unilamellar vesicle, SUV：small unilamellar vesicle

常組織に比べ血管透過性が著しく亢進しているため，高分子や微粒子が漏出しやすく，さらにがん組織間質に蓄積しやすい）によって炎症部や腫瘍部位への薬物集積性も高まることが証明されている．RES による捕捉を回避することから，ステルスリポソームとも呼ばれている．

現在では，ドキソルビシン塩酸塩のリポソーム製剤であるドキシル®（**表 6-12，図 6-25**）が卵巣がんや HIV 関連カポジ肉腫の治療に用いられている．本剤はドキソルビシン塩酸塩を封入したリポソームの表面を，PEG 脂質誘導体である MPEG-DSPE〔N-(Carbonyl-methoxypolyethylene glycol 2000)-1,2-distearoyl-sn-glycero-3-phosphoethanolamine sodium salt〕で修飾することにより，血中循環時間の延長と腫瘍組織への選択的な滲出により抗腫瘍効果を発揮する．また，アムホテリシン B のリポソーム製剤であるアムビゾーム®（**表 6-12，図 6-26**）が抗真菌薬として実用化されている．本剤は，アムホテリシン B をリポソームの脂質二分子膜中に封入するこ

表 6-12 日本および外国で販売または開発されているリポソーム製剤

現在販売されているリポソーム製剤				
薬物	商品名	目的	主な適用	備考
ドキソルビシン塩酸塩	ドキシル®（日本で販売）	血中滞留性，腫瘍細胞への移行性向上	カポジ肉腫	PEG 化製剤
	Caelyx®		進行性乳がんの再発 カポジ肉腫	
	Myocet®		進行性（転移）乳がん	
ダウノルビシン	DaunoXome®	作用時間の延長 副作用軽減	カポジ肉腫	
モルヒネ塩酸塩	DepoDur®/DepoMorphine	作用時間の延長	疼痛	多重層リポソーム
アムホテリシン B	アムビゾーム®（日本で販売）	腎障害の軽減 組織移行性の制御	真菌感染症	脂質二重層内封入型
	Amphotec®/Amphocil®			
	Abelcet®			
AraC	DepoCyt®/Savedar®	作用時間の延長	白血病 リンパ腫	脂質二重層内封入型
ベルテポルフィン	ビスダイン®（日本で販売）	正常網膜への損傷軽減 脈絡膜新生血管の選択的閉塞・体縮	血管新生を伴う加齢黄斑変性症	脂質二重層内封入型
現在開発中であるリポソーム製剤				
薬物	商品名	目的	主な適用	備考
イリノテカン		作用時間の延長 副作用の軽減	大腸がん	PEG 化製剤

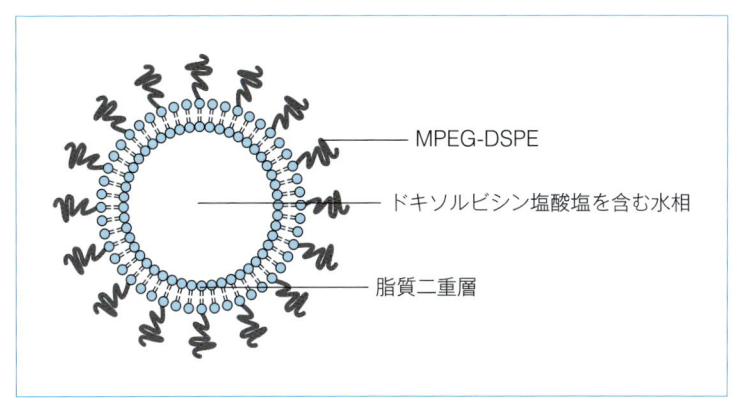

図 6-25　ステルスリポソーム製剤ドキシル® の模式図

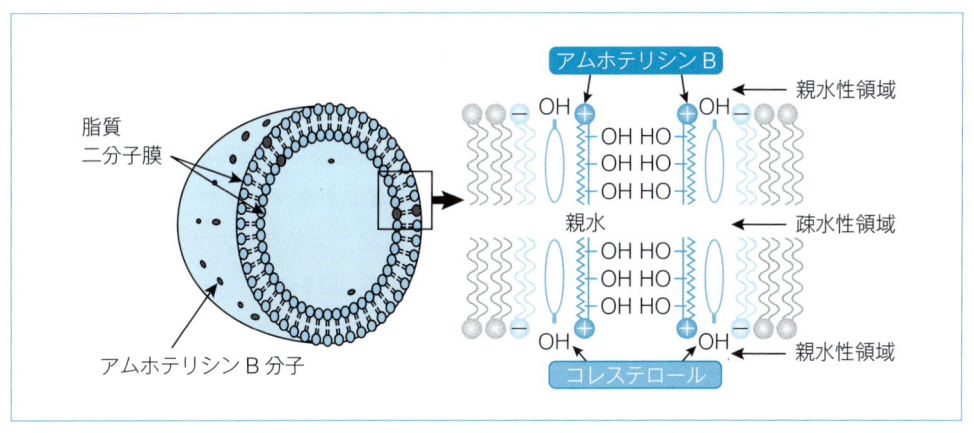

図 6-26　アムビゾーム® のリポソームの断面図

左図，アムビゾーム®（半球）：Adapted from Hiemenz JW, et al.: Clin infect Dis, 22 (Suppl 2) : S133-S144, 1996.
右図，構造：Adler-Moore J, et al.: J Antimicrob Chemother, 49 (Suppl 1) : 21-30, 2002.
（http://ds-pharma.jp/medical/gakujutsu/ambisome/progress.html）

とにより，アムホテリシンBの真菌に対する作用を維持しながら生体細胞に対する傷害性を低下し，さらにアムホテリシンBの副作用で問題となる腎臓への分布量を低減する．

2) リピッドマイクロスフェア

リピッドマイクロスフェアは一般にダイズ油をリン脂質（レシチン）で乳化した粒子径約200 nmの微小エマルション（脂肪乳剤）であり，リピッドエマルションともいわれている．この約200 nmの安定なo/w型エマルションを静脈内投与すると，炎症部位や動脈硬化をきたした病変部にエマルションが高濃度に集積することが知られている．そこで，この現象に着目して，プロスタグランジンやステロイド薬などの脂溶性薬物の運搬体に利用した標的指向性の製剤が開発されている．こうした製剤はリピッドマイクロスフェア（リポ製剤）と呼ばれ（**図6-27**），末梢血行障害や関節リウマチなどの治療に利用されている．現在，デキサメタゾンパルミチン酸エステル（商品名：リメタゾン®），フルルビプロフェン アキセチル（商品名：ロピオン®），アルプロスタジル（プロスタグランジンE_1製剤，商品名：パルクス®，リプル®）などが市販されている．

3) 高分子マトリックス微粒子

天然または合成高分子を薬物と乳化したあと，ホルマリンなどで化学的架橋，加熱変性もしくは高分子が溶解している溶媒を留去するなどして得られる固形微粒子であり，粒子径がμmサイズのものをマイクロスフェア，100 nm以下のものをナノスフェアという．高分子マトリックスとして，アルブミン，ゼラチン，デンプン，ポリ乳酸・グリコール酸，ポリアクリルアミド，ポリメタクリレート，エチルセルロースなどが用いられる．抗がん薬を含有したマイクロスフェアは化学塞栓療法に応用されている．カテーテルを用いてがん組織近傍の支配動脈に抗がん薬を含有するマイクロスフェアを投与すると，塞栓物質であるマイクロスフェアが血流を止め，がん組織への栄養補給を遮断するとともに，マイクロスフェアから放出された抗がん薬が，がん細胞に作用し効果を発現する（**図6-28**）．この化学塞栓療法は，臨床的に肝がん，泌尿器がんの治療に，最近では子宮筋腫の保存的治療に応用され，良好な成績が得られている．

b. 高分子キャリアー

薬物を天然または合成高分子に化学結合して体内動態を制御するものであり，薬物‐高分子結合体を高分子化医薬という．天然高分子キャリアーとしては，タンパク質のアルブミンや多糖のデキストラン，プルラン，キチン，キトサンなどが，合成高分子キャリアーとしては，ポリエチレングリコール，スチレン・マレイン酸共重合体，ジビニルエーテル・マレイン酸共重合体，ポリメタクリン酸共重合体，ポリビニルアルコールなどが利用されている．

ポリエチレングリコール（PEG）のような高分子に薬物を結合（PEG化）するこ

C ターゲティング

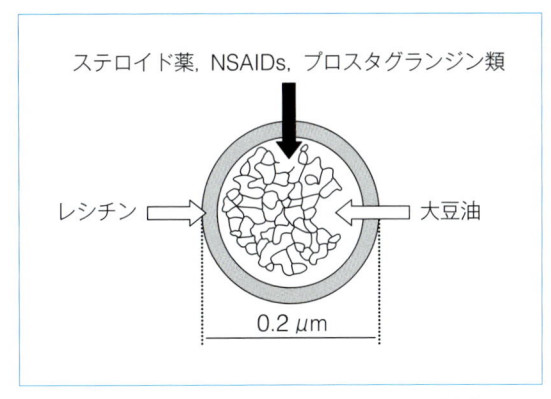

図 6-27 リピッドマイクロスフェアの模式図

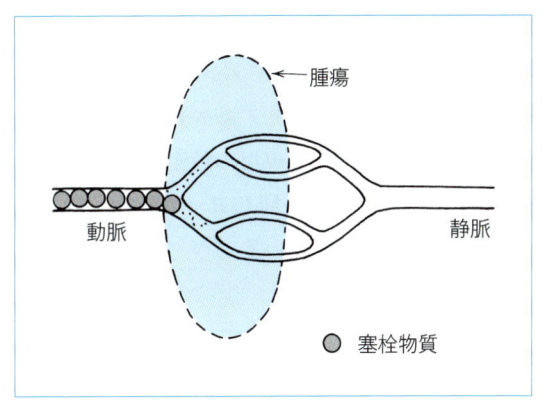

図 6-28 抗がん薬含有マイクロスフェアによる塞栓と抗がん薬放出の模式図

とにより，①水溶性が高くなる，②分子量が増加して腎排泄が抑制される，③親水性の増大によりRESへの取り込みが回避される，④タンパク質分解酵素などによる薬物の分解が抑制される，⑤抗原性が低下するなどの新たな特徴を薬物に付与できる．その結果，薬物の血中滞留時間が長くなり，標的部位への指向性を高める．PEG化医薬として，先天性免疫不全症治療薬であるADAGEN®は，アデノシンデアミナーゼとPEGを結合させたもので，血漿タンパク質や細胞との相互作用が小さく，かつRESへの取り込みが低いことから血中滞留性が高くなり，効果の持続が得られている．また，C型肝炎治療薬であるペグインターフェロン アルファ-2b（商品名：ペグイントロン®）は，インターフェロン アルファ-2b（IFNα-2b）に平均分子量約12,000のメトキシポリエチレングリコールを共有結合させたもので，腎排泄の遅延などから生体内での滞留時間が長くなり，非PEG化IFNα-2b製剤と比較して投与回数を減らすこと（週1回投与）に成功している．

　ジノスタチン スチマラマー（商品名：スマンクス®）は，タンパク質抗がん薬であるネオカルチノスタチン（抗腫瘍活性の本体であるクロモフォアとアミノ酸113個のアポタンパク質からなる複合体）1分子に，部分ブチルエステル化したスチレン・マレイン酸共重合体2分子をアミド結合させ，分子量と疎水性を高めた高分子化医薬である（図6-29）．スマンクス®は血清アルブミンと強く結合するため，血中滞留時間が長くなり，固形がんに集積する．さらに，スマンクス®を油性造影剤であるヨード化ケシ油脂肪酸エチルエステル（商品名：リピオドール®）に懸濁し，肝がんに対し肝動脈内投与すると顕著な抗腫瘍効果が得られる．このスマンクス動注療法は，肝動脈に注入すると腫瘍新生血管を閉塞し滞留するリピオドール®の性質（化学塞栓療法）とEPR効果を利用したターゲティングであり，腫瘍血管に滞留したスマンクス®は数ヵ月にわたってネオカルチノスタチンを徐々に放出する．現在，スマンクス®ではリピオドール®に代わり，専用の動注用懸濁用液を用いることになっているが，その成分はリピオドール®と同じヨード化ケシ油脂肪酸エチルエステルであり，肝細胞がんに臨床適用されている．

6　生物学的認識機構の利用

　特異性が高い抗原抗体反応やリガンドと受容体の結合などを利用して，目的とする臓器や細胞に薬物を送達する能動的ターゲティングである．リガンドであるガラクトースやマンノースで表面修飾したキャリアーは，それぞれの受容体に認識されることにより，肝臓の実質細胞や非実質細胞へ能動的に薬物を送達することができる．また，がん細胞表面の抗原に特異的に結合するモノクローナル抗体を，キャリアーとして利用することも試みられている．

7 体外部からの制御

磁力，温度，電気，超音波，光などの体外部からの物理的な力を利用して，標的部位への薬物集積や，キャリアーからの薬物放出，薬物の活性化などによりターゲティングを行う方法もある．

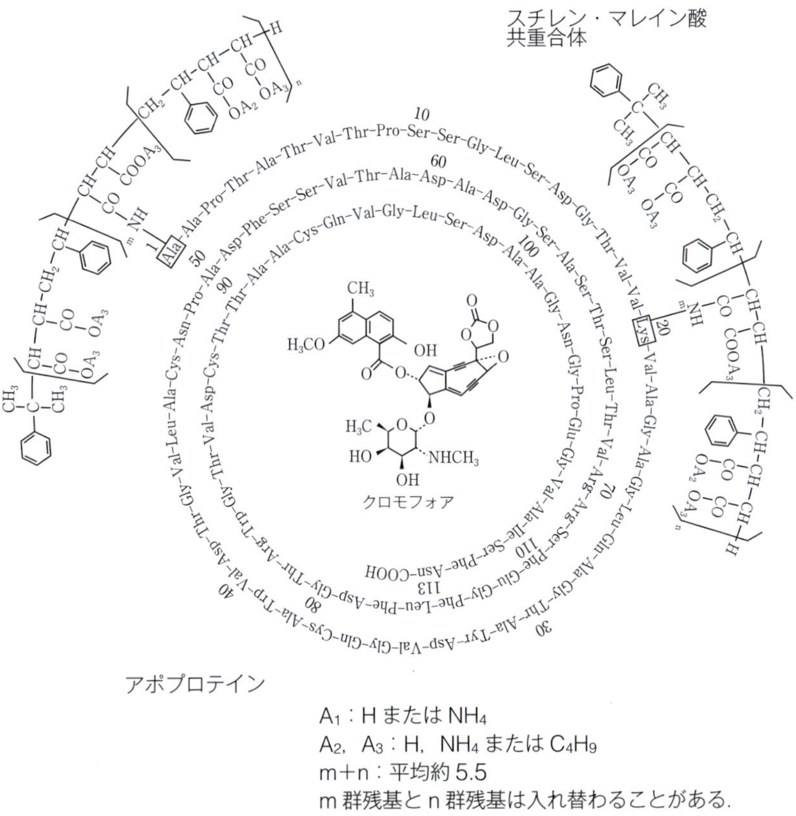
スチレン・マレイン酸
共重合体
クロモフォア
アポプロテイン
A_1：H または NH_4
A_2，A_3：H，NH_4 または C_4H_9
m+n：平均約 5.5
m 群残基と n 群残基は入れ替わることがある．

図 6-29 スマンクス®（ジノスタチン スチマラマー）

D プロドラッグ

試験管内や特定条件下での動物実験で優れた薬理作用を示す化合物であっても，人体にそのままの形で投与して，有効性を発揮できる例は少ない．安全かつ十分な薬理効果（主作用）を得るためには，一般に種々の薬剤学的検討が必要であり，特に医薬品の最終形態である DDS は，その結果の集大成といえる．

しかし，製剤化による種々の改善だけでは，生体の障壁を十分回避して薬物の有効性と安全性を確保することができない場合もある．このような場合，製剤化しようとする薬物分子に対して化学的修飾を施すことで，吸収，安定性などに関する種々の問題を解決するアプローチがある．

薬物の化学修飾は新薬の開発研究においても，重要な位置を占めるものであるが，ここでは製剤学の分野に関係の深い**プロドラッグ**を含めて，安定性，吸収などの改善および標的部位での活性化について述べる．**表 6-13**に，プロドラッグ化の目的とその例をまとめた．

1 安定性の改善を目的としたプロドラッグ

a. 化学的安定性の改善

薬物の化学的安定性には，製剤として保存したときの加水分解や酸化などに対する安定性と，投与後生体で起こる分解反応に対する安定性とがある．前者に対する安定化については，薬物分子自身が最も化学的に安定に存在する条件を選ぶことが基本であるが，種々の添加剤，特殊な剤形の検討なども試みられている．一方，後者では薬物投与後の分子レベルの安定性に関係することから，化学修飾による安定化が試みられている．生体は pH 7.2 前後，37 ℃という温和な条件に保たれているので，経口投与時の胃内の酸性による分解が問題になることがある．

抗生物質のエリスロマイシンを経口投与すると，その大部分が胃内の酸性条件により分子内でヘミアセタールを形成して失活してしまう．エリスロマイシンエチルコハク酸エステルはエリスロマイシンの糖部水酸基をエチルコハク酸のエステルとすることで，水溶性を低下させたプロドラッグである．胃内では不溶性のため酸による分解を受けず，腸管腔内に達してからエステラーゼにより加水分解されてエリスロマイシンを再生する（**図 6-30**）．

D プロドラッグ

表 6-13　プロドラッグ化の目的とその例

目的	プロドラッグ	活性体
化学的安定性の改善	エリスロマイシンエチルコハク酸エステル	エリスロマイシン
分解酵素に対する安定性の改善	シタラビンオクホスファート エノシタビン スルタミシリン フルスルチアミン	シタラビン シタラビン アンピシリン チアミン
溶解性の改善	スルピリン水和物 リボフラビンリン酸エステルナトリウム クロラムフェニコールコハク酸エステルナトリウム ヒドロコルチゾンコハク酸エステルナトリウム デキサメタゾンリン酸エステルナトリウム	スルピリン リボフラビン クロラムフェニコール ヒドロコルチゾン デキサメタゾン
吸収の改善	バカンピシリン フルスルチアミン カンデサルタンシレキセチル アラセプリル オセルタミビル	アンピシリン チアミン カンデサルタン カプトプリル Ro64-0802
能動輸送を利用した吸収の改善	レボドパ バラシクロビル	ドパミン acyclo GTP
消化管に対する障害の改善	アセメタシン プログルメタシンマレイン酸塩 スリンダク ロキソプロフェンナトリウム アンピロキシカム	インドメタシン インドメタシン スリンダクスルフィド体 ロキソプロフェン ピロキシカム
血中滞留性の改善（持続化）	テガフール ハロペリドールデカン酸エステル テストステロンプロピオン酸エステル	5-FU ハロペリドール テストステロン
標的組織での活性化	バラシクロビル ガンシクロビル サラゾスルファピリジン ドキシフルリジン	acyclo GTP acyclo GTP 5-アミノサリチル酸 5-FU
溶解性および組織移行性の改善	イリノテカン	SN-38

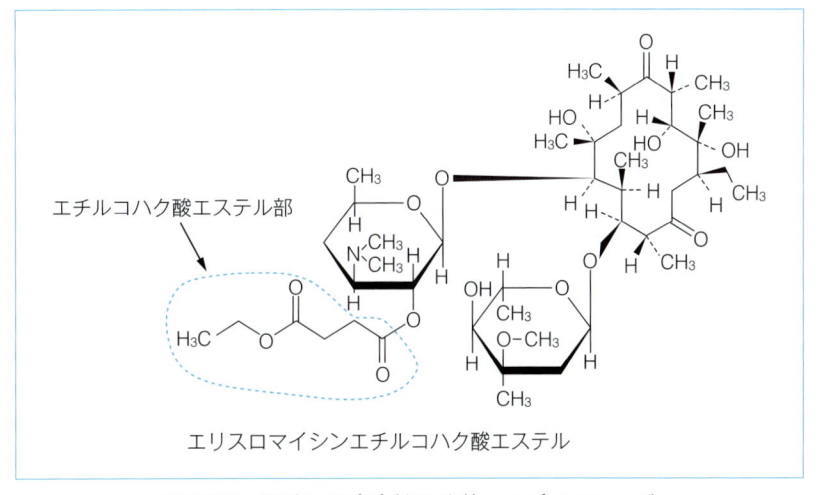

図 6-30　胃酸への安定性を改善したプロドラッグ

b. 分解酵素に対する安定性の改善

投与された薬物の多くは，生体内の薬物代謝酵素によって分解を受ける．生体にとって，異物である薬物を代謝して排泄することは大切な機能であるが，薬物の代謝が速すぎて薬理効果が十分に発揮できない場合は大きな問題となる．

シタラビン（Ara-C）は DNA ポリメラーゼを拮抗的に阻害する抗腫瘍薬であるが，抗腫瘍作用を得るためには長時間腫瘍細胞と接触させる必要がある．ところが体内においてシタラビンは，脱アミノ化酵素（シチジンデアミナーゼ）によって速やかに不活化されてしまう．シタラビンオクフォスファートは，シタラビンにステアリル基を化学修飾したプロドラッグであり，また，エノシタビン（BH-AC）は，酵素的脱アミノ化に抵抗性を示すように，シタラビンのアミノ基を化学修飾したプロドラッグである（**図6-31**）．投与後，シタラビンオクフォスファートおよびエノシタビンは，酵素的にシタラビンに徐々に再生される．この変換酵素がシタラビンの体内からの消失速度を決定しているので，シタラビンは長時間血中に存在できる．

抗生物質を用いた化学療法において，耐性菌の出現は大きな問題である．微生物が抗生物質に対して耐性化する方法には種々の機構があるが，不活化酵素の産生による耐性が最も多くみられる．

β-ラクタム系抗生物質に対する耐性化機構でも不活化酵素（β-ラクタマーゼ）の産生が重要である．β-ラクタマーゼ産生耐性菌に対する対応策として，β-ラクタム薬と β-ラクタマーゼ阻害薬を併用する手段がある．スルタミシリンは，アンピシリンと β-ラクタマーゼ阻害薬であるスルバクタムをエステル結合により結びつけた相互プロドラッグで，経口投与後の血中濃度上昇と耐性菌への有効性の向上が同時に達成された（**図6-32**）．

2 溶解性の改善を目的としたプロドラッグ

a. 水溶性を高める修飾

薬物の溶解性は吸収，安定性など製剤の多くの性質に影響するが，ここでは注射剤への適用を目的としたプロドラッグについて述べる．

水溶性の増加を目的としたプロドラッグ化で一般的なのは，リン酸基の導入である．リン酸エステルとしたうえで，Na などの塩とすることで，溶解度，溶解速度ともに上昇し，注射剤に適用できる例が多い．リボフラビンリン酸エステルナトリウムやデキサメタゾンリン酸エステルナトリウムがある．リン酸エステルは，体内では酵素的に容易に加水分解されて親薬物になる．

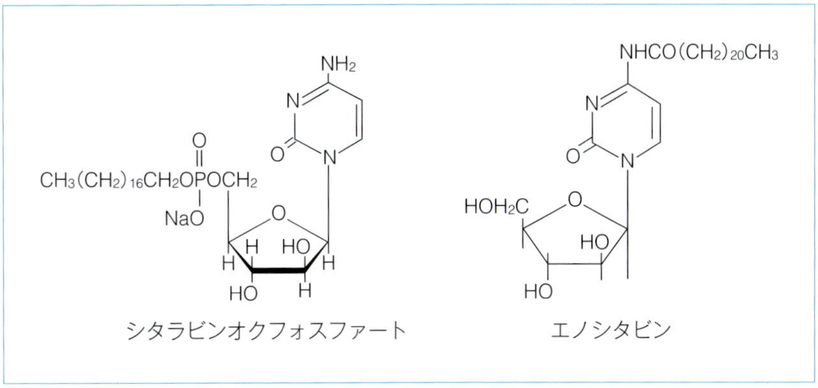

図 6-31　シタラビンのプロドラッグ

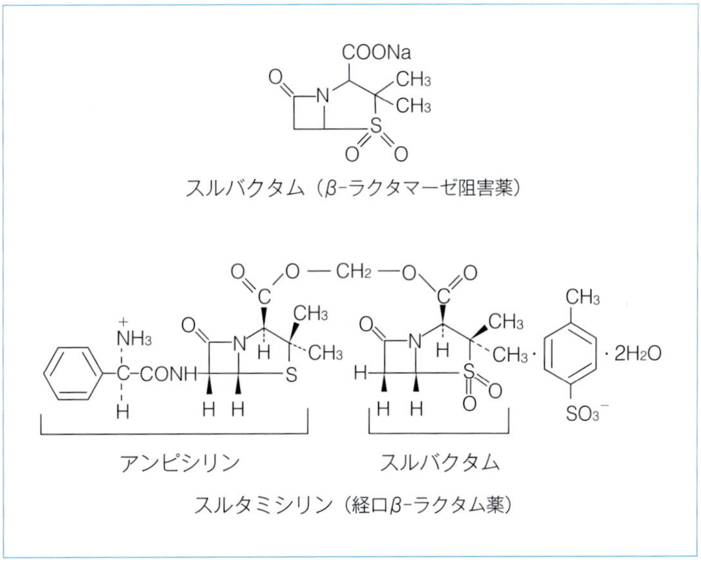

図 6-32　β-ラクタマーゼ産生耐性菌用の化学修飾

コハク酸などの二塩基酸によるエステル化もリン酸エステル同様，水溶性の向上に有効である．二塩基酸はヘミエステルとして導入し，残ったカルボン酸残基をNaなどの塩にする．溶液中では塩が解離するので溶解度，溶解速度ともに向上する（図6-33）．ヒドロコルチゾンコハク酸エステルナトリウムは，ショック時など緊急に副腎皮質ホルモンの大量投与が必要な場合に，迅速に静注できるように作られたプロドラッグの例である．

3　吸収の改善および血中滞留性の改善（持続化）を目的としたプロドラッグ

注射剤は入院患者や緊急時の処置には適当であるが，一般には自己投与できない不便さがある．また静脈内，動脈内注射剤以外の剤形では，必ず薬物の吸収過程が存在し，吸収率の良し悪しが薬効に大きく影響する．注射以外の投与経路は種々存在するが，ここでは主に経口投与における吸収の改善を目的とした化学修飾について述べる．

a. 受動拡散による吸収の改善

経口投与における吸収を低下させる最初の要因は，胃内での分解である．胃内での安定性については，すでにエリスロマイシンの例で述べた．腸管に達した薬物の多くは，受動拡散によって消化管上皮細胞膜を透過して吸収される．受動拡散による膜透過は，主に生体膜の両側における薬物の化学ポテンシャルの差によって決定される．したがって，良好な消化管吸収を得るためには，消化管内における薬物の溶解性と膜への分配性が重要となる．

アンピシリンは，ベンジルペニシリンの6位側鎖にアミノ基を導入した半合成ペニシリンで，グラム陽性菌だけでなくグラム陰性菌にも有効な広域スペクトルをもつ．また，アンピシリンはベンジルペニシリンと異なり，胃内での分解を受けにくいことから経口投与も行われる．しかし，アンピシリンは分子内に，アミンとカルボン酸という2つの解離基をもつ両性化合物であるため脂溶性が劣り，経口投与時に1/3程度しか吸収されない．バカンピシリンはアンピシリン3位のカルボン酸残基をエステル化したプロドラッグで，酸に安定かつ脂溶性が高いため，消化管粘膜から良好に吸収される（図6-34）．これらのプロドラッグはエステル型で粘膜を通過し，腸壁の非特異的エステラーゼでアンピシリンに加水分解される．

また，脂溶性を高めるとともに，消化管における安定性を高めて吸収性を改善した例として，フルスチアミンがあげられる．フルスチアミンは神経組織や心筋細胞への移行が良好であり，細胞内で非酵素的に還元されチアミンとなる．

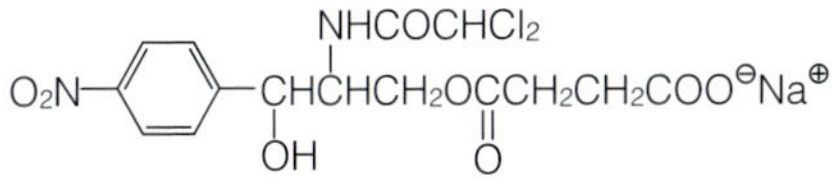

D プロドラッグ

クロラムフェニコールコハク酸エステルナトリウム
（用時溶解注射剤用）

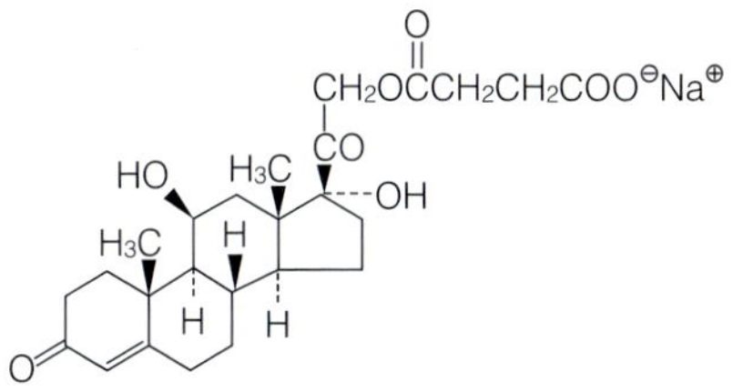

ヒドロコルチゾンコハク酸エステルナトリウム
（即効性注射剤用）

図 6-33　コハク酸ヘミエステルの塩を導入することによって溶解性を向上させたプロドラッグ

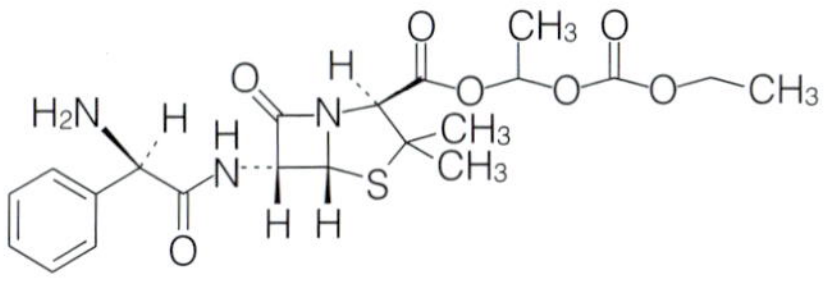

バカンピシリン

図 6-34　経口製剤を可能としたエステル化プロドラッグ

b. 能動輸送を利用した吸収の改善

水溶性が高く，受動拡散によっては吸収されないはずの物質でも，生体にとって必須な単糖やアミノ酸などは，担体の働きによって濃度勾配に逆らってまで吸収される．化学修飾によって能動輸送されるようになったと考えられる薬物例が存在する．

例えば，パーキンソン病の治療に用いられるレボドパがある．パーキンソン病は脳内のドパミン量の低下が原因の一つと考えられているが，血液と中枢神経系の間には，血液-脳関門 blood-brain barrier が存在し，一般にドパミンのような，非脂溶性の薬物はこれを通過することができない．レボドパはドパミンにカルボン酸を導入したドパミンのプロドラッグで，消化管吸収だけでなく，血液-脳関門もアミノ酸（例えば，チロシン）などの能動輸送系（Na^+/アミノ酸共輸送系）を利用して通過することができる．レボドパは経口投与が可能で，消化管粘膜，血液-脳関門をそのままの形で通過し，脳内において芳香族 L-アミノ酸脱炭酸酵素によってドパミンに再生される（図 6-35）．

能動輸送を利用して吸収を改善したプロドラッグの例として，ほかに抗ウイルス化学療法剤であるバラシクロビルがあげられる．バラシクロビルはアシクロビルにバリンを修飾させたプロドラッグである．このプロドラッグは分子全体が基質として H^+/ジ（トリ）ペプチド共輸送体に認識され，輸送される．このように，プロドラッグ分子全体が基質となり輸送されるもののほかに，修飾基のみが基質として認識され，輸送されるものもある．

c. 消化管に対する障害の改善

インドメタシンやピロキシカムは，アラキドン酸代謝におけるシクロオキシゲナーゼを阻害し，プロスタグランジンの生合成を抑制することにより，副作用である消化管障害を引き起こす．アセメタシンやアンピロキシカムは，消化管障害の軽減を目指したプロドラッグである．アセメタシンは主に生体内でエステラーゼによりインドメタシンに変換され，また，アンピロキシカムは腸管から吸収される過程でエステラーゼによりピロキシカムに変換され作用を示す（図 6-36）．

d. 血中滞留性の改善（作用の持続化）

体内へ長時間薬物を滞留させることは，投与回数を減らし，コンプライアンス（服薬遵守）の向上にもつながる．特に注射による投与では，患者への負担が少なくなることも利点となる．一般的に滞留性の改善は，遊離基の分解を遅くする場合と組織貯留性を増大して徐々に親化合物を放出する場合がある．

代謝拮抗薬である 5-フルオロウラシル（5-FU）は優れた抗腫瘍活性を示すが，時間依存型であり，5-FU の血中濃度よりも曝露時間が大切となる．しかし，その血

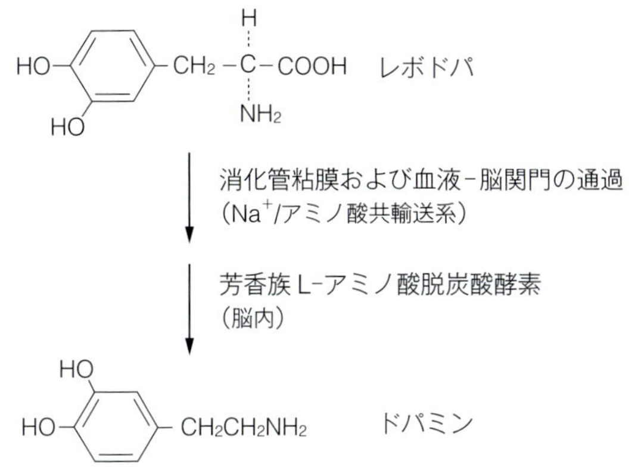

図 6-35　ドパミンのプロドラッグ（レボドパ）

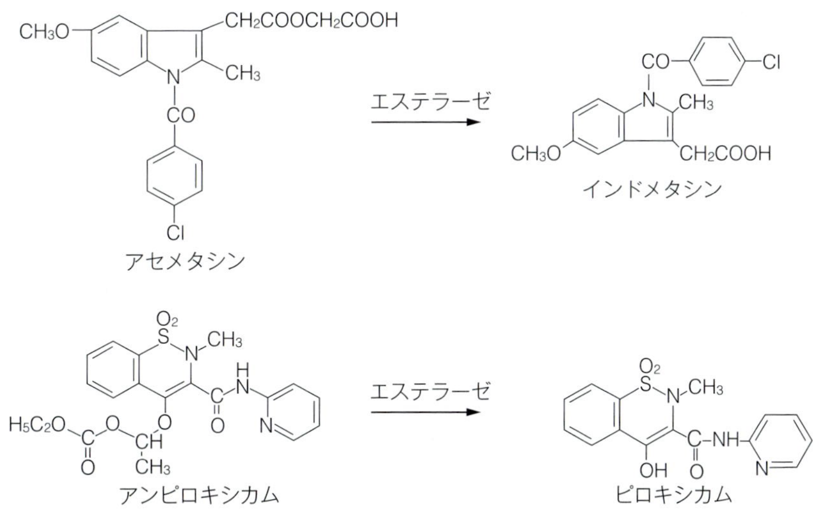

図 6-36　消化管障害を防ぐことを目的としたプロドラッグ

中半減期は短い．加えて，副作用として消化器症状を引き起こしやすい．テガフールは肝臓のチトクロム P450 などにより 5-FU に変換されるため，5-FU の血中濃度は比較的低く，また，持続させることができる（**図 6-37**）．さらに，テガフールは 5-FU に比べ脂溶性が高いため，血中および組織中に貯留されやすい．プロドラッグ自体の抗腫瘍活性は 5-FU に比べ低く，副作用の軽減にもつながると考えられている．

また，急性期の統合失調症患者のなかには，自己の疾患に対する認識が乏しい人が少なくない．結果的に患者のコンプライアンスが悪くなることが多い．ハロペリドールのプロドラッグであるハロペリドールデカン酸エステルは，ハロペリドールの水酸基にデカン酸がエステル結合しており，体内のエステラーゼによりエステル結合部位が加水分解し，ハロペリドールに変換される．このハロペリドールデカン酸エステルを筋肉内注射すると非常にゆっくりと加水分解され，4 週間に 1 回の投与で十分な血中濃度が得られる．

4 標的組織での活性化を目的としたプロドラッグ

薬物を作用部位に選択的に作用させることは，DDS の最も基本的な概念の一つであり，多くの薬物に対して，ターゲティング（標的指向化）を目的としたプロドラッグの開発が進められている．特に，がん化学療法においては，がん細胞と正常細胞の抗がん薬感受性の間に，十分な特異性の得られないことが最大の問題であり，抗がん薬をがん病巣に特異的に到達させ，正常組織への移行を可能な限り少なくすることによって，がん細胞に対する選択的作用発現を可能とするターゲティング型 DDS の開発が求められている．

抗がん薬である 5-FU の抗がん作用は，DNA 前駆体の合成阻害に基づくと考えられている．しかしながら，高い抗がん作用を示す一方で，正常細胞には有害な作用を示し，汎血球減少などの骨髄機能抑制が生じる．ドキシフルリジンは正常細胞への有害な作用を極力減らすように，腫瘍細胞で活性の高いピリミジンヌクレオシドホスホリラーゼにより 5-FU に変換されるプロドラッグである．腫瘍部位で効率よく 5-FU に変換され，優れた腫瘍増殖抑制効果を発揮する（**図 6-38**）．

カンプトテシンは高い抗腫瘍活性を有するが，出血性膀胱炎や強い骨髄抑制などの副作用が認められ，開発が断念された．その後，カンプトテシンの誘導体である SN-38 が高い抗腫瘍活性を示したが，水に難溶であるため，ジアミン類を側鎖に導入することにより，イリノテカンが開発された．イリノテカンを静脈内投与すると，特に肺組織などに高濃度で移行分布するため，肺がんなどの治療に用いられる．イリノテカンは移行した組織において，カルボキシエステラーゼにより速やかに代謝され，活性代謝物である SN-38 となり，高い抗腫瘍活性を示す（**図 6-39**）．

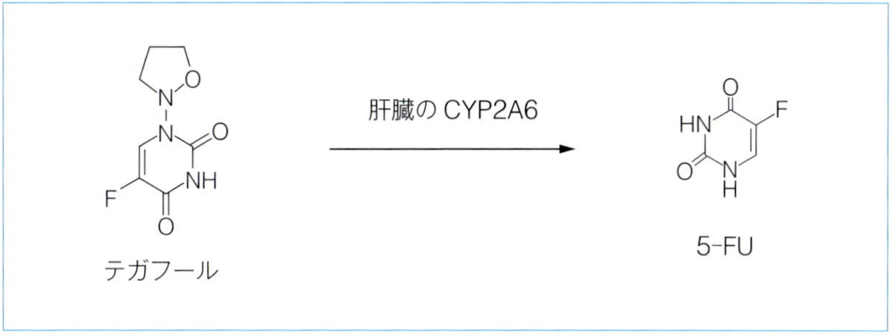

D プロドラッグ

図 6-37　徐々に代謝され，持続的に血中濃度を保つ 5-FU のプロドラッグ

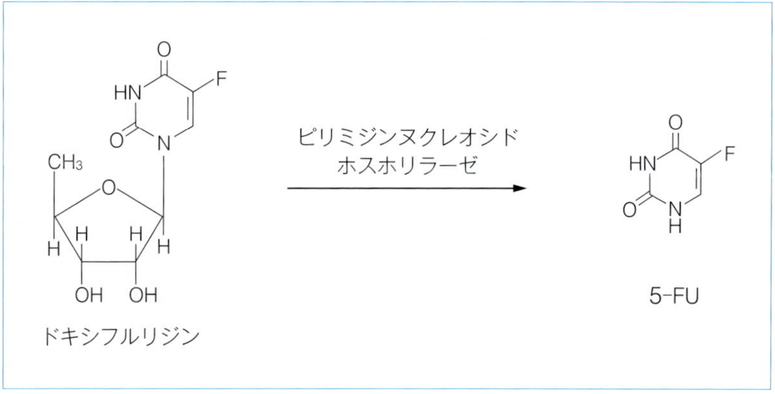

図 6-38　がん細胞内で代謝される 5-FU のプロドラッグ

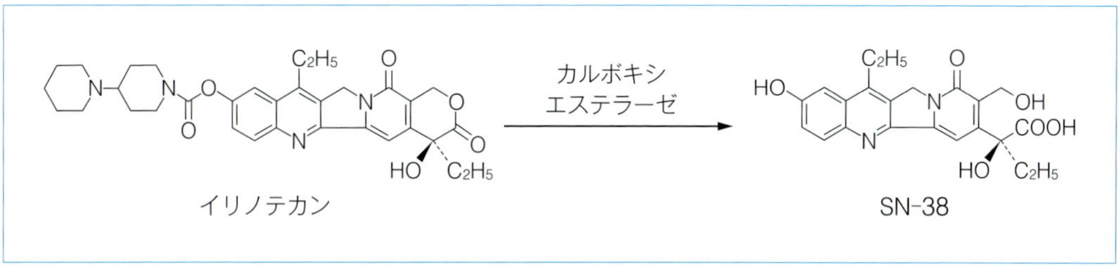

図 6-39　溶解性および組織移行性を改善したプロドラッグ

Essential Point

A DDSの目的と分類
- 必要最小限の薬物を，必要な場所に，必要なときに送達するためのシステムをドラッグデリバリーシステム（薬物送達システム：DDS）という．
- プロドラッグは，元の薬物（親薬物）の欠点を補う機能を付与しており，広義にDDSに分類される．
- DDSは目的により，放出制御，標的指向化，吸収の改善に大別される．
- DDSは，いくつかの機能分類を重複目的として開発されているものがある．

B 放出制御型製剤
- 製剤学的な工夫により，1日1回や1日2回の服用で，血中濃度を持続することが可能な経口製剤（徐放性製剤）がある．
- 製剤学的な工夫により，嚥下能力の低い高齢者や小児の患者が服用しやすい速崩性錠剤がある．
- 全身作用を目的として，長時間にわたって薬物の血中濃度を持続することが可能な皮膚に適用する製剤（経皮吸収型製剤）があり，それを経皮治療システム（TTS）と呼ぶ．
- TTSには，マトリックス型とリザーバー型がある．
- 種々の薬物のTTSがあり，狭心症，気管支喘息，がん性疼痛，ホルモン補充などに用いられる．
- 電流の力を利用して皮膚から薬物を吸収させる方法をイオントフォレーシスという．
- 高速液体を利用して皮膚から薬物を導入する際に用いる装置を無針注射器（Liquid Jector）と呼ぶ．
- 全身作用を目的として，長時間にわたって薬物の血中濃度を持続することが可能な植え込み剤（埋め込み注射剤および持続性注射剤）があり，それにはペレット，マイクロスフェア（小球体）がある．
- 素早い薬効発現を期待した製剤に，狭心症の発作や不眠症などに用いられる舌下製剤や片頭痛治療薬の経鼻製剤（点鼻剤）がある．
- 分子量1,000程度の比較的高分子量の生理活性ペプチドやワクチンの経鼻製剤（点鼻剤）がある．

C ターゲティング
- 子宮内を標的部位として留置し，400日プロゲステロンを持続放出する避妊システムがある．
- 鼻腔内を標的部位として，アレルギー性鼻炎のために，副腎皮質ステロイドを含有した粘膜付着性高分子粉末を6時間程度付着・滞留させる局所治療システムがある．
- 口腔内のアフタ性口内炎部位を標的部位として，その部位を付着・被覆し，含有する薬物を患部に放出する付着錠がある．
- 標的となる細胞の特定分子に結合して効果を発揮する分子標的薬がある．
- 全身組織への薬物分布を制御し，結果的に目的とする部位へ薬物を送達するリポソーム製剤がある．
- 炎症部位に油状物質が貯留しやすい性質を利用して，レシチンを主構成成分とするリピッドマイクロスフェア（脂肪乳剤）に副腎皮質ステロイドを含有させたリポ製剤（脂肪乳剤）がある．
- 肝がん，泌尿器がんや子宮筋腫などのがん組織近傍の支配動脈に，血管の塞栓物質，または抗がん薬を含有する塞栓物質（マイクロスフェア）を投与し，がん組織への酸素や栄養物質の補給を遮断し，抗がん薬を放出する化学塞栓療法がある．
- 薬物を高分子に化学結合して体内動態を制御し，結果的に標的部位への指向性を高めた高分子化医薬がある．

D プロドラッグ
- 何らかの目的により，化学修飾，代謝や分解により薬効を表す元の薬物（親薬物）に変換されるものをプロドラッグという．
- 胃酸や消化酵素により，分解されやすい薬物の安定性を改善するためのプロドラッグがある．
- 耐性菌が生じる不活化酵素に抵抗を示すプロドラッグがある．
- 難溶性を改善し，溶解性を高め注射剤に適用できるプロドラッグがある．
- 脂溶性度と安定性を改善して消化管からの吸収を高めることのできるプロドラッグがある．
- 能動輸送を利用して組織移行性を高めることのできるプロドラッグがある．
- 消化管障害の高い薬物の障害の軽減を可能にしたプロドラッグがある．
- がん細胞内での活性の高い酵素により元の薬物（親薬物）に戻りやすいプロドラッグがある．

文 献

引用文献

1) 静岡県立大学薬学部創剤工学研究室ウェブサイト．
   (http://w3pharm.u-shizuoka-ken.ac.jp/pharmeng/aboutus/index.html)
2) 板井 茂：医薬品と剤形．ファルマシア，40（9）：822-826，2004．
3) 日本薬学会ウェブサイト，薬学用語解説．
   (http://www.pharm.or.jp/dictionary/wiki.cgi)
4) 川西 徹：日本薬剤学会 第36回製剤セミナー講演要旨集，p.9，2011．
5) 製剤機械技術研究会 編：製剤機械技術ハンドブック 第2版，p.652，2010．
6) 板井 茂 他：クラリスロマイシンドライシロップの製剤設計．化学療法の領域，110：322-326，1997．
7) 製剤機械技術研究会 編：製剤機械技術ハンドブック 第2版，p.646，2010．
8) 原田 努：製剤機械技術学会 第12回製剤機械技術シンポジウム講演要旨集，2011．
9) 久保田 清：日本薬剤学会 第36回製剤セミナー講演要旨集，p.42，2011．
10) 山本恵司 監修：基礎から学ぶ製剤化のサイエンス，p.301，エルゼビア・ジャパン，2008．
11) 赤澤 晃：我が国における小児の喘息の動向．アレルギー・免疫，19（5）：670，2012．
12) 日本薬局方解説書編集委員会：第十六改正日本薬局方解説書，A-101，廣川書店，2011．
13) 新家 眞：点眼薬の吸収と動態（眼内移行，流出など）．眼科診療プラクティス11，眼科診療ガイド，p.387-392，文光堂，1993．
14) 仲井由宣 編：医薬品の開発第11巻 製剤の単位操作と機械，p.149，廣川書店，1989．

参考文献

1) 本瀬賢二：点眼剤，南山堂，1984．
2) 植村 攻：4．点眼剤と添加物 〜製剤設計と添加剤〜．医薬ジャーナル，36（10）：177-184，2000．
3) 日本眼科医会 監修：点眼剤の適正使用ハンドブック―Q&A―，東京医薬品工業協会点眼剤研究会 大阪医薬品協会点眼剤研究会，2011．
4) 厚生労働省：第十六改正日本薬局方，2011．
5) 厚生労働省：薬事法．
6) 森本雍憲 他：みてわかる薬学 図解薬剤学 改訂5版，南山堂，2012．
7) テキスト編集委員会 編：MR研修テキストII 2006年版（3刷）薬理学/薬剤学，MR認定センター，2009．
8) 日本薬学会 編：スタンダード薬学シリーズ7 製剤化のサイエンス，東京化学同人，2006．
9) 実吉峰郎：がん化学療法へのアプローチ，講談社，1977．
10) 松本光雄 監修：経皮適用製剤開発マニュアル―ドラッグデリバリーシステムから化粧品まで―，清水書院，1985．
11) 瀬崎 仁 編：ドラッグデリバリーシステム，南江堂，1986．
12) 中野眞汎，森本雍憲，杉林堅次：ドラッグデリバリーシステム ―現状と将来―，南山堂，1986．
13) Gregoriadis G, Allison AC, eds.: Liposomes in Biological Systems, John Willy & Sons, 1980.

文　献

14) 水島　裕 編：DDS の進歩 1995-96（Molecular Medicine 別冊），中山書店，1995.
15) 橋田　充：ドラッグデリバリーシステム，化学同人，1995.
16) Sinko PJ: Martin's Physical Pharmacy and Pharmaceutical Sciences, 5th ed., Lippincott Williams & Wilkins, 2006.
17) 日本レオロジー学会：講座・レオロジー，高分子刊行会，1992.
18) 永井恒司，園部　尚 編著：製剤化のサイエンス　基礎と CMC，じほう，2010.

索 引

日本語索引

あ
アラビアゴム … 74
アレニウス式 … 58, 180
アンドレアゼンピペット法 … 32
アンプル … 90, 198
安息角 … 38
安定性試験 … 190

い
イオン強度 … 61
イオン性界面活性剤 … 42
イオントフォレーシス … 230
医薬品添加剤 … 2
医薬品の安全性 … 180

う
ウベローデ型粘度計 … 56
埋め込み注射剤 … 12, 96, 234

え
エキス剤 … 15, 134
エリキシル剤 … 10, 74
エンドトキシン … 86
エンドトキシン試験法 … 173
塩化ベンザルコニウム … 108
塩析 … 25

か
ガス法 … 92
ガス滅菌 … 110
カードテンションメーター … 56
カプセル剤 … 10, 68
ガム剤 … 82
ガラス容器 … 202
カルメロース塩 … 74
カルメロースカルシウム … 64
かさ密度 … 36
回転粘度計法 … 56
回転バスケット法 … 160
界面活性剤 … 42
外用エアゾール剤 … 126
外用液剤 … 124
外用固形剤 … 124
外用散剤 … 124
拡張ぬれ … 40
苛酷試験 … 190
加速試験 … 190
加熱法 … 92
加熱滅菌 … 110
滑沢剤 … 8, 64
可溶化剤 … 74
顆粒剤 … 10, 72
丸剤 … 15, 134
乾式顆粒圧縮法 … 8, 66
緩衝剤 … 106
含嗽剤 … 11, 83
含量均一性試験 … 2, 150, 152
眼内治療システム … 246
眼軟膏剤 … 13, 110
　──の金属性異物試験法 … 174

き
キャッピング … 66
擬塑性流動 … 54
気密容器 … 192
吸収の改善 … 216

271

索引

吸水クリーム ... 128
吸入エアゾール剤 ... 13, 102
吸入液剤 ... 13, 102
吸入剤 ... 13, 100
吸入粉末剤 ... 13, 100
凝集性 ... 38

く

グラデュメット ... 220
クラフト点 ... 46
クリーミング ... 48
クリーム剤 ... 14, 128
グリーン径 ... 31
クリーンルーム ... 86
クロロブタノール ... 108
空隙率 ... 36

け

ケーキング ... 48
ゲル剤 ... 14, 128
経口液剤 ... 74
経口徐放性製剤 ... 220
経口製剤 ... 8
経口ゼリー剤 ... 10, 78
経皮吸収型製剤 ... 14, 124, 130, 226
経皮治療システム ... 226
血液透析用剤 ... 98
結合剤 ... 8, 66
懸濁剤 ... 10, 74
懸濁性注射剤 ... 12

こ

コソルベンシー ... 25
コールターカウンター法 ... 30
コントロールドリリース ... 216
高圧蒸気法 ... 88
高カロリー輸液 ... 94

高分子キャリアー ... 254
硬カプセル剤 ... 10, 70
硬膏剤 ... 132
口腔内崩壊錠 ... 8, 68, 80, 224
口腔用錠剤 ... 11, 80
口腔用スプレー剤 ... 11, 82
口腔用半固形剤 ... 11, 82
抗酸化剤 ... 74
抗体薬 ... 246

さ

最終滅菌法 ... 92
細網内皮系 ... 250
細粒 ... 72
細粒剤 ... 10, 156
坐剤 ... 13, 118
散剤 ... 10, 72, 156

し

シロップ剤 ... 10, 76
シロップ用剤 ... 77
時限放出型製剤 ... 220
持続性注射剤 ... 12, 96, 234
湿式顆粒圧縮法 ... 8, 66
湿製法 ... 10
質量偏差試験 ... 150, 152
遮光 ... 202
酒精剤 ... 15, 134
準塑性流動 ... 54
消化管内ターゲティング製剤 ... 222
消化力試験法 ... 177
蒸気圧降下度 ... 108
錠剤 ... 8, 64
照射法 ... 92
生薬関連製剤 ... 15
食塩価法 ... 142
食塩当量法 ... 142

徐放性製剤	8
浸剤	15, 136
浸出法	136
浸漬ぬれ	40
親水クリーム	128
真密度	36

す

ステアリン酸マグネシウム	64
スティッキング	66
ストークス相当径	32
ストークスの沈降速度式	32, 74
ストリップ包装	196
スパスタブ	220
スパンスル	220
スパンタブ	220
スプレー剤	126
スプレッドメーター	56
水性ゲル剤	128
水中油型の乳剤	46
水力学的平衡システム	222
水和物	22

せ

ゼラチン	68, 74
せん断応力	54
せん断速度	54
製剤均一性試験法	2, 150
製剤総則	2
製剤通則	2
製剤特性	2
製剤の粒度の試験法	156
制酸力試験法	176
生理食塩液	12
舌下錠	11, 80
接触角	40
煎剤	15, 136

そ

相対湿度	41
速度定数－pHプロファイル	188
速崩性錠剤	224
速放性製剤	8
素錠	10
塑性流動	54

た

ダイアライザー	98
ターゲティング	216, 242
耐圧性の容器	202
多層錠	10
多分子層吸着	33
単シロップ	76
単分子層吸着	33

ち

チキソトロピー	56
チュアブル錠	8, 68
チンキ剤	15, 136
腟錠	13, 122
腟用坐剤	122
茶剤	136
注射剤	12, 84
——の採取容量試験法	166
——の不溶性異物検査法	167
——の不溶性微粒子試験法	168
注射剤用ガラス容器試験法	204
注射用水	12
注腸剤	120
潮解	184
長期保存試験	191
貼付剤	14, 130
腸溶性製剤	8, 220
直接打錠法	8, 66
直接法（無菌試験法）	170

索　引

直腸用半固形剤 …………………………………… 120
貯法 ………………………………………………………… 2

て

デスモプレシン点鼻薬 ………………………… 116
テープ剤 ……………………………… 14, 132, 226
定量噴霧式吸入剤 ……………………………… 102
添加剤 …………………………………………………… 138
点眼剤 ………………………………………… 13, 104
　　──の不溶性異物検査法 …………………… 175
　　──の不溶性微粒子試験法 ………………… 174
点耳剤 ………………………………………… 13, 114
点鼻液剤 ………………………………………………… 116
点鼻剤 ………………………………………… 13, 116
点鼻粉末剤 ……………………………………………… 116
転相 ……………………………………………………… 48

と

ドライシロップ剤 …………………………… 10, 77
ドラッグデリバリーシステム ………………… 215
トローチ剤 …………………………………… 11, 80
糖衣錠 …………………………………………………… 10
凍結乾燥 ………………………………………………… 92
透析用剤 ……………………………………… 13, 98
等張化剤 ………………………………………………… 106
等張容積法 …………………………………………… 144
特殊塩基触媒反応 …………………………………… 185
特殊酸塩基触媒反応 …………………… 60, 184
特殊酸触媒反応 ……………………………………… 184
曇点 ……………………………………………………… 46

な

軟カプセル剤 ………………………………… 10, 70
軟膏剤 ………………………………………… 14, 126

に

ニュートン流動 ………………………………………… 52

日本薬局方 ……………………………………………… 1
乳剤 …………………………………………… 10, 75
乳酸・グリコール酸共重合体 ………………… 96
乳濁性注射剤 …………………………………………… 12

ぬ

ぬれ ……………………………………………………… 40

ね

ネブライザ …………………………………………… 102

は

バイアル ……………………………………… 90, 198
バイオアベイラビリティ ………………………… 22
パイロジェン ……………………………… 86, 171
パーコレーション法 ……………………… 15, 136
バッカル錠 ………………………………… 11, 82
バッグ（輸液剤の容器） …………………………… 90
パップ剤 …………………………………… 15, 132
パドル法 ……………………………………………… 160
パラベン類 …………………………………………… 108
配合禁忌 ………………………………………………… 76
発熱性物質 ………………………………… 86, 171
発熱性物質試験法 …………………………………… 171
発泡顆粒剤 ……………………………………………… 72
発泡錠 …………………………………………………… 68
反応速度 ………………………………………………… 58

ひ

ヒステリシスループ ………………………………… 56
ヒドロキシプロピルセルロース ………………… 66
ピロー包装 …………………………………………… 196
ビンガム流動 ………………………………………… 54
非イオン性界面活性剤 ……………………………… 42
非ニュートン流動 …………………………………… 52
微生物限度試験法 ……………………………………… 2
微粒子キャリアー …………………………………… 250

標的指向化 ……………………………… 216, 242
氷点降下度 ……………………………… 108
氷点降下度法 …………………………… 142
氷点法 …………………………………… 142
品質管理 ………………………………… 180

ふ

ファントホッフ式 ……………………… 20
フィルムコーティング錠 ……………… 10
フェレー径 ……………………………… 31
フォークト粘弾性の力学的モデル …… 53
フックの法則 …………………………… 52
プラスター剤 …………………………… 132
プラスチック製医薬品容器 …………… 196
プラスチック製医薬品容器試験法 …… 206
ブリスター包装 ………………………… 194
プレフィルドシリンジ ………………… 90, 200
フロースルーセル法 …………………… 160
プロドラッグ …………………………… 246, 258
　──（安定性の改善） ………………… 258
　──（吸収の改善） …………………… 262
　──（血中滞留性の改善；持続化） … 262
　──（標的組織での活性化） ………… 266
　──（溶解性の改善） ………………… 260
腹膜透析用剤 …………………………… 98
賦形剤 …………………………………… 8, 64
付着錠 …………………………………… 11, 82
付着性 …………………………………… 38
付着ぬれ ………………………………… 40
分散錠 …………………………………… 68
分子標的薬 ……………………………… 246
分子複合体 ……………………………… 24
分包 ……………………………………… 194

へ

ヘイウッド径 …………………………… 31
ペネトロメーター ……………………… 56

ヘンダーソン・ハッセルバルヒの式 … 24

ほ

ポリ乳酸・グリコール酸共重合体 …… 234
ポンプスプレー剤 ……………………… 126
崩壊剤 …………………………………… 8, 64
崩壊試験法 ……………………………… 158
　──（第1液） ………………………… 158
　──（第2液） ………………………… 158
芳香水剤 ………………………………… 15, 136
放出制御 ………………………………… 216
放出制御型経口製剤 …………………… 218
放出調節（制御）膜 …………………… 14, 130
包接化合物 ……………………………… 25
保存剤 …………………………………… 74

ま

マイクロスフェア ……………………… 234
マイクロニードル ……………………… 232
マクスウェル粘弾性の力学的モデル … 53
マーチン径 ……………………………… 31

み

密封容器 ………………………………… 198
密閉容器 ………………………………… 192

む

無菌試験法 ……………………………… 170
無針注射器 ……………………………… 232
無水物 …………………………………… 22

め

メイラード反応 ………………………… 94
メジアン径 ……………………………… 34
メンブランフィルター ………………… 88, 170
メンブランフィルター法 ……………… 170
滅菌 ……………………………………… 92

も
モード径 … 34

や
薬物キャリアー … 250
薬物送達システム … 215

ゆ
有核錠 … 10
有効期間 … 210, 212
有効期限 … 210
誘電率 … 61
輸液剤 … 12, 94
輸液用ゴム栓試験法 … 208
油性ゲル剤 … 128
油中水型の乳剤 … 46

よ
溶解錠 … 68
溶解速度 … 20
溶解度 … 20
溶解補助剤 … 74
溶出試験法 … 2, 160
　——（第1液）… 164
　——（第2液）… 164
　——（徐放性製剤）… 162
　——（即放性製剤）… 162
　——（腸溶性製剤）… 164
溶媒和物 … 22
溶融法 … 118
容器 … 192
容積価法 … 144

ら
ラミネーション … 66
ラングミュア式 … 33

り
リニメント剤 … 14, 125
リピッドマイクロスフェア … 254
リポソーム … 250
リモナーデ剤 … 10, 76
リンゲル液 … 12
流エキス剤 … 15, 136
流動曲線 … 54
流動性 … 38
粒子径 … 30
粒子密度 … 36
粒度分布 … 30
臨界相対湿度 … 184
臨界ミセル濃度 … 44

れ
レオグラム … 54
レオロジー … 52
レペタブ … 220
冷圧法 … 118

ろ
ローション剤 … 14, 125
ロンタブ … 220
ろ過法 … 94
ろ過滅菌 … 110

わ
ワックスマトリックス … 220

外国語索引

γ 線滅菌 ·· 110
Bancroft の経験則 ······························· 46
BET 式 ·· 33
cmc ·· 44
critical micelle concentration ············· 44
DDS（drug delivery system）······ 215, 216
Elder の仮説 ······································· 41
EPR 効果 ·· 250
Fick の法則 ·· 26
Gibbs の吸着等温式 ··························· 44
HEPA フィルター ······························ 86
Higuchi の式 ······································ 28
Hixon Crowell の立方根則 ················ 28
HLB ··· 46

Kozeny-Carman の式 ························· 32
Maxwell 粘弾性の力学的モデル ········ 53
Nernst-Noyes-Whitney の式 ·············· 26
Noyes-Whitney の式 ·························· 26
OROS 胃腸内治療システム ············ 220
o/w 型の乳剤 ····································· 46
PEG 化 ··· 254
PTP（press through package）········· 194
SP（strip package）························· 196
Stokes の沈降速度式 ························· 32
TTS（transdermal therapeutic system）· 226
Ubbelohde 型粘度計 ·························· 56
Voigt 粘弾性の力学的モデル ············ 53
Washburn の式 ·································· 40
w/o 型の乳剤 ····································· 46
Young の式 ·· 40

みてわかる薬学
図解 製剤学　　　　　　　　　　　©2013
定価（本体3,500円＋税）

2013年4月1日　1版1刷

編　者　杉林　堅次
発行者　株式会社　南山堂
　　　　代表者　鈴木　肇

〒113-0034　東京都文京区湯島4丁目1-11
TEL 編集(03)5689-7850・営業(03)5689-7855
振替口座　00110-5-6338

ISBN 978-4-525-77821-7　　　　　　　　　Printed in Japan

本書を無断で複写複製することは，著作者および出版社の権利の侵害となります．
JCOPY ＜(社)出版者著作権管理機構 委託出版物＞
本書の無断複写は著作権法上での例外を除き禁じられています．複写される場合は，そのつど事前に，(社)出版者著作権管理機構（電話 03-3513-6969, FAX 03-3513-6979, e-mail: info@jcopy.or.jp）の許諾を得てください．

スキャン，デジタルデータ化などの複製行為を無断で行うことは，著作権法上での限られた例外（私的使用のための複製など）を除き禁じられています．業務目的での複製行為は使用範囲が内部的であっても違法となり，また私的使用のためであっても代行業者等の第三者に依頼して複製行為を行うことは違法となります．